高职高专护理类教材

Traditional Chinese Medicine Nursing

中医护理

李伟林 等 主编

河南大学出版社
HENAN UNIVERSITY PRESS
·郑州·

图书在版编目(CIP)数据

中医护理 / 李伟林等主编. -- 郑州：河南大学出版社, 2023.12
ISBN 978-7-5649-5720-9

Ⅰ.①中… Ⅱ.①李… Ⅲ.①中医学—护理学—高等职业教育—教材 Ⅳ.①R248

中国国家版本馆CIP数据核字(2023)第247775号

ZHONGYI HULI
中医护理

责任编辑	郑华峰
责任校对	林方丽
封面设计	郭　灿

出　版	河南大学出版社
	地址：郑州市郑东新区商务外环中华大厦2401号
	邮编：450046
	电话：0371-86059701（营销部）
	网址：hupress.henu.edu.cn
排　版	河南树青文化传播有限公司
印　刷	广东虎彩云印刷有限公司
版　次	2023年12月第1版
印　次	2023年12月第1次印刷
开　本	787 mm×1092 mm　1/16
印　张	24.25
字　数	499千字
定　价	72.00元

（本书如有印装质量问题，请与河南大学出版社营销部联系调换）

编委会

主　编　　李伟林　　深圳市中医院
　　　　　　李新芳　　中国医学科学院肿瘤医院山西医院（山西省肿瘤医院）
　　　　　　田　佳　　中国医学科学院肿瘤医院山西医院（山西省肿瘤医院）
　　　　　　李维佳　　河南中医药大学第一附属医院
　　　　　　李晓菊　　新疆伊犁哈萨克自治州奎屯医院
　　　　　　宋　祎　　郑州人民医院

副主编　　宣亚男　　南方医科大学中西医结合医院
　　　　　　李　娜　　三峡大学第一临床医学院（宜昌市中心人民医院）
　　　　　　刘立杰　　长春中医药大学附属第三临床医院
　　　　　　尹瑞华　　广东省第二人民医院东莞医院（东莞市寮步医院）
　　　　　　潘红莉　　孝感市结核病防治所
　　　　　　卢肖霞　　南方医科大学顺德医院（佛山市顺德区第一人民医院）

内容简介

本书共有九章，分为基础知识、中医护理基本知识与技能和常见病症辨证施护三大部分：基础知识主要讲述了中医学的纲领性内容，介绍了中医护理学概述、中医护理基础和阴阳、五行学、精气学说等哲学理论及藏象、气、血、津液、经络学说等基础理论。中医护理基本知识与技能简要介绍了观察病情、生活起居护理、情志护理、饮食护理、中医方药护理、中医运动与养生、灸法、推拿疗法与护理、拔罐法、刮痧法、熏洗法、中药保留灌肠等中医护理基本知识与技能，体现了中医护理特色。常见病症辨证施护介绍了内科、外科、妇科、儿科病症护理，体现了身心统一论、整体论的哲学思想。

每章由学习目标、正文、思考与讨论三部分组成。学习目标是对章节教学的基本要求，有利于学生在学习前明确目标，把握重点；正文除以图文并茂的形式讲述专业基本知识外，还设计了拓展学习的内容，通俗易懂，适当增加趣味性，以期帮助学生开阔视野；思考与讨论部分以案例或有思考空间的综合性试题为主，有助于学生课后复习和巩固，旨在引导学生用学到的理论知识分析和解决临床实际问题，培养学生的分析和思维能力。

前 言

中医承载着中国古代人民同疾病做斗争的经验和理论知识，是通过长期医疗实践逐步形成并发展成的医学理论体系。而作为中医学的重要组成部分——中医护理学，在治疗疾病过程中也同样发挥着重要的作用，有着丰富的内容和独具一格的特色。

长期以来，中医治疗讲究医护合一，强调在医疗中要遵循"三分药，七分养"的原则，因而中医护理理论与护理技术是医护人员知识体系中不可缺少的一部分。随着我国中医药事业的发展，中医护理已成为当前医院工作的重要组成部分。本书的编写，旨在适应中医事业的队伍发展，提高医护人员、相关专业学生的中医护理基础理论和基本知识，使中医护理逐步形成具有科学性、系统性、专业性的一门学科。

本书在编写过程中，坚持以高职护理专业培养目标为导向，以职业技能教育为根本，努力体现时代性、先进性、科学性、思想性、实用性和技能性的原则，在不打破学科体系完整性的前提下，尽可能体现中医护理临床的实用特点，把握教材的深度、广度与难易度，以通俗易懂的语言讲述理论知识，力求做到文字表述简洁、科学，重点突出；结构和格式规范，体例保持统一；在内容上，理论与实际相结合，充分体现中医护理在临床实际中的应用，力求彰显中医护理的特色。

本书的编写得到了众多专家学者的帮助与大力支持，在此对他们一并致以诚挚的感谢！由于编写水平有限，加之时间仓促，书中难免会存在一些不足，敬请读者批评指正。

编　者

目 录

学习单元一　绪论 ··· 1

学习任务一　中医护理学的发展简史概述 ·· 1
一、中医护理学的初步形成 ··· 2
二、中医护理学的成熟阶段 ··· 4
三、中医护理学的发展前景 ··· 8

学习任务二　中医护理学的基本特点 ··· 12
一、整体观念 ·· 12
二、辨证施护 ·· 14
三、独特中医护理技术与方法 ··· 18

学习任务三　中医护理的学习方法及作用 ··· 19
一、中医护理学的思维特点 ·· 19
二、中医护理的学习方法 ··· 22
三、中医护理的地位和作用 ·· 24

学习单元二　中医护理哲学理论 ·· 30

学习任务一　阴阳学说 ·· 31
一、阴阳学说的概念 ··· 31
二、阴阳学说的基本内容 ··· 35
三、阴阳学说在中医学中的应用 ·· 37

学习任务二　五行学说 ·· 40
一、五行学说的概念、特性及归类 ··· 40
二、五行学说的基本内容 ··· 42
三、五行学说在中医学中的应用 ·· 44

学习任务三 精气学说···52
 一、精气学说的概念···52
 二、精气学说的基本内容···55
 三、精气学说在中医学中的应用·······································60

学习单元三　中医护理基础理论···67

学习任务一 藏象···68
 一、五脏···69
 二、六腑···76
 三、脏腑之间的关系···80

学习任务二 气、血、津液···84
 一、气···84
 二、血···92
 三、津液···95

学习任务三 经络···100
 一、经络的概念、组成···100
 二、经络的功能···107

学习单元四　中医护理程序···112

学习任务一 诊法···113
 一、望诊···114
 二、闻诊···118
 三、问诊···120
 四、切诊···122

学习任务二 辨证施护···125
 一、八纲辨证施护···125
 二、脏腑辨证施护···129
 三、卫气营血辨证施护···138
 四、六经辨证施护···141

学习任务三 中医护理总则···149
 一、预防为主···150
 二、标本缓急···152

三、因时、因地、因人制宜 ··154

学习单元五　中医一般护理 ···**158**

学习任务一　病情观察 ··159
　　一、病情观察的目的、要求 ··159
　　二、病情观察的基本方法 ···161
　　三、病情观察的内容 ··168

学习任务二　生活起居护理 ··171
　　一、生活起居护理的基本原则 ··172
　　二、生活起居护理的基本方法 ··174

学习任务三　情志护理 ··176
　　一、情志与健康的关系 ···177
　　二、情志护理的基本原则和方法 ··178
　　三、情志的自我调节 ··181

学习任务四　饮食护理 ··183
　　一、饮食概述 ··184
　　二、饮食护理的基本原则 ···188
　　三、饮食宜忌 ··189

学习单元六　方药基本护理 ···**196**

学习任务一　中药的基本知识 ··197
　　一、中药性能功用 ··197
　　二、常用中药 ··205

学习任务二　中药用药"八法"及护理 ···213
　　一、汗法及护理 ··213
　　二、吐法及护理 ··215
　　三、下法及护理 ··216
　　四、和法及护理 ··217
　　五、温法及护理 ··218
　　六、清法及护理 ··219
　　七、消法及护理 ··220
　　八、补法及护理 ··221

学习任务三　方剂的基本知识 …………………………………………………………222
　　　　一、组方原则 ………………………………………………………………………223
　　　　二、方剂组成变化及常用剂型 ……………………………………………………224
　　　　三、常用的方剂及治法 ……………………………………………………………226

学习单元七　针灸、推拿疗法 ……………………………………………………237
　　学习任务一　针灸疗法 …………………………………………………………………237
　　　　一、针灸疗法概论 …………………………………………………………………238
　　　　二、针灸治病 ………………………………………………………………………240
　　　　三、针灸治疗的原则 ………………………………………………………………240
　　　　四、常用针灸疗法 …………………………………………………………………243
　　学习任务二　推拿疗法 …………………………………………………………………251
　　　　一、推拿作用原理 …………………………………………………………………251
　　　　二、推拿介质 ………………………………………………………………………253
　　　　三、推拿的适应证及注意事项 ……………………………………………………254
　　　　四、常用推拿方法 …………………………………………………………………256

学习单元八　常见病症辨证施护 …………………………………………………265
　　学习任务一　内科病症护理 ……………………………………………………………265
　　　　一、外感病症护理 …………………………………………………………………266
　　　　二、肺肾心病症护理 ………………………………………………………………269
　　　　三、脾胃肝胆病症护理 ……………………………………………………………278
　　　　四、气血津液病症护理 ……………………………………………………………286
　　　　五、经络肢体病症护理 ……………………………………………………………290
　　学习任务二　外科病症护理 ……………………………………………………………295
　　　　一、疮疡病症护理 …………………………………………………………………295
　　　　二、疖病护理 ………………………………………………………………………297
　　　　三、瘰疬护理 ………………………………………………………………………298
　　　　四、乳房疾病护理 …………………………………………………………………300
　　　　五、肛肠疾病护理 …………………………………………………………………302
　　　　六、湿疹护理 ………………………………………………………………………303

学习任务三　妇科病症护理 ···305
一、月经病症护理 ··305
二、产后病症护理 ··316

学习任务四　儿科病症护理 ···319
一、小儿常见病症护理 ··320
二、小儿痄腮护理 ··323
三、小儿遗尿护理 ··325

学习单元九　其他常用的中医护理技术 ·································331

学习任务一　药物疗法 ···332
一、中药配伍 ···332
二、用药禁忌 ···332
三、中药中毒与解救 ···333
四、常用药物疗法 ··335
五、药物内服法的护理 ··339
六、药物外治法的护理 ··345

学习任务二　拔罐法 ···350
一、适用范围 ···351
二、用物准备 ···351
三、禁忌证 ··351
四、操作方法 ···352

学习任务三　刮痧法 ···355
一、用物准备 ···355
二、禁忌证 ··356
三、操作方法 ···356

参考答案 ···359

参考文献 ···374

学习单元一 绪论

中医护理学是一门遵循中医理论体系，以中医整体观念与辨证论治为理论基础，采取形神兼顾的辨证施护方法，应用独特的护理技术以保护人类健康的一门应用科学。护理是医疗工作的重要组成部分，在解除患者痛苦、恢复患者健康中具有非常重要的作用，是中国传统医学的重要组成部分。

导入案例

段某，女，29岁，因天气寒冷，在关闭门窗的环境下，用炉火取暖。后被人发现晕倒在家，发现时神志不清，口唇呈樱桃红色。

思考与讨论：

1. 请问该患者出现了什么症状？
2. 按中医学整体观念，该类患者的院前急救与氧疗方法应如何给予相应护理？

学习任务一 中医护理学的发展简史概述

任务目标

1. 了解中医护理发展的简史。

2. 掌握各个阶段发展的著名医家、著作及其对护理学的贡献。
3. 熟悉中医护理学的发展前景。

中医护理学伴随中国中医药学的发展，从原始社会发展至今经过了漫长复杂的历程，它与自然科学和技术的进步及哲学思想的发展密不可分。

一、中医护理学的初步形成

（一）中医护理的起源

巴甫洛夫说过："有了人类，就有了医疗活动。"同样的道理，有了人类，就有了护理活动。中医护理的起源先于针药治疗，早在远古时期，原始人类在生活实践与劳动过程中为了保护自己免遭风雨和野兽的侵袭，就开始了构木巢居，并用树叶、兽皮以蔽体御寒。

随着火的发现，人们有了"炮生为熟"的实践，食物经火的烧熟不仅利于消化及营养的吸收，而且起到杀菌消毒的作用；人们开始懂得了饮食卫生，预防疾病。遇有伤患或皮肤发痒，会用舌头去舔或涂抹唾液；负伤时，会到溪流中用水冲洗受伤部位，去掉血垢，防止感染；不慎骨折时，就用树枝固定等。这些原始人用以保护自身的最简单措施，构成了人类最早的卫生保健，这就是医疗护理的开始。当人们发现一些本能的方法具有预防和康复作用，从而有目的地去实施时，亦形成了护理学的萌芽。奴隶社会，金属工具的广泛使用，农业、手工业的发展，科学文化的进步，有力地促进了早期医药卫生水平的提高。

📖 知识拓展

中医护理学的学科属性是什么？

中医护理学属于自然科学范畴，它具有浓厚的社会科学特性，受到中国古代哲学的深远影响，是一门多学科知识相互渗透的医学科学。

（二）中医护理的初步形成

中国医学源远流长，它是我国劳动人民长期与疾病做斗争的经验总结，自原始时期医疗护理的萌生，中医护理随着社会的进步和中医学的发展而逐渐完善起来，它的成熟主要经历了以下几个时期。

1. **商代**

由于青铜器的广泛使用，出现金属的刀、针，且开始用稠酒治疗伤病，改进了原始的医疗工具，为护理工作奠定了基础。

2. **周代**

此时期在治疗方面，药物和针灸的应用已经有了很大进步。对药物的性味、功效也有了初步的了解，如《周礼》记载："以五味、五谷、五药养其病。"又说："凡疗疡，以五毒攻之，以五气养之，以五药疗之，以五味节之。凡药以酸养骨，以辛养筋，以咸养脉，以苦养气，以甘养肉，以滑养窍。"这不但说明药物中有普遍可食的五谷，有养病的普通药，亦有攻病的毒药，而且开始了以所谓"四气""五味"来推论药物的作用，为后来的药物配伍、饮食禁忌及调护提供了理论依据。此外《周礼》还记载了四季发病"春时有痟首疾，夏时有痒疥疾，秋时有疟寒疾，冬时有嗽上气疾"，使人们了解到季节变化与疾病的关系。传染病方面，传染病在周代称疠疾。采取有效措施可预防和减少疾病的发生、发展。在此时期人们开始有了洗澡、洗脸、洒水、扫地及设置便所、畜圈等讲求个人与环境卫生的良好风尚，对疾病的预防起到了积极作用。《左传》载有关于"国人逐狗"，以防狂犬病。并记有："土厚水深，居之不疾"和"土薄水浅……其恶易觏"，说明当时已知水、土等居住条件与人体健康有关。遗传学方面，《礼记》载："三十曰壮，有室。"又载："娶妻不娶同姓。"《周礼》载："男三十而娶，女二十而嫁。"《左传》载："男女同姓，其生不蕃。"蕃：聪明也。这些见解都很科学，保障了中华民族的健康繁衍。

3. **春秋战国时期至汉代**

此时期为我国中医学的鼎盛时期，由于此时期政治、经济、文化的迅速发展活跃了学术思想领域，有了道家、墨家、儒家、阴阳家等不同的学术流派，出现我国历史上最早的"百家争鸣"局面，与此同时，医学也有了很大进步，出现了许多专业医生及医学专著。

（1）著名医学家扁鹊创造的切脉、望色、听声、写形的诊疗技术，为我们民族独创的诊断技术"四诊"及后世的辨证施护奠定了基础。

（2）《黄帝内经》是我国现存的一部最早的医学专著，它全面总结了秦汉以前的医学成就，不仅奠定了中医学的理论基础，同时也论述了中医护理的各个方面，包括饮食起居的调理、心理护理、某些病症的护理要点及针灸、按摩等护理技术。在饮食护理方面，《黄帝内经》认为："毒药攻邪，五谷为养，五果为助，五畜为益，五菜为充，气味合而服之，以补益精气。"

《黄帝内经》中涉及的传统中医疗法及护理操作技术也很多，包括针灸、导引、推拿、热熨等。《素问·血气形志篇》从心身医学观点出发，对形体劳逸和精神变化等因素所致的各种病症，提出了不同的治疗方法，如"形乐志苦，病生于脉，治之以灸刺；形乐志乐，病生于肉，治之以针石；形苦志乐，病生于筋，治之以熨引；形苦志苦，病生于咽喉，治之以百药；形数惊恐，经络不通，病生于不仁，治之以按摩醪药"。这说明早在两千多年前，祖国医学就有了多种治疗方法，这些传统方法，为今天的临证护理提供了有效措施。

（3）东汉末年著名医学家张仲景的《伤寒杂病论》（后世整理为《伤寒论》和《金匮要略》）是我国医学史上具有重大影响的一部临床医学巨著，它不仅奠定了中医辨证论治的理论体系，也为临床辨证施护开了先河。

（4）名医华佗，不仅以外科著称，也是保健体操的创始人。他认为："人体欲得劳动，但不当使极尔。动摇则谷气得消，血脉流通，病不得生，譬犹户枢，终不朽也。"并模仿虎、鹿、熊、猿、鸟五种动物的动作姿态，创造了"五禽戏"，将锻炼或气功与医护结合起来，为医护增添了新的内容。

二、中医护理学的成熟阶段

中医护理的逐渐发展到成熟经历以下几个阶段。

（一）中医护理的发展阶段

魏晋南北朝至隋唐五代时期是中医护理理论与专科护理开始全面发展时期。

（1）魏晋时期是中医学理论及临证各科全面发展时期，医学发展日益趋向专科化，中医护理也随着医学的发展得到了进一步的充实，这一时期不仅在基础护理方面有了很大提高，而且总结出许多专科护理的经验。晋代王叔和《脉经》改进了寸、关、尺的诊脉方法，为中医护理观察病情提供了可取的依据。葛洪《肘后备急方》对于腹水患者的饮食护理提出："勿食盐，常食小豆饭，饮小豆汁，鲤鱼佳也。"另外，还提出了用海藻治疗瘿疾，用狗脑敷治疯狗咬伤。

（2）隋代名医巢元方编著的《诸病源候论》中记载了各种疾病的病因、病理、症状、诊断、预防和护理方法，并有大量的养生导引方法。例如在《消渴候》中记有："此肥美之所发，此人必数食甘美而多肥也。"提出了消渴病与过食肥甘美食有关。

唐代著名医药学家孙思邈所著的《千金要方》与《千金翼方》中的《大医习业》与《大医精诚》两部，专论医德，对医护人员谆谆告诫，要一切为患者着想，对患者要有高度的同情心和责任感，要一视同仁，尤其重视妇女和小儿疾病的治疗和护理；强调母乳喂养，注重饮食疗法，如采用食动物肝脏治疗夜盲症、用谷白皮煎汤煮粥或食牛羊乳防治脚气病等；注意精神调护，提出莫忧思、莫大怒、莫悲愁、莫大惧等，为情志护理增添了不少内容。《千金要方》内容非常丰富，在护理技术方面，孙思邈首创了细葱管导尿法、蜡疗和热熨法等。

> **知识拓展**
>
> 孙思邈是唐代著名的医学家，对我国医学的发展做出巨大的贡献。孙思邈所提倡的"大医精诚"的医德医风，至今仍然是医护工作者的医德规范。由于他精通医药济世救人，被后人尊为"药王"。

唐代医家王焘编撰的《外台秘要》，论述了对伤寒、肺病、疟疾、天花、霍乱等传染病的病情观察、饮食护理和生活起居等护理措施。如对肺病的病情观察，认为患者午后会出现潮热、面部潮红，夜间盗汗；若出现日益消瘦，大便赤黑或有腹水时，则是病情加重的表现。又如对黄疸病的病情观察，书中记有：每日小便里浸少许帛，各书记日，色斯退白则瘥。另外，在对消渴患者的病情观察中已注意到消渴证的尿是甜的，要采用饮食疗法，并强调饮食禁忌。

（二）中医护理的充实

宋金元时期是中国临证医学迅速发展的时期，同时也是护理医学理论与实践水平逐渐积累的重要时期。由于金元时期医学学术思想活跃，争鸣兴起、百花齐放，医学家们各抒医理，各创新说，医学著作大量产生，在这些医学著作中，包括内、外、妇、儿等各科的护理经验，涉及饮食护理、服药护理、婴幼儿护理等方面，尤其是对老人及产妇的护理尤为重视，相关护理技术也得到了提高。以下将从饮食护理、用药护理、起居护理、专科护理等四方面入手，阐述该时期中医护理的发展。

1. 用药护理

中药服药的效果不仅受到病情、体质、剂型等因素影响，也受煎药的火候、服药时间、次数服药温度及饮食禁忌等影响。在这一时期，许多医家已认识到这点，在医籍中有较详细论述。《太平圣惠方》中有："夫药有君臣，人有虚实。服饵不同，药病相投必愈；若病在胸膈以上者，先食后服药；病在心腹以下者，先服药而后食；病在四肢血脉者，宜空腹而在旦；病在骨髓者，宜饱满而在夜。凡药势与食气不欲相逢，食气消则进药，药气散则进食。如此消息，即得五脏安和。"指出了疾病部位不同，服药时间也应有别。有不少医家根据季节节律而用药。例如，《太平圣惠方》在介绍服诸药忌时指出：服药不可多食生胡荽及蒜杂生菜，不可多食肥猪、犬肉、油腻肥羹及鱼腥，不可食诸滑物果实等，凡药势与食气不欲相逢。明确指出药性和食气不宜同时使用，以免产生不良反应。

2. 饮食护理

中医历来强调饮食护理的重要性，到了宋金元时期，随着医药经验、生活经验的丰富，一些著作作了进一步阐述。这一时期关于饮食方面的代表著作是元代忽思慧《饮膳正要》，该书提出了养生避忌、妊娠食忌、乳母食忌、饮酒避忌及各种珍奇食品的食谱，记载了大量各种医疗、保健饮食，包括汤煎、食疗、植物食品等，继承了我国古代食、养、医结合的传统，全面总结并发展了饮食护理知识。该书十分重视饮食卫生的护理要求，提倡先饥后食，勿令食饱，洗渴而饮，饮勿令过，不饱食而卧，尤其夜间不可多食。勿食不洁及变质之品，不可大醉。食毕宜用温水漱口，睡前刷牙等。可见这一时期对饮食保健的重视。

3. 起居护理

宋金元时期出现的生活护理专著有蒲虔贯的《保生要录》、陶谷的《清异录》及钱襄的《侍疾要语》等。《保生要录》是我国较早全面论述生活护理的一本专著，其指出衣服厚薄要随时合度，是以暑时不可全薄寒时不可极温，盛暑不可露卧。《小儿药证直诀》中指出："凡小儿始生，肌肉未成，不可暖衣，暖衣即令筋骨缓弱，宜时见风日……不致疾病。"指出起居有常适劳逸，小儿护理中更强调衣被的穿着要寒温适宜。

4. 专科护理

随着护理经验的日益积累和丰富，宋代时期中医护理开始朝着专科专病的方向发展，专科护理的内容趋于完备。《小儿卫生总微论方》对儿科各类疾病广泛收录论述，包括多种先天性疾病。书中明确新生儿脐风撮口是由于断脐不慎所致，与成人因破伤而患的破伤风是同一种疾病，并发明了"烙脐饼子"的方法加以预防。宋代妇产科已发展成为独立专科，在国家医学教育规定设置的九科之中有产科。这个时期，妇产科方面成就最大的是陈自明。他的著作《妇人大全良方》系统地论述了妇产科常见疾病，还特别谈到了对难产的处理，是我国著名的妇产科专著。该书强调经期护理的重要性，《妇人大全良方》谓："若遇经行，最宜谨慎，否则与产后症相类。若被惊怒劳役，则气血错乱，经脉不行，多致瘕瘵等疾。"

（三）中医护理学的成熟阶段

1368—1840年，正值明清时期，中医护理学已进入了成熟阶段，主要取得了以下成果。

1. **李时珍与《本草纲目》**

《本草纲目》丰富了世界科学宝库，不仅对药物学作了详细记载，同时对人体生理、病理、疾病症状、卫生预防及疾病护理方法等都做了正确的叙述，为后世研究饮食、服药等护理提供了重要理论依据。

2. **温病护理**

温病是由温邪引起的以发热为主症的一类急性外感病的总称，因其发病急、传变快，并且部分还具有传染性（温病中具有强烈传染性和流行性的，又称为"瘟疫"），严重危害人们健康，引起众多医家重视。温病学家叶天士首创了对温病采用察舌、验齿以辨别斑疹的护理方法，同时提出"温邪上受，首先犯肺，逆传心包"的外感热病的发展途径和传变规律。根据卫、气、营、血四个发展阶段作为辨证施护的纲领，是明清护理发展史上一大成就。

3. **人痘接种术**

天花是波及面广、危害重、流行史最长的烈性传染病。我国在公元4世纪时，文献上就已描述到天花这种病，当时称为"时行病"。1695年的《张氏医通》及1742年的《医宗金鉴》对接种人痘的方法作了较详细的记述，有痘衣法、鼻苗法、旱苗法、水苗法等。

旱苗法和水苗法使用的痘苗是天花患者痊愈期的痘痂，接种后也能产生一定的预防作用。以上方法虽然不是很科学，但可喜的是已经有了这方面的尝试。

4. **养生保健护理**

明代，养生保健护理有了进一步的发展，《修龄要旨》是集气功、养生、保健、护理等内容的专书，阐述了四时调摄、起居调摄、四季祛病、延年长生的重要性，并列举了十六段锦、八段锦导引法，导引祛病法等。《寿世保元》系统论述了养生及老年护理的内容。另外，王孟英的《随息居饮食谱》是饮食调养与护理的专书；尤乘的《寿世青编》是养生保健的专书；清代钱襄的《侍疾要语》是中医护理学的专书，也为中医护理学的发展作出了贡献。流传民间的"十叟长寿歌"阐述了10位百岁老人延年益寿、防病防老的经验，是一本具有中国保健常识的特色专著。

（四）中医护理学的独立和蓬勃发展

从医护不分到形成中医护理专业队伍，中医护理发展到清代，虽趋向成熟时期，但由于历史条件的限制，长期处在医护不分的状态，使中医未能形成一支专门的护理队伍。中华人民共和国成立以后，随着中医事业的蓬勃发展，中医护理有了很大发展，主要表现如下。

（1）初步培养了一支中医护理专业队伍。目前，在全国2100多个中医医疗机构中，有6万余名护士以上技术职称的人员从事中医护理工作，成为发展中医事业的一支必不可少的专业队伍，并涌现出一批既有丰富临床经验，又有一定科研能力和管理水平的中医护理技术骨干。

（2）中医临床护理逐步发展。中医临床护理通过几十年的实践，已总结出一套从理论到临床的辨证施护方法和具有中医特色的操作技术。

（3）中医护理的专业教育与在职教育已初具规模。从20世纪50年代开始，为了培养中医护理专业人才，江苏、北京、上海等地先后开办了中医护士学校、中医护士班。直到1991年，全国已有7所中医护士学校，在25所中医药学校中开设了中医护理专业。据统计，1990年上述学校培养了1513名护士。20世纪80年代中期，南京、北京等中医学院增设了高级护理班和护理系，培养高级护理人才。

（4）中医护理学术活动生机勃勃。1984—1990年，我国共组织了六次全国性学术交流会。对外学术活动也有所开展，我国先后接待来自欧、美、亚、澳等洲的国外护理代表团体的参观访问。在1986年与1989年两次国际学术会上，中医护理方面的论文受到国际护理界的关注与好评。

（5）中医护理研究已经起步。近年来，部分省、市级中医医院相继建立了中医护理研究室（组），不少单位已开展护理科研工作。各地从不同角度，对中医护理内涵、概念、模式等进行了有益的探讨，并取得了可喜的成果。北京、南京、上海、江西、陕西等地相继出版了有关护理的专著，其中有的著作已获得部级科学技术成果奖。总之，随着中医事业的振兴，中医护理也得到迅速的发展，初步形成了具有中医特色的护理学科。

三、中医护理学的发展前景

中医护理学具有较强的实践性，它以中国传统文化为大背景，将人文科学与自然科学融会在一起，为中华民族与疾病的斗争做出了巨大的贡献。随着现代医学模式和人们健康观念的改变，护理从单纯的疾病护理逐渐向全面预防的保健护理拓展，中医整体护理和辨证护理的观念更符合人性化护理的优势，在医务界受到广泛肯定和推崇。因此，认识到中医护理的优势和发展方向，有助于提高中医护理的水平及人民的健康水平。下面主要介绍中医护理的优势及发展前景。

（一）中医护理的优势

1. 中医护理的理论优势

中医理论认为，人是统一的整体，构成人体的各部分具有不可分割的形态结构和相互联系的物质代谢，在病理变化上互相影响、物质代谢上互相联系。人的生命活动是在内外环境的相互作用下，机体受到各种因素的相互作用不断保持动态又持续平衡的过程。人体内部环境是指脏器功能和精神心理状态，外部环境指外界社会环境和自然环境。内外环境的失调是导致人体发生功能性和器质性病变的主要原因。中医在进行护理治疗时，充分考虑人体的体质、心理和社会环境等影响机体平衡的相关因素，形成一种"生物-社会-心理-环境"的中医护理模式。中医理论强调整体的作用，认为"患者"是一个整体，"病"是人体在一定的内外因素作用下的失衡状态。在护理时，要进行祛邪扶正，通过调整机体的功能状态，实现治疗和护理的目的，这种思路和方法体现了中医护理的先进性和科学性。

2. 中医护理的方法优势

中医护理强调辨证施护，注重个体的情志护理和择时服药护理，操作方法灵活多样。辨证施护从整体观出发，通过望、闻、问、切四种方法收集与患者疾病相关的资料，通过对疾病发生、发展等资料的整理、分析、推理、对比辨证判断病因和病症，提出诊断或护理的相关问题，并制定出相应合理的护理计划和措施。辨证施护强调人体的特殊性和差异性，注重人、病、证三者之间的关系，辨证地看待病与证之间的关系，同一种病可能有几种不同的症状，不同的病也可能有相同的证状，因此在中医的临床护理中，常常采取异病同护、同病异护的方法。中医情志护理建立在尊重、关心、爱护人的思想上，认为人的情志影响着疾病的发生、发展与治疗。中医信奉阴阳学说，强调人体内阴阳变化的规律，治疗护理时强调根据人体气血的盛衰变化服药，注重"热者寒之""寒者热之"的服药原则，将阳药用于阴时，阴药用于阳时，降药用于升时，升药用于降时，用以提高药力。中医护理包括刮痧、拔罐、熏洗、热熨等操作方法，这些技术通过对人体体表进行刺激实现整体调节，具有使用器具简单、操作灵活方便、疗效显著等优点，且有着较广的适用范围，目前已被世界上多个国家采用。

3. 中医养生保健的优势

中医以生命观和健康观为指导，经过多年的实践和积累，形成了一套独特的养生保健和延年益寿的理论，强调"天人合一""动静结合""形神统一"。中医养生在古代又称为"养性""摄生"等，指人们通过各种方法和手段达到保持身体健康和延年益寿的行为过程。中医养生的理论建立在传统理论和多年临床实践的基础上，是中医养生保健理论的重要组成部分。在历代的医学著作中，从《黄帝内经》开始有关养生的论著不胜枚举。其中有很多值得借鉴和发扬的精华，如顺四时，治未病；节房劳，保阴精；调情志，贵恬愉；宜饮食，和五味；适劳逸，勿过用；慎服药，重自调；避邪气，防传染；发机先，治未病等。根据"药食同源"的理论，中医开发出多种食疗，能够达到祛病健身、调节免疫机制、延缓衰老等功能。中医养生保健护理针对不同的人群，采用太极拳、气功、自我按摩等养生保健方式，帮助人们实现提高身体素质和生活质量的目标。

此外，中医药治疗护理的费用与西医相比要低很多，有助于实现"以较低的费用提供优质医疗服务，满足人民群众基本医疗需求"的目标。

知识拓展

中医护理学的任务：

1. 预防疾病，维护健康；既病防变，控制病情。

2. 病后调护，促进康复；积极养护，以防复发。

3. 适度锻炼，养生防病。

（二）中医护理发展前景展望

中医护理具有行之有效的护理方法和技术，能够为患者提供安全、优质、满意的服务，因此在临床实践中需要传承和发展，未来中医护理要面向社区，实现双向发展。

1. 中医护理以理论为指导，在实践中不断完善

伴随着中医及中西医结合医学的不断发展，中医护理将不断地在临床实践中完善学科体系。中医护理在发展中不断地汲取自然科学和人文科学、传统医学和现代医学的营养，将在更高的层面上取得发展，并在实践中更具科学性和系统性。同时，注重更有价值、验证更多的传统护理方法，实现理论和实践的飞跃发展，使中医护理的技术更为有效、安全和科学。

2. 实现优势互补，促进中医与西医护理的和谐发展

传统医学和现代医学都有着各自独特的理论体系和认识方法，各具优势特色，也各有局限和不足，但是它们都是以人体为研究对象，共同探索人类对健康问题的客观规律，参与并承担保障人民健康的任务。因此，它们之间不是相互排斥和相互取代的关系，而应在临床实践中相互学习、优势互补，共同发展和进步。中医护理的发展应坚持主体发展与开放兼顾的原则，广泛开展多学科的协作研究，实现与其他学科的优势互补，在发展中不断进行自我完善。

3. 实现从基础向专科、从医院向社区的双向发展

目前，中医护理已经涌现出一支专业队伍，同时专业教育和在职教育也初具规模，具有坚实的基础。在做好基础工作的同时，应注重加强临床专业化护士的培养，各中医医疗机构应开展中医护理专科培训，培养专业护士和专业骨干，使中医护理向着更加专业的方向发展。随着社会经济和医疗事业的发展，更多的患者将从医院转向社区，中医护理应适应社会发展的需求，结合当地的实际，为社区居民提供经济、优质、有效的卫生服务。根据各个社区卫生服务的医疗、预防、康复、保健和健康教育等的要求，研究探索中医护理在社区服务中的职责、所具有的功能和能够提供的服务模式，使中医护理走向人群和社区，帮助不同人群提高生活品质。

4. 从经验走向科学，加强循证护理，提高临床护理疗效

中医"循证护理"又称为求证护理或实证护理，是指将现存研究资源、临床专家的研究和患者的愿望整合，作为制定患者卫生保健计划的最好证据。凭已有经验进行护理的方法已经成为历史，现代护理的临床实践需要的是更加可靠的依据，因此中医护理应遵循并应用科学证据，使其向着科学发展的轨道前进。

5. 推动中医护理科研

目前，中医护理在科研方面较为薄弱，主要表现为科研内容层次低、科研项目少，现有的研究多集中于对现有护理技术和护理方法的回顾性总结，缺乏前瞻性、深层次的大样本随机对照研究。因此，提高在职中医护理人员的专业水平，培养高级实用型中医护理人才是中医护理发展中迫切需要解决的问题。

6. 加强教育，培养优秀的中医护理专业人才

中医护理的发展需要一大批优秀的人才，人才的培养需要定位发展的方向，既要在临床、教学和科研方面综合发展，又要培养教研方面的精尖人才。首先，应培养护理人员的中医药文化意识，使护理人员更深地了解并掌握中医护理的思维方式和行为习惯等。其次，注重中医护理技能的培养。在进行技能培训时，加入每项操作技术的发展简介、应用背景等内容，注重中医药文化的渗透。再次，应注重教育层次、教学方法、课程设置等方面的创新，将中西医护理内容进行整合，注重学生人文素养和科学思维方法的培养。最后，应对人才进行专业目标定位，创设从本科、硕士到博士的教育培养体系，提高护理人员的科研与创新能力，培养高端中医护理人才。

（田　佳）

学习任务二　中医护理学的基本特点

任务目标

1. 掌握中医学的特点：整体观念和辨证施护。
2. 掌握独特中医护理的技术与方法。

中医护理与中医药一样，在长期的医疗实践中，已形成了较为独特的理论体系。其是以整体观念为指导思想，以脏腑、经络学说为理论基础，以辨证施护为诊疗特点，来指导临床的诊断、治疗及护理。

一、整体观念

中医学认为人体是一个有机的整体，人与自然环境、社会环境也是一个统一的整体。整体观念贯穿于中医学的生理、病理、诊法、辨证、防治、护理等各个方面，是中医学的一大特点。

知识拓展

天人相应

天人相应的理论基础是"天人合一"。古代中国哲学、中医等认为"天道"和"人道"是合一的。

（一）人体是有机的整体

中医学认为，人体以五脏为中心，通过经络的沟通和联系，把六血、九窍、四肢百骸联系成有机的整体，并通过精、神、气、血、津液的作用，完成人体的整体功能活动。

1. 生理、病理上的整体观

五脏六腑在生理功能上相互资生和相互制约，维系着脏腑及其所属组织、器官之间的动态平衡，因而在病理变化上必然相互影响。局部的病变，初起仅仅是局部及相关脏腑病变的反映，如不及时治疗，它可影响到另一个或多个局部，进而影响到整体，而整体病变又可反映于某些局部。一个脏腑有病，可波及几个脏腑，如肝有病可以导致脾、肺发病，肾有病可导致脾、心发病等。

2. 诊断上的整体观

中医治病，总是从整体出发，把局部的病变当作整体的一部分来考虑，既注意局部病变，又不忽视其与整体的关系。在确定治疗、护理原则时，通常是立足整体，兼顾局部。例如天行赤眼，患者眼睑红肿，白眼经赤，畏光流泪，痒痛，黑睛出现星点翳障，舌红苔黄，脉弦数，根据"肝开窍于目"的理论，肝经风热上攻于目，治当用泻肝汤，泻肝经积热兼清肺火，针刺合谷、曲池、睛明，并用大青叶、野菊花煎水洗眼，鱼腥草眼药水滴眼，能控制病情发展，很快治愈。还有"从阴引阳，从阳引阴，以右治左，以左治右，病在上取之下，病在下取之上，病在中旁取之"等治疗、护理原则，都是在整体观的指导下总结出来的。

（二）人与环境的关系

1. 人与自然环境

人与自然界是一个动态变化着的整体，一年四季的气候变化产生春温、夏热、秋凉、冬寒。脏腑的功能与季节气候变化密切相关，如天热则气血流畅，天冷则气血沉涩凝滞，天暑衣厚则汗出，天寒则汗少而多尿。天阴多雨时，人们容易头昏脑涨，身体困倦，是"外湿"所致；久晴不雨，人们口干舌燥，乃为"外燥"耗津之故。

气候的变化超过了人体的适应能力，可导致发病或加重病情。在一般情况下，春季多温病，夏季多中暑、痢疾、腹泻，秋季多燥咳，冬季多伤寒。立秋之后，慢性气管炎就易复发，伤风咳嗽发病亦有增加。每到冬季，溃疡病多发作。痹证常在天气变化时加剧。胸痹、哮喘、绿风内障、眩晕、偏头痛等每在寒期到来或突然降温时加重。近1/3的"天气敏感者"每感到"困倦""烦躁""筋骨痛"时，常常预示着要"变天"。节气转换和昼夜阴阳消长对病情也有影响，一般是中午较轻，下午至夜间加重，黎明后又趋向减轻。一年中的二分（春分、秋分）二至（夏至、冬至）是旧病复发与重病转危的关键时刻。在气候多变季节和晚间，护理中应加强环境管理。不同的地区，不同的水土环境，不同的天时气候所形成的差异，使各地人们的生理和病变也各不相同。

2. 人与社会环境

五脏的功能活动是情志（心理）活动的物质基础，心理活动又直接受到外界社会环境的影响。每个人都有其相对稳定的心理活动方式，在社会环境发生急剧变化时，人们的心理活动方式必须作出相应的改变和调整，否则可能导致心理-生理功能不同程度的紊乱。

二、辨证施护

辨证和施护在护理疾病的过程中是相互联系、不可分割的两个方面，又是理论联系实际的具体体现。辨证施护注重人、病、证三者之间的关系，是中医护理的精华，也是指导中医临床护理的基本原则。

（一）辨证施护的概述

在整体观念指导下的辨证施护，是中医护理的突出特点。辨证，就是运用四诊，收集患者的症状，体征及病史的有关情况，进行分析、综合，辨明病机和病位，判断为何种性质的"证候"的过程。根据不同的"征候"进行相应的护理，就是辨证施护。

辨证施护是中医护理的又一基本特点，是中医学对疾病的一种特殊的研究和护理方法。所谓辨证，就是将四诊（望、闻、问、切）所收集的资料、症状和本征，通过分析、综合，辨清疾病的原因、性质、部位及邪正关系，概括、判断为某种性质的证。施护，则是根据辨证的结果，确定相应的护理方法。辨证是决定护理的前提和依据，施护是护理疾病的手段和方法，通过施护的效果可以检验辨证的正确与否。

辨证和施护，在护理过程中既是相互联系、不可分割的两个方面，又是理论联系实际的具体体现。中医学认为，证和症有不同的概念。"症"，即症状，如咳嗽、头痛、失眠等。"证"则是机体在疾病发展过程中的某一阶段的病理概括，如感冒所表现的风寒证、风热证等。由于它包括了病变的部位、原因、性质及邪正关系，因而比症状更全面、更深刻，从而也更正确地揭示了疾病的本质。但"证"与"病"的概念也不同，如《伤寒论》对伤寒病以六经分证，可分太阳病证、阳明病证、少阳病证、太阴病证、少阴病证和厥阴病证。《温热论》对温热病以卫分证、气分证、营分证和血分证。但中医认识和护理患者是既辨病又辨证的。辨证着眼于证的分辨，如见一初起发热、恶寒、头身痛、脉浮的患者，初步印象为感冒病，但由于致病因素和机体反应性不同，又常表现有风寒感冒和风热感冒不同的证，只有把感冒病所表现的"证"是风寒证还是风热证辨别清楚，才能确定施护的方法。如属风寒感冒，根据"寒者热之"的护理原则，应采用避风寒保暖，室温宜偏高。饮食上可给豆豉汤、生姜红糖水等辛温解表之护法。若属风热感冒，根据"热者寒之"的护法，应采用室温宜低而温度偏高，使患者感到凉爽舒适，减轻心烦、口干之不适感。饮食宜给绿豆汤、西瓜、藕汁、苦瓜等清热生津辛凉之品。

临床上有时可见到一种病包括几种不同的证,又看到不同的病在其发展过程中可以出现同一种证,在护理时可以在辨证施护原则的指导下,采用"同病异护"和"异病同护"的方法处理之。

(二)辨证施护的特点

1. 同病异护

同病异护是指同一种病,由于发病的时间、地区及病原机体反应性不同,或处在不同的发展阶段,所表现的证不同,施护的方法亦各异。以感冒为例,由于发病季节不同,施护方法也不同,暑季感冒,由于感受暑湿之邪(暑多挟湿),护理应采用一些祛暑化湿的方法。如果是冬季感冒,宜采用中药温热服,给生姜红糖葱白汤等热汤以助药力,服药后覆盖衣被,使其周身微微汗出,以达汗出表解之功效。

2. 异病同护

异病同护是指不同的病,在其发展过程中,由于出现了相同的病机,因而也可采用同一方法护理。比如,久痢脱肛、子宫下垂等,是不同的病,但如果均表现为中气下陷证,都可采用提中气的护理方法。如用黄芪、党参炖母鸡、薏仁粥、茯苓粥等益气健脾之品;注意休息,避免疲劳,以培育中气;采用针刺百会、关元、长强穴,以补中益气;保持会阴部清洁,用五倍子、白矾煎水熏洗以促使回纳等。

3. 证同护亦同,证异护亦异

证同护亦同,证异护亦异实质是由于"证"的概念中包含着病机在内的缘故。这种针对疾病发展过程中不同质的矛盾用不同的方法解决护法,就是辨证施护的精神实质。

4. 正护

正护是逆其证候性质而护的一种常见护理原则,又称逆护法。如寒则热之,虚则补之,实则泻之均为正护法。临床此为多用。

5. 反护

反护是顺从疾病假象而护的一种护理方法,大多在特殊情况下用,如"阴盛格阳"的真寒假热证,"阳盛格阴"的真热假寒证,分别采用"热因热用、寒因寒用、塞因塞用、通因通用"的护理方法。这就是以寒护寒、以热护热的反护原则。

> **知识拓展**
>
> **春夏养阳、秋冬养阴**
>
> 春夏养阳、秋冬养阴指顺应四时以调和阴阳，避时邪养形神的养身方法。春夏之季气候由温转热，人们应当早起出户，接受自然之气，使体内阳气更充沛。同时保护阳气不过分消耗，到秋冬就能抵御寒邪侵扰；而秋冬之季，气候逐渐转凉，人们应当防寒保暖，使阴精藏于内，阳气不泄，才能满足春夏阳气升发时对阴精的需求。

（三）区别辨证施护、辨病施护和辨症施护

辨证施护是在整体观念的指导下，将望、闻、问、切四诊所收集的病情资料，进行分析、综合，辨清疾病的病因、病位、病性和邪正关系，概括、判断为某种"证"后，从而制定相应的护理计划与护理措施。辨证是施护的前提和依据，施护是护理患者的方法和手段。辨证施护不同于辨病施护、辨症施护。现代临床上辨证以医疗为主，护理人员主要根据医生的辨证结果进行对症施护，故临床上人们常将"辨证施护"说成"据证施护"。"病"是指有特定病因、发病形式、病机、发展规律和转归的一种完整过程，如感冒、心悸等；"症"是指疾病的临床表现，包括患者的主观感觉和医生检查所得的客观体征，如头痛、咳嗽、呕吐等；"证"是疾病发展过程中某一阶段的病理概括，包括病因、病位及邪正关系，如表证、里热证等。

病、症、证三者之间存在着内在联系：病是一种完整的过程，在疾病的过程中又有不同的阶段，而证揭示了某一阶段的病理本质，证又由症组成，症是疾病的现象，是内在脏腑病变表现于外的征象。由于证比症更全面、更深刻，比病更具体，所以中医更重视辨证论治。辨病施护是针对疾病进行护理，辨证施护是针对疾病的症状进行护理，而中医认为疾病是辨证与辨病相结合，辨证地看待证、病、症三者的关系，既看到一种疾病可表现出多种不同"证"，如感冒初期出现发热、恶寒、无汗、鼻塞、喉痒、咳嗽等，这些都是一些症状，把这些症状综合起来分析就叫作"表证"。表证就是一个证（证候），若病情进一步发展，出现发热、恶寒、咳嗽、吐黄痰、咽干而痛等症，总体考虑，因风寒入里化热，故叫"里热证"。又看到不同的疾病在某一发展过程中可以出现同一种"证"，如久痢肛门脱垂和妇女子宫脱垂，中医辨证多属气虚下陷。故在护理上同用补气升提的方法来指导饮食。因此，中医护理疾病不仅着眼于"病"的异同，更重要的是着眼于"证"的区别。

（四）中医整体观和辨证施护与整体护理的关系

系统化整体护理是以现代护理观念为指导，以护理程序为核心，将护理临床业务和护理管理的各个环节系统化的工作模式。

1. 中医整体观和辨证施护与整体护理的相应关系

中医学非常重视人体本身的统一性、完整性，认为人体是以脏腑经络为核心的统一的整体。

而现代护理学从临床实践到理论研究经历了"以疾病为中心""以患者为中心""以人的健康为中心"的三个发展阶段，即"整体护理概念"。说明中西医护理概念是统一的，辨证施护要求护士应用"四诊"及各种方法全面收集患者的临床资料、症状、体征、应用八纲辨证、脏腑辨证、病因辨证确定其发病的原因、部位、性质及邪正之间的关系加以概括，判断某种性质的证，提出了通过护理手段和方法解决问题（护理诊断），制定具有针对性的护理措施，进行临床实践，辨证施护的过程就是认识疾病和如何解决疾病护理的过程，并且根据临床表现随时补充相应的护理内容，体现出决策、反馈、动态的功能。现代整体护理要求护士针对患者的需要，运用评估、诊断、计划、实施、评价这种有计划的系统的步骤来思考和解决患者的问题，是一个综合的、动态的，具有决策和反馈功能的过程，说明护理程序的一致性，因此中医整体观和辨证施护与整体护理的概念是一脉相承的。

2. 中医整体观和辨证施护在护理诊断、护理程序中的应用

（1）中医护理诊断。

中医护理诊断提出的依据力求充分，通过辨证分析产生相应的护理诊断，如胸闷、胸痛，依据：心血梗阻、脉络不通；辨证分析：患者年过半百、肾气渐衰，肾阳虚则不能鼓舞五脏之阳气，肾阴虚则不能滋养五脏之阴，心阳不振，心阴亏虚，使气血运行不畅，而心血瘀阻，脉络不通可见胸闷、胸痛。又如便秘，依据：气虚无力，糟粕结而不行；辨证分析：由于情志失和，加之气虚，致气虚血行瘀滞，腑气通降失常，传导失职，糟粕内停，不得下行而大便秘结。以上列举可以看出，护理诊断（护理问题）的提出，同时也是辨证分析的过程，通过辨证分析产生护理诊断，因此充实了护理诊断的科学性、恰当性。

（2）护理程序。

患者入院基本资料评估：分一般资料、四诊资料、辨证分析三部分。

特点：①全面、系统、简单、明确反映机体全部状况，体现人是一个整体，如原则为单项内容，体格检查，个人生活史等并入一般资料，分层次排列；②减少重复，体现中医特色，如去掉原体格检查中各系统描述，通过四诊（望、闻、问、切）体现机体健康状况；③辨证分析说明病因、病位、病症。

(3) 辨证施护记录。

特点：①施护记录因人而异，因证而异地给患者解决健康问题，根据不同的证型采用多种方法，痰咳而采用中药雾化吸入；②施护措施是通过辨证分析论述而阐明措施应用原因，如谢绝探视，保证休息，以减少耗伤气血等。

(4) 住院评估记录。

住院评估记录是专业护士对所提出的护理诊断解决与否的护理记录，体现辨证施护后的效应和患者新的健康需求。住院评估的过程就是专业护士对患者的生理、心理全部身心健康需求的评估，这个评估始终贯穿人是一个整体、辨证施护全过程。

3. 中医整体观和辨证施护在整体护理中的科学价值

中医整体观和辨证施护是中医学独特的理论体系，这种理论体系不仅与整体护理基本概念的内涵、护理诊断、护理程序的框架相辅相成，而且进一步充实、完善了整体护理的理论依据及护理诊断、护理程序的各个环节，充分发挥了中医学的基本特点在护理模式转变中的作用。从而为我国护理事业的发展、护理模式的转变提供了具有中医特色的创新性、科学性、实用性的护理工作方法，为"以患者为中心、以质量为核心"的新型中医管理模式的改进和提高而努力。

三、独特中医护理技术与方法

中医传统护理技术是中医临床护理实践中的重要手段，是中医护理的重要组成部分，体现了鲜明的中医护理特色。独特的护理技术与方法是中医护理有别于现代护理的又一方面，也是中医护理的一大优势。在传统护理方法中，如生活起居护理、情志护理、饮食护理和中药用药护理等内容中均突出了中医护理的特色。中医学中蕴藏着大量的非药物护理理论、方法与技术，如情志、饮食、起居、运动、康复养生、针灸、药浴等护理技术与方法。这些护理措施的实施，有的需要在医嘱下完成，即医护配合共同完成，如针灸、推拿、药浴等；有的则在非医嘱下完成，如情志护理、饮食调养、起居维慎、康复养生指导、保健、药物护理等。饮食的合理与否具有益体治病和伤正助邪两种可能性，因此中医十分注意饮食宜忌，重视饮食调养，根据患者的病症所采取的治疗原则，密切与治疗结合搞好饮食护理，使饮食起到增加营养和增强疗效的双重作用。

知识拓展

养 性

情志活动与疾病及健康有密切的关系,不良的精神刺激会引起体内阴阳失调,气血运行紊乱而发生疾病。因此,在进行养性锻炼时,还要注重练神,保持神志安宁、性情舒畅,达到虚怀若谷、无私寡欲的精神境界,从而减少疾病的发生。

这些独特的护理技术和方法,能给予患者全身心的护理,从而最大限度地解决患者的身心痛苦,且操作简便易行、舒适,取材方便,经济安全,适应性广,疗效明显,易为大众所理解运用,在家庭和社区具有较大的适用性和推广性。

(田 佳)

学习任务三 中医护理的学习方法及作用

任务目标

1. 掌握中医护理学的思维特点、原则。
2. 学会灵活运用中医护理的方法。
3. 了解中医护理的地位和作用。

一、中医护理学的思维特点

中医学的整体观念决定了中医在认识人体的组织结构,考察人体的生理功能、病理变化时,都是从宏观的角度出发,进而运用哲学的思维去分析研究所得到的观察资料,用以探讨人体自身及人体与外界环境之间的联系,因而中医理论的建立常以哲学的思辨为连接纽带。中医学常用的思维方法有以下几种。

(一)比较

比较,即考察所研究事物的异同之处,《黄帝内经》中称之为"揆度奇恒",意即比较鉴别事物的正常与异常。比较法在中医中被广泛应用，如在望诊中通过比较鉴别常色与病色，在脉诊中通过比较来区分不同的脉象，在藏象学说中通过比较来说明五脏与六腑功能的异同，在辨证中通过比较来区别病症的寒与热、虚与实、表与里、阴与阳等。

（二）类比

类比，又称"授物比类""取象比类"，是根据两个（或两类）事物之间在某些现象的相同或相似，从而推测出它们在其他方面有可能相同或相似的一种逻辑推理方法。中医学在藏象、病因、治则、治法等理论方面运用了大量的类比法来进行研究，如"心者，君主之官，神明出焉""肺者，相辅之官，治节出焉"等。又如"天温地和，则经水安静；天寒地冰，则经水凝泣；天暑地热，则经水沸溢"。这是以气候对江河的影响来类比气温对人体经脉气血运行的影响。在治疗学上，"釜底抽薪""增水行舟""提壶揭盖"等治法，都是依据类比的方法而制订的。

（三）归纳与演绎

归纳与演绎，是一组互相对立、相辅相成的推理形式。这两种推理形式概括了人们认识事物的基本过程，既从个别到一般（归纳），又从一般到个别（演绎）。

1. 归纳

归纳即从某类事物的一系列个别事实中概括出该类事物的一般原理和结论。归纳法被广泛地应用于中医药学理论的研究中，使人们在医疗实践中所积累的经验得以不断地升华为系统的理论。如古代医家根据藏血的肝脏、藏精的肾脏都是实质性的器官，由此推出实质性的器官（五脏）的主要功能是"藏精气"；反之，消化和传导食物的胃、小肠、大肠等都是空腔性器官，据此推出空腔性器官（六腑）的主要功能是"传化物"。

2. 演绎

演绎又称"推演络绎"，是由一般性原理推出特殊性结论的推理形式，即以一般的共性结论为论据，来推论个别的尚未被人认知的新事物。如古代哲学中的"梧气学说""阴阳学说""五行学说"等理论，被广泛地应用于中医学中，用以说明人体的组织结构、生理功能、病理变化，以及临床诊断、治疗、护理方法等的确立，无一不贯穿着演绎的思维方法。

（四）试探与反证

试探与反证，类似于现代假说方法，二者都是从结果进行反推的思维方法，所不同之处，试探法需要在事先采取一定的措施后再观察结果，而反证法则事先不必采取措施。

1. 试探

试探，古代又称为"消息法"，是对研究对象先做一番考察，尝试性提出初步设想，依据这种设想来取相应措施，然后根据实践的结果再做出适当的调整，完善和修改原设想，以决定下一步措施的一种认知方法。历代医家们常借助试探法来审视病由，如《伤寒论》中的："若不大便六七日，恐有燥屎，欲知之法，少与小承气汤，汤入腹中，转矢气者，此为燥屎也，乃可攻之。若不转矢气者，此但初头硬，后必溏，不可攻之，攻之必胀满，不能食也。"这就是应用小承气汤来进行试探的例证。

2. 反证

反证是从结果来追溯或推测原因并加以证实的一种逆向认识方法。反证法也被广泛应用于中医学中，许多中医学理论就是应用反证法而获得的。如骨折的患者在服用补肾药物后，能加快其愈合，耳鸣、耳聋患者服用补肾药物后症状逐渐消失，由此反证，骨、耳与肾有着密切联系，所以说"肾开窍于耳"。又如中医探究病因的主要方法——审证求因法，就是通过对症状、体征的仔细审辨甄别，从结果出发而追索反证病因。

（五）司外揣内

司外揣内又称"以表知里"，是通过观察事物的外在表现，来分析判断事物内在状态和变化的一种思维方法。人体是一个内外表里相连的有机整体，相互之间有着密切的联系，"有诸于内，必形诸于外"，内在的变化，可以通过某些效应，从外部表现出来，因此通过观察宏象，可在一定程度上认识内在的变化机制。中医学中藏象学说理论，就是运用此方法，对外在的生理病理现象进行观察分析，来推知判断内在脏腑的功能变化，如根据"心开窍于舌，其华在面"的理论，推断临床出现舌尖红赤、面红等症状，是心火旺盛的表现。

知识拓展

> 欲知其内者，当以观乎外；诊于外者，斯以知其内。盖有诸内者形诸外。
> ——《丹溪心法》

二、中医护理的学习方法

（一）中医护理的原则

中医辨证是用望、闻、问、切的方法，采集患者的自觉症状和临床表现来分析、辨别、认识疾病的证候。中医护理的原则是以中医辨证原则指导护理工作的，针对不同病情，应用"扶正祛邪""标本缓急""同病异护""异病同护""正护与反护""因人、因时、因地制宜"及"预防为主"等护理原则来制定相应的护理措施。

1. 扶正祛邪

扶正祛邪是指通过各种护理手段达到扶助正气、祛除病邪的目的，根据不同病情采用扶正为主或祛邪为主等护理措施。

2. 标本缓急

"标"与"本"是相对而言，根据病情的主次轻重，护理上遵循"急则护其标，缓则护其本"的原则，在标本并重的情况下，可采用"标本同护"的方法。

3. 同病异护、异病同护

同一种病，在病程发展的不同阶段，出现不同证候时所采取不同的护理措施为同病异护；而不同疾病在病程某一阶段出现相同证候时，采取相同的护理措施为异病同护。

4. 正护与反护

正护与反护是根据临床治则（正治与反治）为依据所采取的护理措施。

5. 因人、因时、因地制宜

根据不同时令、气候、地理环境及患者年龄、性别、体质的不同，采取不同的护理措施。

6. 预防为主

护理中以"未病先防"和"既病防变"为原则，掌握疾病传变途径，防止并发症，在疾病康复期防止病情反复，突出了中医在观察病情、诊断、治疗、护理、预防中的整体观和社会、生理、心理的医学模式特点。

（二）中医护理方法

中医护理学是护理专业必须学习的一门临床课程，面对中医学检查的辨证观和中医护理学的基本特点及思维方式，学生会产生难理解、难记忆、难掌握的想法。为消除这种现象，根据本学科的知识特点，我们提出"寻规律""多比较""常实践"的学习方法，以帮助学生理解和掌握本学科知识及其内在联系，达到记忆和应用的目的。

1. 寻规律

一切事物都是有规律的。在学习中，要通过观察、分析、综合、推理、判断等思维活动，总结出基本规律及其特点，从而获得更多的知识。例如，经络的循行分布沟通联络规律，说明人体是一个有机整体；阴阳学说中阴阳之间的相互制约、相互消长、相互转化规律，说明人体的组织结构、生理功能、病理变化，可用于疾病的诊断、治疗和预防；又如五行学说，利用自然界木、火、土、金、水五种物质的运动变化规律，来阐述人体脏腑生理、病理及其与外在环境的相互关系，可用于指导临床辨证施护。

2. 多比较

利用比较，可以发现事物的共性与特性，鉴别事物的正常与异常，从而加深对事物的印象，有利于记忆。中医学的辨证及现代医学的鉴别诊断就是典型的比较法。因此，做好辨证才能施护。同时要把中医护理学的特点与现代护理学的特点进行比较，取其所长，才能更好地为人类的健康事业服务。

3. 常实践

中医护理学是一门实践性很强的临床应用学科。因此，学习本课程一定要理论联系实际。要通过反复练习，正规操作，不断临床实践，将中医护理的基本理论、基本知识和基本技能灵活运用于临床，增进对护理知识的理解和认识，这样才能不断提高护理技能。

（三）中医护理的实践范畴

中医护理的实践范畴包括五个方面。

1. 中医临床护理

中医临床护理是以中医护理学及相关学科理论、知识、技能为基础，指导中医临床护理实践，其内容包括一般护理和专科护理。

（1）一般护理。

一般护理是以中医护理学的基本理论、知识和技能为基础，以满足患者的基本需要。如居室环境、生活起居的护理、饮食营养的调护、情志护理及病情的观察等。

（2）专科护理。

专科护理是以中医护理学及相关学科理论为基础，结合各专科患者的特点及诊疗要求，为患者提供护理。专科护理主要包括各专科护理常规、护理技术、用药后的护理及病情观察等，如内、外、妇、儿等各科疾病的护理。

2. 中医社区护理

社区护理是借助有组织的社会力量，以社区人群为服务对象，以中医临床护理知识和中医护理技能为基础，结合社区特点，采取有中医特色的护理方法，如指导患者采取科学的、合理的营养配膳及具体的养生方法，有针对性地起居护理，纠正不良的生活习惯、饮食习惯，保持平和的心理状态，合理地使用传统护理技术等，为个人、家庭和社区提供促进健康、预防疾病、早期诊断、早期治疗等服务，提高社区人群的健康水平。

3. 中医护理管理

中医护理管理运用现代管理学的理论，指导管理工作的各个方面，如对护理人员、学生进行科学的计划、组织、协调和控制，采用人性化、规范化、科学化、信息化、经济化等管理方法以提高中医护理工作的质量和效率。

4. 中医护理教育

为了适应医疗卫生服务和医学科学技术发展的需要，中医护理教育将以教育学、护理学及中医护理学为基础，有目的、有计划地培养中医护理人才。

5. 中医护理科研

中医护理科研是指用科学的方法，回答和解决中医护理领域的问题，直接或间接指导中医护理实践的过程。

三、中医护理的地位和作用

（一）中医护理在现代护理中的地位

中医护理与现代护理学一样，在疾病的防治工作中起着十分重要的作用，中医护理病历无论在书写、项目、格式上，还是在辨证分析、护理问题提出、护理措施的制订及护理记录、出院小结、出院指导等内容方面均具有相似和不同的地方，这是中医护理在现代护理发展中的特点所决定的，如果只有体现中医特点的高水平的医疗，而没有适宜于中医治疗的高质量的护理，医疗任务就不可能很好地完成。具有中医特色的辨证施护是从对理论的探讨进入到临床应用，从对零碎片段的经验总结到著书立说形成体系；从护理科研由设想到进入主题研究，从学术活动由国内走向国际。正是由于中医护理这种独有的护理模式，才越发显示中医护理在现代护理发展中的重要性，为现代护理学的发展提供了成功的经验，从而奠定了中医护理在现代护理发展中的地位。

知识拓展

WHO提出：护理是全面、完整的健康照顾，对健康和疾病的五个阶段均应提供服务。

1. 健康维护阶段。
2. 危险渐增阶段。
3. 早期检测阶段。
4. 临床治疗阶段。
5. 康复阶段。

（二）中医护理在现代护理发展中的作用

"护理是诊断和处理人类对现存的和潜在的健康问题的反应"，这一定义反映了现代护理的进展。护理已成为一门综合自然科学，一门社会科学中为人类（而不仅是为患者）健康服务的应用科学，其范畴、内容与任务涉及影响人类健康的生物、心理、社会各个方面的因素。中医护理学有着十分悠久的历史，丰富的内容，紧密融会于中医的预防、保健、养生、康复、医疗之中。中医护理的特点是整体观和辨证施护，强调了"三分治、七分养"，十分注意根据不同的病症，参考季节、气候、患者的素质等因素，给予不同的护理，包括生活起居、精神、饮食等方面的调护。

中医护理与现代推行的整体护理内涵一致，是现代护理中不可缺少的一部分，所处的地位越来越高，所起的作用也越来越大。现就中医护理在现代护理中的作用探讨如下。

1. 通过望、闻、问、切了解病情

望、闻、问、切是中国医学诊断疾病的方法，运用在整体护理中，也是护理程序的评估阶段。护士在接待新患者时，除了常规测量体温、脉搏、呼吸、血压、体重外，还可通过望患者的神、色、形、态，头颈五官、舌象、皮肤、排泄物、分泌物等，听声音，闻气味，问病情（一般情况，生活习惯，起病原因，现在症状、心理、社会等方面资料），诊脉，全面系统地了解病情，为辨证施护打下基础。如一便血患者，因进食生冷食物后便血入院，护士通过望、闻、问、切，了解到患者精神萎靡，面色苍白，形体消瘦，动作迟缓，皮肤微凉，腹部隐痛，喜热饮，纳谷不香，大便色黑，质稀量多，舌淡，苔白，脉细，并测得血压偏低，考虑为脾胃虚寒型便血。

护士巡视病房时，如发现患风寒痹病的患者服用草乌、附子之类药物时，出现头晕、舌及手足麻木、恶心、心慌、脉迟缓等症状，提示出现中毒症状，应及时报告医生减量或停药。又如发现高热患者治疗过程中突然体温骤降、大汗淋漓、四肢厥冷等阳脱症候，应立即报告医生，采取有效抢救措施，挽救患者的生命。

2. 运用辨证施护配合治疗

辨证施护就是根据判断出来的"证"，确定相应的护理措施。如在护理脾胃虚寒证便血患者时，除进行病情观察及一般护理外，针对"思伤脾"这一情志变化对疾病的影响，护理人员要以患者为中心，多与患者交谈，细心观察其心理变化，了解社会状况，帮助解决困难，进行耐心的宣教，指导自我保健，从而畅情志，消除紧张、忧思，避免不良刺激，使患者树立治愈疾病的信心。因患者皮肤微凉，胃脘部隐痛喜热饮，故应指导其注意休息和保暖，并用具有温经散寒之功效的中药兜肚护胃，以减轻疼痛，还可用艾灸足三里或按摩、热敷胃脘部以止痛。饮食调养是中医整体护理的一大特色，合理调养，能使饮食起到增加营养、配合治疗之作用。

因"肝病禁辛，脾病禁酸，心病禁咸，胃病禁甘""所食之味，有与病相宜，有与身为害，若得宜则补体，为害则为疾"，故加强饮食指导，帮助患者科学择食，做到定时定量，方能最大限度地发挥机体潜力，使患者早日康复。在患病急性期，可指导患者进食易消化富有营养之温流质，如米汤、炖蛋、藕粉、菜汁、水果汁等，少量多餐。恢复期，根据"虚则补之"原则，指导患者进食健脾补血之品，如大枣、莲子、山药、桂圆、羊肉、胡桃、韭菜等。忌食辛辣、香燥、煎炸及寒冷硬固食物。在服药护理上，根据疾病要求和药物性能的不同，对中药的煎煮时间、方法，服药的时间、温度、方法、剂量有严格要求。如健胃药宜饭前服，滋补药宜空腹服，治咽喉疾病药宜不拘时间多次频服、缓缓咽下，寒证热服等。

3. 应用中医治疗方法

针灸、推拿、拔火罐等是我国历代劳动人民及医学家在长期与疾病斗争中创造和发展起来的治疗方法，它具有适应证广，疗效明显，操作方便，经济安全等优点，深受患者的欢迎。如针灸、推拿治疗腰椎间盘突出症、颈椎病、肩周炎、面瘫，电针加火罐治疗老年性膝关节炎，骨夹板固定治疗桡骨、远端骨折、胫腓骨稳定性骨折，中药熏洗治疗风湿性关节炎，中药灌肠治疗慢性盆腔炎，双黄连超声雾化吸入治疗慢性支气管炎急性发作，中药外敷治疗丹毒、慢性咳喘、腹泻等，艾灸治疗胃脘痛、风寒痹痛、月经不调等。这些方法在临床工作中的应用，丰富了中医整体护理的内容。

4. 护理中重视中医预防思想

中医学非常重视疾病预防，首先，早在《黄帝内经》中就有"治未病"的思想，强调

"防患于未然"，认为注意精神调养，保持心情舒畅，尽量减少不良的精神刺激和过度的情绪波动，对于防止或减少疾病的发生，具有十分重要的意义。其次，加强锻炼身体，增强体质，进行穴位按摩，以促进血脉流通，关节疏和，气机畅通，阴阳平衡，是减少和防止疾病的主要手段。饮食要注意软硬，冷热相宜，不宜偏嗜，如过食肥甘厚味可助湿生痰、化热，或生痈疡等证，过食生冷会损伤脾胃之阳气，而致寒气内生，发生腹痛泄泻等脾胃虚寒证。食物同药物一样，具有寒、热、温、凉之性，辛、甘、酸、苦、咸之味。如预防感冒的食物有醋、大蒜、生姜、白菜头等，强健脾胃的食物有生姜、乌梅、鸡内金、山楂等，降脂、降血压、防止血管硬化的食物有紫菜、黑木耳、香菇、莲心等。中医的"既病防变"更是医护工作中不可缺少的环节，对已经患病者，在积极进行治疗的同时，要防止发生转变，使治疗收到应有的效果，病情顺利好转。

实践评析

实践内容：

患者，女，16岁，舌部烧灼样疼痛三天，舌体黏膜散见1～2 mm椭圆形溃疡，溃疡表面覆盖白膜，周围红肿，进食时疼痛加剧。舌质红，苔薄黄，脉数，大便干。给予泻心汤加减清心泻火，同时外敷绛雪散，四天后疼痛消失，溃疡愈合。

（1）患者出现了何种证候？

（2）按中医学整体观念，如何给予相应护理？

评析：

（1）心火上炎导致口舌生疮。

（2）中医整体观念认为，人是一个以五脏为中心，通过经络把各脏腑、组织、器官联系在一起的有机整体。当脏腑有病时，可反应于相应的形体官窍，即"有诸内者，必形诸外"。心与小肠互为表里，开窍于舌，当心火上炎时就出现口舌生疮，甚至糜烂。故予清心泻火缓解口舌糜烂。

护理措施如下。

①居于凉爽处。

②饮食宜清淡、温凉流质和半流质。可饮蜂蜜水通便，口服绿豆汤、西瓜汁清热泻火。

③应勤漱口。晨起睡前饭后尤为重要，以便保持口腔清洁，减轻病情。

④切忌过劳或熬夜，以免伤身动火，加重病情。

实践模拟：

同学们找相关案例，学习用中医学的观念试着给出相应的护理。

（田 佳）

考评自测

一、名词解释

1. 中医学理论体系　　2. 中医基础理论　　3. 病　　4. 论治　　5. 同病异治

二、选择题

1. 学习中医学的入门课程是（　　）。
    A. 医古文　　　　　　B. 中医基础理论
    C. 中医临床医学　　　D. 中国医学史

2. 中医学是起源于哪个国家的传统医学？（　　）
    A. 中国　　　B. 日本　　　C. 印度　　　D. 埃及

3. 我国现存医学文献中最早的一部典籍是（　　）。
    A.《伤寒杂病论》　　B.《黄帝内经》
    C.《难经》　　　　　D.《神农本草经》

4. 下列著名医家中被称为"养阴派"的代表是（　　）。
    A. 朱震亨　　　　　　B. 李东垣
    C. 张从正　　　　　　D. 刘完素

5.《瘟疫论》的作者是（　　）。
    A. 吴文可　　　　　　B. 吴鞠通
    C. 薛白生　　　　　　D. 王孟英

6. 创立"相火论"的医家是（　　）。
   A. 吴鞠通　　　　　　B. 吴有性
   C. 王孟英　　　　　　D. 朱丹溪

7. 中医学认为人体的主宰是（　　）。
   A. 心　　　B. 肺　　　C. 脾　　　D. 肝

8. 中医学认为构成人体有机整体的中心是（　　）。
   A. 命门　　　B. 脑　　　C. 五脏　　　D. 六腑

9. 中医学的学科属性是（　　）。
   A. 属于自然科学与思维科学相结合的范畴
   B. 属于人文社会科学的范畴
   C. 属于中国古代哲学的范畴
   D. 属于自然科学为主体的多学科知识交融的科学

10. 提出"阳常有余""阴常不足"的医学家是（　　）。
    A. 张从正　　　B. 张仲景　　　C. 朱震亨　　　D. 赵献可

三、简答题

1. 简述魏晋隋唐时期中医学理论体系的发展。
2. 简述"寒凉派"的学术思想及治疗特点。

四、论述题

1. 为什么说人体是一个统一的整体？
2. 简述辨证与论治的关系。
3. 中医护理人员的道德要求有哪些？

学习单元二 中医护理哲学理论

中医理论体系的形成，是构筑在中国古代哲学基础之上的。中国古代的阴学学说、五行学说，贯穿于中医理论体系的始终，成为中医理论体系密不可分的重要组成部分，并用其来分析人体的生理功能、病理变化，归纳疾病的本质与类型，从而作为指导预防、诊断和治疗疾病的依据。

导入案例

> 患者，男，55岁，工程师。反复咳嗽、咳痰十余年，诊断为慢性支气管炎，慢性阻塞性肺气肿，近一月持续咳嗽，咳白色泡沫痰，动则气短汗出，倦怠乏力，不欲饮食，畏风，自汗。舌质淡，苔白腻，脉细。于某医院就诊为肺脾气虚，予六君子汤加减健脾益肺治疗，数日后上述症状缓解。

思考与讨论：

1. 患者久病咳喘，又见不欲饮食，是为肺病传脾，属于何种五行生克关系？
2. 试以五行学说解释为什么当用健脾益肺的原则治疗？

学习任务一　阴阳学说

任务目标

1. 掌握阴阳学说的基本概念。
2. 理解阴阳学说的基本内容。
3. 了解阴阳学说在中医学中的应用。

阴阳，最初指日光的向与背，即向日为阳，背日为阴。经长期的发展，阴阳学说成为中国古代朴素的对立统一理论，是古人借以认识及解释世界的一种世界观和方法论。早在《易经》就提出"一阴一阳谓之道"，认为阴、阳贯穿于一切事物之间，是事物无穷变化的内在原因，是事物生长、消亡的根本。战国秦汉时期的《黄帝内经》引入阴阳学说，以说明人体的生理功能、病理变化及人与自然界的关系。阴阳学说贯穿于一切事物中，同时也贯穿于中医学的各个领域，是中医理论体系的重要组成部分。

一、阴阳学说的概念

（一）阴阳的定义

阴阳，是对自然界相关的某些事物或现象对立双方属性的概括，既代表两个相互对立的事物，又代表同一事物内部存在的相互对立的两个方面。阴阳最初是指日光的向背，向日者为阳，背日者为阴。在古人长期的生活实践中，不断地引申其义，将天地、水火、昼夜、动静、升降、内外、炎夏与寒冬等两极对立现象，都以阴阳来概括。经过长期的总结概括，运动的、上升的、明亮的、温暖的、外在的、功能亢进的事物，都属阳；静止的、下降的、晦暗的、寒冷的、内在的、机能减退的事物，都属阴。如天为阳，地为阴；火为阳，水为阴；昼为阳，夜为阴；动为阳，静为阴等。将阴阳学说引入医学中，则人体具有推动、兴奋等作用的外部、上部、背部等部位和功能统属于阳；人体具有凝聚、抑制等作用的内部、下部、腹部等部位和功能统属于阴。

阴和阳代表相互对立，又相互关联的事物属性。具体事物的阴阳属性，不是绝对的，而是相对的。这种相对性，一是表现为阴阳属性相互转化：阴和阳在一定的条件下，可以向其相反的方向转化，阴可以转化为阳，阳也可以转化为阴。二是体现于阴阳的无限可分性，即阴阳之中还可以再分阴阳，如上午为阳中之阳，下午为阳中之阴。事物和现象阴阳属性分类见表2-1。

表2-1 事物和现象阴阳属性分类举例

属性	事物	季节	时间	温度	亮度	疾病			事物动态			
阳	火	春夏	昼	温热	明	表证	实证	热证	动	兴奋	外	功能
阴	水	秋冬	夜	寒冷	亮	里证	虚证	寒证	静	抑制	内	物质

（二）阴阳的特性

1. 阴阳具有相关性

阴阳指对于同一范畴、同一层次的事物及现象进行阴阳属性的划分，即对于相互关联的事物或现象才可分阴阳。如上与下、左与右、男与女等。而对于不相关的事物或现象因为没有比较的基础，不宜分阴阳。

2. 阴阳具有普遍性

贯穿于一切事物中，运用于一切事物和现象的分类归纳。如白昼和黑夜、晴天与阴雨、炎热与寒冷。阴阳的变化构成了一切事物的同时，推动着一切事物的发生和发展，因此《素问·阴阳应象大论》曰："阴阳者，天地之道也，万物之纲纪，变化之父母，生杀之本始，神明之府也。"这就是阴阳的普遍性。

3. 阴阳具有相对性

事物的阴阳属性会随条件的变化而改变。例如80 ℃的水，与50 ℃的水相比属阳，但与100 ℃的水相比，则属阴。这就说明了事物的阴阳不是绝对的，而是相对的。

4. 阴阳具有可分性

根据条件的切分及变更，阴阳各自可以再分阴阳，如五脏中心在膈之上属阳，而心又分为心阴、心阳。例如，昼为阳，上午为阳中之阳，下午为阳中之阴。这就体现了阴阳可分性的特点。

（三）阴阳学说

1. 阴阳交感

交感指阴阳的交互作用，相错则是这种相互作用十分错综复杂。阴阳交感是万物得以产生和变化的前提条件。

2. 阴阳相反

阴阳的对立制约，古人称之为阴阳相反。①指阴阳属性都是对立的、矛盾的。例如，上与下、水与火。②指在属性相对立的基础上，阴阳还存在着相互制约的特性，对立的阴阳双方相互抑制，相互约束，表现出阴强则阳弱、阳胜则阴退的错综复杂的动态联系。

3. 阴阳相成

阴阳的互根互用关系古人称之为阴阳相成，一方面指凡阴阳皆相互依存，即阴和阳任何一方都不能脱离对方而单独存在。如上为阳，下为阴。如果没有上，也就没有所谓的下。另一方面指在相互依存的基础上，某些范畴的阴阳还体现出相互资生、相互为用的关系特点。

知识拓展

> 孤阴不长，独阳不成。
>
> ——《素问玄机原病式·火集》

4. 阴阳平衡

消长指阴阳两者始终处于运动变化之中。所谓"消"，意为减少、消耗；所谓"长"，意为增多、增长，它们指的是数量的变化。古代思想家以消长来概括阴阳的运动变化，其基本形式包括：阴消阳长、阳消阴长，表现为阴阳双方的你强我弱，我强你弱，这种形式主要是和阴阳的对立制约关系相联系的；阴阳皆长、阴阳皆消，表现为阴阳矛盾统一体的我弱你也弱，我强你也强，它主要是和阴阳的互根互用关系相联系的。

平衡指阴阳之间的消长运动如果是在一定范围、一定程度、一定限度、一定时间内进行的，这种消长运动往往不易察觉，或者变化不显著，事物在总体上仍旧呈现出相对的稳定，此时就称为"平衡"。

5. 阴阳转化

阴阳的相互转化是指在一定条件下阴阳可各自向其对立的属性转化。它主要是指事物的总的阴阳属性的改变。任何事物都存在阴阳两个方面，阴阳的孰主孰次就决定了这一事物当时的主要特性。事物内部阴阳的主次不是一成不变的，他们处于消长变化之中，一旦这种消长变化达到一定阈（音同育，意：界限）值，就可能导致阴阳属性的相互转化。阴阳的转化一般都出现在事物变化的"物极"阶段，即"物极必反"。如果说"阴阳消长"是一个量变过程的话，则阴阳转化往往表现为量变基础上的质变。阴阳转化必须具备一定的条件："物极必反"，这里的"极"是指事物发展到了极限、顶点，这个是促进转化的条件。

阴和阳是相关事物的相对属性，存在着无限可分性；阴阳的相互作用是事物发生、发展和变化的根本原因；阴阳的对立制约、互根互用和相互转化，就是阴阳之间相互关系和相互作用的具体形式；而阴阳之间的相互作用是在阴阳双方不断的消长运动中实现的；若各种形式的阴阳消长运动处于一定限度、一定范围、一定时间之内，表现为动态平衡，整个事物就处于正常状态。反之，就往往陷于异常状态。

（四）阴阳属性

阴阳是中国古代哲学的一对范畴。阴阳的最初含义是很朴素的，表示阳光的向背，向日为阳，背日为阴，后来引申为气候的寒暖，方位的上下、左右、内外，运动状态的躁动和宁静等。中国古代的哲学家们进而体会到自然界中的一切现象都存在着相互对立而又相互统一的关系，就用阴阳这个概念来解释自然界两种对立和相互统一的物质势力，并认为阴阳的对立和统一是事物本身所固有的，进而认为阴阳的对立和统一是宇宙的基本规律。

阴阳学说认为，世界是物质性的整体，自然界的任何事物都包含阴和阳相互对立的两个方面，而对立的双方又是相互统一的。阴阳的对立统一运动，是自然界一切事物发生、发展、变化及消亡的根本原因。正如《素问·阴阳应象大论》说阴阳者，天地之道也，万物之纲纪，变化之父母，生杀之本始。所以说，阴阳的矛盾对立统一运动规律是自然界一切事物运动变化固有的规律，世界本身就是阴阳二气对立统一运动的结果。

阴和阳，既可以表示相互对立的事物，又可用来分析一个事物内部所存在着的相互对立的两个方面。一般来说，凡是剧烈运动着的、外向的、上升的、温热的、明亮的，都属于阳；相对静止着的、内守的、下降的、寒冷的、晦暗的，都属于阴。以天地而言，天气轻清为阳，地气重浊为阴；以水火而言，水性寒而润下属阴，火性热而炎上属阳。

任何事物均可以阴阳的属性来划分，但必须是针对相互关联的一对事物，或是一个事物的两个方面，这种划分才有实际意义。如果被分析的两个事物互不关联，或不是统一体的两个对立方面，就不能用阴阳来区分其相对属性及其相互关系。

事物的阴阳属性，并不是绝对的，而是相对的。这种相对性，一方面表现为在一定的条件下，阴和阳之间可以发生相互转化，即阴可以转化为阳，阳也可以转化为阴；另一方面体现于事物的无限可分性。

二、阴阳学说的基本内容

阴阳学说的基本内容，主要包括阴阳之间的相互关系，以及这种关系在自然界万物的生长、发展和变化中的作用和意义。阴阳之间错综复杂的关系主要表现在如下几方面，即阴阳的对立制约、互根互用、消长平衡和相互转化等。

（一）阴阳的对立制约

所谓阴阳的对立，古代思想家称为阴阳相反，是说自然界中的一切事物，客观上都存在着相互对立的阴阳两个方面，这两个方面的属性是相对的、矛盾的。而且认为任何事物的运动变化，无不处于阴阳的对立统一之中。所以，阴阳之间的关系，具有矛盾对立统一之内涵。

所谓阴阳的制约，是指相互对立的阴阳双方，大多存在着相互制约的特性。即阴阳双方相互抑制、相互约束，从而表现出错综复杂的动态联系。《类经附翼·医易》说："动极者镇之以静，阴亢者胜之以阳。"即是说动与静、阴与阳彼此之间存在着相互制约的关系。实际上阴阳相互制约的过程，也即是相互斗争的过程，没有斗争就不能够制约。阴与阳相互制约，相互斗争的结果，取得了统一，也就是取得了动态平衡。所以，阴阳对立的两个方面，并非平静得各不相关地共处于一个统一体中，而是处于相互制约、相互斗争、相互调控的运动变化之中。正是由于阴阳的这种不断对立和制约，才推动着事物的发展和变化，并维持着事物发展的动态平衡。

人这个有机体之所以能进行正常的生命活动，也是阴阳两者相互制约、相互斗争，取得统一（动态平衡）的结果。阴阳矛盾是生命现象的主要矛盾，是生命活动的动力，并贯穿于生命过程之始终。就机体的物质结构和功能活动而言，则其生命物质则为阴（精），其生命机能则为阳（气），而其矛盾运动的过程即阳化气、阴成形，即机体的气化运动过程，而气化的本质，也就是阴精和阳气、化气与成形的矛盾运动。亦阴阳的对立、制约，进而达到统一的过程。

应当指出，阴阳对立的双方，在其相互制约的过程中，还可以表现为阴阳的任何一方过于强盛，常可抑制对方，使之衰弱；或任何一方由于过分不足，常可导致对立面的相对亢盛，这种情况在人的生理、病理过程中是广泛存在的。

> **知识拓展**
>
> **阴阳离决**
>
> 阴阳关系分离决裂,指由于阴阳彼此消长发展到一方消灭另一方;或一方损耗过度而致另一方失去依存,无法再继续保持阴阳两者能动的相互关系,用以表示死亡的病理。

(二)阴阳的互根互用

阴阳互根是指阴阳双方相互依存、互为根本的关系。阴依存于阳,阳依存于阴,双方均以对方存在作为自己存在的前提和条件,任何一方都不能脱离对方而单独存在。例如,上为阳,下为阴,没有上就无所谓下,没有下就无所谓上。

阴阳互用,是指阴阳相互为用、相互资助、相互促进的关系。例如,气属阳,血属阴;气能生血、行血,血能养气、载气。《医贯砭·阴阳论》曰:"阳根于阴,阴根于阳;无阳则阴无以生,无阴则阳无以化"。倘若双方不能相互依存、相互为用,就会出现有阴无阳或有阳无阴的状况,最终导致阴阳皆无,即所谓:孤阴不生,独阳不长。

(三)阴阳的消长平衡

阴阳的消长平衡,是指阴阳在不断的消长运动中维持着相对的平衡状态。事物或现象中对立着的阴阳双方,不是静止不变的,而是始终处于此消彼长或此长彼消的运动变化之中。阴消则阳长,阳消则阴长,事物就是通过阴阳双方不断的消长变化,保持着相对的动态平衡,也只有这样才能维持事物正常的发生、发展和变化。

阴阳消长是阴阳运动的量变过程。量变有限度,在一定限度、一定范围内的"阴消阳长,阳消阴长",维持着相对的动态平衡,能促进事物自身的不断发展和变化及自然界四时气候的变化更替,就是一个典型的阴阳消长、平衡的过程。从冬至秋及夏,气候由寒变温变热,是一个"阴消阳长"的过程;从夏至秋及冬,气候由热变凉变寒,是一个"阳消阴长"的过程。虽然四时气候周而复始的变化更替,但是从一年的总体来说,还是处于一个相对的动态平衡之中。如果阴阳的消长超出一定限度,就将打破相对的平衡,出现偏盛偏衰的现象,事物的运动变化就会超出常规,在自然界就会形成灾害,在人体则会发生病理变化,产生疾病。

(四)阴阳相互转化

阴阳转化,是指对立的阴阳双方,在一定条件下,可以各自向其相反的方向转化,阳可以转化为阴,阴也可以转化为阳。阴阳的转化,必须具备一定的条件,这个条件一般都出现在事物发展变化的"物级"阶段,即所谓"物极必反""极则生变",如"寒则生热""热极生寒"。一年四季气候的变化,冬寒至极而阳气生,气候逐渐转暖;夏热至极而阴气生,气候逐渐转凉。如果说阴阳消长是一个量变的过程,则阴阳转化是在量变基础上的质变。事物的发展变化,不外乎量变和质变两个方面,量变是质变的开始,质变必须先有量变的过程。在阴阳的消长过程中,如果超越了消长的限度,事物必然会由量变到质变,向其相反的方面转化,阴可以转化为阳,阳亦可以转化为阴,阴阳消长是阴阳转化的前提,而阴阳转化则是阴阳消长超出一定限度的必然结果。所以,阴阳的消长与转化是事物发展变化全过程中密不可分的两个阶段。

三、阴阳学说在中医学中的应用

阴阳学说贯穿于中医理论体系的各个方面,用来说明人体的组织结构、生理功能、病理变化,并指导临床诊断和治疗。

(一)说明人体的组织结构

人体的组织结构,既是有机联系的,又可以划分为相互对立的阴、阳两部分。就部位来说,上半身为阳,下半身为阴;体表属阳,体内属阴;背属阳,腹属阴;四肢外侧为阳,内侧为阴,按脏腑分,五脏为阴,六腑为阳。五脏之中,心肺为阳,肝脾肾为阴,心肺之中以心为阳,肺为阴;肝脾肾之间,肝为阳,脾肾为阴。而且每一脏之中又有阴阳之分,如心有心阴、心阳,肾有肾阴、肾阳,胃有胃阴、胃阳等。在经络之中,有手三阳经与手三阴经之分、足三阳经与足三阴经之别。

(二)说明人体的生理功能

人体生理活动的基本规律可概括为阴精(物质)与阳气(功能)的矛盾运动。营养物质(阴)是产生功能活动(阳)的物质基础,而功能活动又是营养物质所产生的机能表现。没有物质(阴)不能产生功能(阳),没有功能也不能化生物质。这样,物质与功能,阴与阳共处于相互对立、依存、消长和转化的统一体中,维持着物质与功能、阳与阴的相对的动态平衡,保证了生命活动的正常进行。

(三)说明人体的病理变化

疾病的发生发展过程就是邪正斗争的过程。病邪有阴邪和阳邪之分,正气有阳气和阴精之别,邪正斗争导致阴阳失调,出现阴阳的偏盛或偏衰。

1. 阳偏盛则热

阳偏盛则热是病理变化中火热阳邪亢盛而表现出来的高热、汗出、口渴、面赤、脉数等热的现象。阳盛可导致阴液的损伤。因此，在高热、汗出的同时，出现阴液耗伤而口渴的现象，属于阳长阴消。

2. 阴偏盛则寒

阴偏盛则寒是病理变化中阴寒之邪亢盛而表现出来的形寒肢冷、舌淡苔白、脉沉等寒的现象。阴盛可以导致阳气的损伤。因此，在腹痛、泄泻、舌淡苔白、脉沉的同时，出现阳气耗伤而形成身寒肢冷的现象，属于阴长阳消。

3. 阳偏衰

阳偏衰即阳衰，是人体热能不足，导致阴相对的偏盛。出现面色苍白，畏寒肢冷、神疲蜷卧、自汗、脉微等表现。

4. 阴偏衰

阴偏衰即阴虚，是人体的阴液不足，阳相对偏亢而出现的潮热、盗汗、五心烦热、口舌干燥、脉细数等表现。

5. 指导疾病的诊断

疾病发生、发展的根本原因是阴阳失调，其临床表现错综复杂，千变万化。正确诊断的前提是分清阴阳，如色泽鲜明者属阳，晦暗者属阴；语声高亢洪亮者属阳，低微无力者属阴；呼吸有力、声高气粗者属阳，呼吸微弱、声低气怯者属阴；口渴喜冷者属阳，口渴喜热者属阴。八纲辨证中的表证、热证、实证属阳，里证、寒证、虚证属阴。在临床辨证中，只有分清阴阳，才能抓住疾病的本质，做到执简驭繁。所以，辨别阴证、阳证是疾病诊断的基本原则。

综上所述，尽管疾病病理变化错综复杂，但都可用阴阳失调加以概括。

知识拓展

如何辨别色泽、声息、症状的阴阳属性？

1. 辨别色泽的阴阳

黄、赤色属阳，青、白、黑色属阴；色泽鲜明属阳，晦暗属阴。

2. 辨别声息的阴阳

语声高亢洪亮者属阳，语声低微无力者属阴；呼吸有力而声高气粗者属阳，呼吸微弱而声低气怯者属阴。

3. 辨别症状的阴阳

多依据症状的寒热、润燥、动静来区别其阴阳属性。

6. 指导养生防病

中医学十分重视对疾病的预防，阴阳学说认为，人体的阴阳变化与自然界四季阴阳变化协调一致，就可以延年益寿。因而主张顺应自然，春夏养阳，秋冬养阴，精神内守，饮食有节，起居有常，保持机体内部及机体内外界环境之间的阴阳平衡，达到增进健康、预防疾病的目的。

7. 用于疾病的治疗

由于疾病发生发展的根本原因是阴阳失调，因此，调整阴阳，补偏救弊，促使阴平阳秘，恢复阴阳相对平衡，是疾病治疗和护理的基本原则。阴阳学说用于指导疾病的治疗，一是确定治疗原则，二是归纳药物的性能。

8. 确定护理原则

阴阳偏盛的护理：阳盛实热证，采用寒凉方法以制其阳，治热用寒，即"热者寒之"；阴盛寒实证，采用温热方法以制其阴，治寒用热，即"寒者热之"。因两者均为实证，所以称这种护理原则为"损其有余"。阴阳偏衰的护理：阴虚不能制阳而致的虚热证，用滋阴降火之法，以抑制阴亢火盛；若阳虚不能制阴而造成的虚寒证，治当温补阳气，消除阴寒。因两者均为虚证，所以称这种护理原则为"补其不足"。

9. 归纳药物的性能

阴阳也可以概括药物的性味和功能，如四气之中，温热属阳；寒、凉属阴。五味之中，辛味能散、能行，甘味能益气，故辛甘属阳，如桂枝、甘草等，酸味能收，苦味能泻下，故酸苦属阴，如大黄、芍药等，淡味能治泄利尿属阳，如茯苓、通草；咸味药能润下，故属阴，如芒硝等。药物质轻，具有升浮作用的属阳，如桑叶、菊花等；药物质重，具有沉降作用的属性，如龟板等。治疗疾病，就是根据病情的阴阳偏盛偏衰，确定治疗原则，再结合药物的阴阳同性和作用，选择相应的药物，从而达到治疗目的。

（潘红莉）

学习任务二　五行学说

任务目标

1. 掌握五行学说的基本概念。
2. 理解五行学说的基本内容。
3. 了解五行学说在中医学中的应用。

一、五行学说的概念、特性及归类

（一）五行学说的概念

五行学说，是研究木、火、土、金、水五行的概念、特性及其运动变化规律，并用以阐释自然界万物发生、发展、变化及相互关系的一种古代哲学思想。中医学用来阐述人体脏腑的生理病理及其与外在环境的关系，并指导疾病的诊断治疗和护理。人们根据五行的特性，将世间万物归属于五行，利用其特性来认识世界。五行学说也是一种世界观及方法论。

这一学说在中医学的应用，主要是以五行的特性来分析研究机体的脏腑、经络、生理功能的五行属性和相互关系，以及阐释它们在病理情况下的相互影响。因此，五行学说在中医学中既用作在理论上的阐释，又具有指导临床的实际意义。

（二）五行学说的特性

古人在长期的生活及生产实践过程中，经过对木、火、土、金、水五种物质长期的观察，对五行的特性进行积累概括。五行特性如下。

1. 木的特性

"木曰曲直"。曲直是指树木的枝条具有向上生长、柔和及向外伸长舒展的特性。凡具有此特性的事物及现象，均属于木。

2. 火的特性

"火曰炎上"。炎上是指火具有明亮、温热、升腾的特性。炎，具焚烧、热烈之义；上，指上升。火具有温热、向上、光明等特性。凡具有此特性的事物及现象，均属于火。

3. 土的特性

"土曰稼穑"。稼是指种植谷物，即播种；穑指收获谷物，即收获。土具有生化、承载、受纳等特性。凡具有此特性的事物及现象，均属于土。

4. 金的特性

"金曰从革"。从革，即指顺从、变革，同时说明金的产生是通过变革而实现的，具有收敛、肃杀、清洁等特性。凡具有此特性的事物及现象，均属于金。

5. 水的特性

"水曰润下"。润下是指水具有滋润向下及寒凉、滋润、闭藏等特性。凡具有此特性的事物及现象，均属于水。

（三）事物属性的五行归类

五行学说对事物归类以五行的特性，运用取象比类法及推演络绎法将世间万物进行归类，见表2-2。

表2-2 事物五行的归类

自然界							五行	人体					
五音	五味	五色	五化	五气	五方	五季		五脏	五腑	五官	五体	五志	五声
角	酸	青	生	风	东	春	木	肝	胆	目	筋	怒	呼
徵	苦	赤	长	暑	南	夏	火	心	小肠	舌	脉	喜	笑
宫	甘	黄	化	湿	中	长夏	土	脾	胃	口	肉	思	歌
商	辛	白	收	燥	西	秋	金	肺	大肠	鼻	皮	悲	哭
羽	咸	黑	藏	寒	北	冬	水	肾	膀胱	耳	骨	恐	呻

取象比类法又称直归类，是指事物具有与五行中某一行相似的特性，就归于某一行；也就是说从事物的外形中找出能反映其本质的特征，并直接与五行各自的特性相比较，相似的归为一类。如事物属性与火的特性相类似，则将其归属火。南方炎热，与火的炎上的特性相类似，故南方归属火；北方寒冷，与水之寒凉特性相类似，故北方归属水。

推演络绎法又称间接推演，是针对一些无法直接归类于五行之中的事物，根据推演来得知这些事物五行属性的方法。如秋季万物萧条，貌似于金之肃降，故属金。

二、五行学说的基本内容

（一）五行的相生相克

五行生克是五行之间关系的正常状态，是事物之间存在的最基本的关系，是事物运动变化的一般规律。五行学说是以五行之间相生、相克来说明事物之间的相互资生和相互制约的关系。

1. 五行相生

五行相生指木生火、火生土、土生金、金生水、水生木循环往复。"相生"是指某一事物对另一事物有促进、资助的作用。在相生关系中，每一行都有生我和我生两方面的关系，即生我者为母，我生者为子，母子关系。以火为例，生我者是木，木能生火，故木为火之母；我生者是土，火能生土，故土为火之子，以此类推。

2. 五行相克

五行相克指木克土、土克水、水克火、火克金、金克木循环往复"相克"即"相胜"，是指某一事物对另一事物有约束、抑制、削弱的作用。在相克关系中，每一行都有克我和我克两方面的关系，又称为所不胜和所胜。克我者为所不胜，我克者为所胜。以金为例，克我者是火，则火为金之所不胜；我克者是木，则木是金之所胜，以此类推。

五行制化是指五行之间相互生化、相互制约，以维持平衡协调的关系，又称为生克制化。五行相生与相克是不可分割的两方面：没有生，就没有事物的发生与成长；没有克，就没有事物在协调关系下的变化与发展。只有生中有克，克中有生，相反相成，平衡协调，才能生化不息。

五行之间的相生与相克，维持了五行系统的稳定与平衡。五行中若有一行太过或不及，必有另一行来克制或资助它，从而出现五行之间新的协调。五行系统通过这类复杂的调控机制，防止了自身某些方面的太过与不足，从而维持整体的动态平衡与协调，推动着事物的发展与变化。

知识拓展

五行制化的规律是："亢则害，承乃制，制则生化。"

（二）五行的相乘与相侮

五行之间相乘、相侮，是说明事物之间关系的异常克制状态（事物发展变化的反常现象），以及人体的病理现象。

1. 五行相乘

五行相乘，即五行中每行按相克顺序过度克制。其次序与相克相同：木乘土、土乘水、水乘火、火乘金、金乘木。引起五脏相乘的原因有两种：一是某脏过盛，而致其所胜之脏受到过分克伐；二是某脏过弱，不能耐受其所不胜之脏的正常克制，从而出现相对克伐太过。如以肝木和脾土之间的相克关系而言，相乘传变就有"木旺乘土"（即肝气乘脾）和"土虚木乘"（即脾虚肝乘）两种情况。由于肝气郁结或肝气上逆，影响脾胃的运化功能而出现胸胁苦满、脘腹胀痛、泛酸、泄泻等表现时，称为"木旺乘土"。反之，先有脾胃虚弱，不能耐受肝气的克伐，而出现头晕乏力、纳呆嗳气、胸胁胀满、腹痛泄泻等表现时，称为"土虚木乘"。

2. 五行相侮

五行相侮，即五行中每行按相克顺序相反方向反向克制，即反克，又称反侮。其次序与相克的方向相反：木侮金、金侮火、火侮水、水侮土、土侮木。形成五脏相侮亦有两种情况，即太过相侮和不及相侮。太过相侮，是指由于某脏过于亢盛，导致其所不胜无力克制而反被克的病理现象。如正常的土克水，若水行太过，可发生水反侮。"不及"是指某一行过于虚弱，不能制约其"所胜"的一行，甚至受到其"所胜"的一行的"反克"。如正常的水克火，若水行不及，可发小火反侮水。又如肺金本能克制肝木，由于暴怒而致肝火亢盛，肺金不仅无力制约肝木，反遭肝火之反向克制，而出现急躁易怒，面红目赤，甚则咳逆上气，咯血等肝木反侮肺金的症状，称为"木火刑金"。不及相侮，是指由于某脏虚损，导致其所胜之脏出现反克的病理现象。如脾土虚衰不能制约肾水，出现全身水肿，称为"土虚水侮"。

（三）五行的母子相及

1. 母病及子（顺传）

母病及子指五行中的某一行异常，影响到其子一行，即母脏累及子脏，导致母子都异常。例如，金生水，金为水之母，水为金之子，若金之不足无以生水，导致水亦虚弱，金竭水枯，母子俱衰。又如，肾属水，肝属木，水能生木，故肾为母脏，肝为子脏。肾病及肝，即属母病及子。临床常见的因肾精不足不能资助肝血而致的肝肾精血亏虚证，肾阴不足不能涵养肝木而致的肝阳上亢证，肾阳不足不能资助肝阳而致的少腹冷痛证，皆属母病及子的传变。肝脏之间的母病及子传变，可以此类推。母病及子，多见母脏不足累及子脏亏虚的母子两脏皆虚的病症。

2. 子病犯母（逆传）

子病犯母指五行中的某一行异常，影响到其母一行，是指疾病的传变由子脏病变波及至母脏，导致母子都异常。子病及母一般有三种情况：一是子行虚弱，累及母行，终致子母俱虚；二是子行亢盛，引起母行亢盛，导致子母皆盛，也称为"子病犯母"；三是子行亢盛，损伤母行，以致子盛母衰，又称为"子盗母气"。如肝属木，心属火，木能生火，故肝为母脏，心为子脏。心病及肝，即是子病及母。临床常见的因心血不足累及肝血亏虚而致的心肝血虚证，因心火旺盛引动肝火而形成心肝火旺证，皆属子病及母。子病及母，既有子脏虚引起母脏也虚的虚证，又有子脏盛导致母脏也盛的实证，还有子脏盛导致母脏虚的虚实夹杂病变，如肝火亢盛，下劫肾阴，以致肾阴亏虚的病变。

三、五行学说在中医学中的应用

五行学说在中医学的应用，主要是以五行的特性来分析归纳人体脏腑、经络、形体、官窍等组织器官和精神情志等各种功能活动，构建以五脏为中心的生理病理系统，进而与自然环境相联系，建立天人一体的五脏系统，并以五行的生克制化规律来分析五脏之间的生理联系，以五行的乘侮和母子相及规律来阐释五脏病变的相互影响，指导疾病的诊断和防治。因此，五行学说作为中医学主要的思维方法在中医学理论体系的建立中起着重要作用，也对中医临床实践具有重要指导意义。

（一）说明五脏的生理功能及其相互关系

五行学说在生理方面的应用，主要包括以五行特性说明五脏的生理特点，构建天人一体的五脏系统，以生克制化说明五脏之间的生理联系等几个方面。

1. 说明五脏的生理特点

五行学说将人体的五脏分别归属于五行，并以五行的特性来说明五脏的生理功能。如木有生长、升发、舒畅、条达的特性，肝喜条达而恶抑郁，有疏通气血，调畅情志的功能，故以肝属木。火有温热、向上、光明的特性，心主血脉以维持体温恒定，心主神明以为脏腑之主，故以心属火。土性敦厚，有生化万物的特性，脾主运化水谷、化生精微以营养脏腑形体，为气血生化之源，故以脾属土。金性清肃、收敛，肺具有清肃之性，以清肃下降为顺，故以肺属金。水具有滋润、下行、闭藏的特性，肾有藏精、主水功能，故以肾属水。

2. 构建天人一体的五脏系统

五行学说除以五行特性类比五脏的生理特点，确定五脏的五行属性外，还以五脏为中心，推演络绎整个人体的各种组织结构与功能，将人体的形体、官窍、精神、情志等分归于五脏，构建以五脏为中心的生理病理系统。同时又将自然界的五方、五气、五色、五味等与人体的五脏联系起来，建立了以五脏为中心的天人一体的五脏系统，将人体内外环境联结成一个密切联系的整体。如以肝为例，有"东方生风，风生木，木生酸，酸生肝，肝生筋……肝主目"（《素问·阴阳应象大论》），"东方青色，入通于肝，开窍于目，藏精于肝，其病发惊骇，其味酸，其类草木……是以知病之在筋也"（《素问·金匮真言论》）。这样把自然界的东方、春季、青色、风气、酸味等，通过五行的木与人体的肝、筋、目联系起来，构筑了联系人体内外的肝木系统，体现了天人相应的整体观念。

3. 说明五脏之间的生理联系

五脏的功能活动不是孤立的，而是互相联系的。五行学说不仅用五行特性说明五脏的功能特点，而且还运用五行生克制化理论来说明脏腑生理功能的内在联系，即五脏之间存在着既相互资生又相互制约的关系。

（1）以五行相生说明五脏之间的资生关系。

肝生心即木生火，如肝藏血以济心，肝之疏泄以助心行血；心生脾即火生土，如心阳温煦脾土，助脾运化；脾生肺即土生金，如脾气运化，化气以充肺；肺生肾即金生水，如肺之精津下行以滋肾精，肺气肃降以助肾纳气；肾生肝即水生木，如肾藏精以滋养肝血，肾阴资助肝阴以防肝阳上亢。

（2）以五行相克说明五脏之间的制约关系。

肾制约心即水克火，如肾水上济于心，可以防止心火之亢烈；心制约肺即火克金，如心火之阳热，可以抑制肺气清肃太过；肺制约肝即金克木，如肺气清肃，可以抑制肝阳的上亢；肝制约脾即木克土，如肝气条达，可疏泄脾气之壅滞；脾制约肾即土克水，如脾气之运化水液，可防肾水泛滥。

（3）以五行制化说明五脏之间的协调平衡。

依据五行学说，五脏中的每一脏都具有生我、我生和克我、我克的生理联系。五脏之间的生克制化，说明每一脏在功能上因有他脏的资助而不至于虚损，又因有他脏的制约和克制，而不至于过亢；本脏之气太盛，则有他脏之气制约；本脏之气虚损，则又有他脏之气补之。如脾（土）之气，其虚，则有心（火）生之，其亢，则有肝（木）克之；肺（金）气不足，脾（土）可生之；肾（水）气过亢，脾（土）可克之。这种制化关系把五脏紧紧联系成一个整体，从而保证了人体内环境的统一。

应当指出的是，五脏的生理功能及其相互资生、相互制约的关系，是以五行的特性及其生克规律来论述的。然而，五脏的功能是多样的，其相互间的关系也是复杂的。五行的特性并不能说明五脏的所有功能，而五行的生克关系也难以完全阐释五脏间复杂的生理联系。因此，在研究脏腑的生理功能及其相互间的内在联系时，不能囿于五行之间相生相克的理论。

（二）说明五脏病变的相互影响

五行学说，不仅可用以说明在生理情况下脏腑间的相互联系，而且也可以说明在病理情况下脏腑间的相互影响。某脏有病可以传至他脏，他脏疾病也可以传至本脏，这种病理上的相互影响称之为传变。以五行学说阐释五脏病变的相互传变，可分为相生关系的传变和相克关系的传变两类。

五脏病变的相互影响，可用五行的乘侮和母子相及规律来阐释。如肝脏有病，病传至心，为母病及子；病传至肾，为子病及母；病传至脾，为乘；病传至肺，为侮。其他四脏，以此类推。

五行学说认为，按相生规律传变时，母病及子病情轻浅，子病及母病情较重，如清代徐大椿《难经经释》说："邪挟生气而来，则虽进而易退……受我之气者，其力方旺，还而相克，来势必甚。"按照相克规律传变时，相乘传变病情较深重，而相侮传变病情较轻浅。如《难经经释》说："所不胜，克我者也。脏气本已相制，而邪气挟其力而来，残削必甚，故为贼邪……所胜，我所克也。脏气既受制于我，则邪气亦不能深入，故为微邪。"

此外，运用五行学说还可以阐释五脏发病与季节的关系。五脏外应五时，所以五脏发病的一般规律，是在其所主之时受邪而发病，即春天多发肝病，夏天多发心病，长夏多发脾病，秋天多发肺病，冬天多发肾病。故《素问·咳论》说："五脏各以其时受病……乘秋则肺先受邪，乘春则肝先受之，乘夏则心先受之，乘至阴则脾先受之，乘冬则肾先受之。"

由于五行生克规律不能完全阐释五脏间复杂的生理关系，因而五脏间病变的相互影响也难完全以五行乘侮和母子相及规律来说明。《素问·玉机真藏论》已有"然其卒发者，不必治于传，或其传化有不以次"的论述。故对于疾病的五脏传变，不能完全受五行生克乘侮规律的束缚，而应从实际情况出发去把握疾病的传变。

（三）指导疾病的诊断

人体是一个有机整体，当内脏有病时，其功能活动及其相互关系的异常变化，可以反映到体表相应的组织器官，出现色泽、声音、形态、脉象等诸方面的异常变化，即所谓"有诸内者，必形诸外"。五行学说将人体五脏与自然界的五色、五音、五味等都做了相应联系，构成了天人一体的五脏系统，因而观察分析望、闻、问、切四诊所搜集的外在表现，依据事物属性的五行归类和五行生克乘侮规律，可确定五脏病变的部位，推断病情进展和判断疾病的预后，即所谓"视其外应，以知其内脏"（《灵枢·本藏》）。

1. 确定五脏病变部位

五行学说以事物五行属性归类和生克乘侮规律确定五脏病变的部位，包括以本脏所主之色、味、脉来诊断本脏之病和以他脏所主之色、味、脉来确定五脏相兼病变。如面见青色，喜食酸味，脉见弦象，可以诊断为肝病；面见赤色，口味苦，脉象洪，是心火亢盛之病。若脾虚患者，而面见青色，为木来乘土，是肝气犯脾；心脏患者，而面见黑色，为水来乘火，多见于肾水上凌于心等。故《难经·六十一难》说："望而知之者，望见其五色，以知其病。闻而知之者，闻其五音，以别其病。问而知之者，问其所欲五味，以知其病所起所在也。切脉而知之者，诊其寸口，视其虚实，以知其病，病在何脏腑也。"

知识拓展

水不涵木

水不涵木属母病及子。肾属水，肝属木，水生木。当肾阴虚不能滋养肝木，则肝阴不足，虚风内动，临床表现为低热、眩晕、耳鸣、耳聋、腰酸、遗精、口干咽燥、手足蠕动甚则抽搐等，治疗及护理均应滋水涵木。

2. 推断病情的轻重顺逆

五行学说根据五色之间的生克关系来推测病情的轻重顺逆。由于内脏疾病及其相互关系的异常变化，皆可从面部色泽的变化中表现出来。因此，我们可以根据"主色"和"客色"的变化，以五行的生克关系为基础，来推测病情的顺逆。"主色"是指五脏的本色，"客色"为应时之色。"主色"胜"客色"，其病为逆；反之，"客色"胜"主色"，其病为顺。清代吴谦《医宗金鉴·四诊心法要诀》说："肝青心赤，脾脏色黄，肺白肾黑，五脏之常。脏色为主，时色为客。春青夏赤，秋白冬黑，长夏四季色黄。常则客胜主善，主胜客恶。"

五行学说还将色诊和脉诊结合起来，即色脉合参，结合五行生克规律来推断疾病的预后。如肝病色青而见弦脉，色脉相符；若不得弦脉而反见浮脉，则属相胜之脉，即克色之脉，为逆，预后不佳；若得沉脉，则属相生之脉，即生色之脉，为顺，预后较好。如《灵枢·邪气藏府病形》所说："见其色而不得其脉，反得其相胜之脉，则死矣。得其相生之脉，则病已矣。"

疾病的表现千变万化，要作出正确的诊断，必须坚持"四诊合参"，切不可拘泥于以五行理论的推断，以免贻误正确的诊断和有效的治疗。

（四）指导疾病的治疗

五行学说指导疾病的治疗，主要表现在：根据药物的色、味，按五行归属指导脏腑用药；按五行的生克乘侮规律，控制疾病的传变和确定治则治法；指导针灸取穴和情志疾病的治疗等几个方面。

1. 指导脏腑用药

不同的药物，有不同的颜色与气味。以颜色分，有青、赤、黄、白、黑"五色"；以气味辨，则有酸、苦、甘、辛、咸"五味"。药物的五色、五味与五脏的关系是以天然色味为基础，以其不同性能与归经为依据，按照五行归属来确定的。即青色，酸味入肝；赤色，苦味入心；黄色，甘味入脾；白色，辛味入肺；黑色，咸味入肾。如白芍、山茱萸味酸入肝经，以补肝之精血；丹参味苦色赤入心经，以活血安神；石膏色白味辛入肺经，以清肺热；白术色黄味甘，以补益脾气；玄参、生地色黑味咸入肾经，以滋养肾阴等。临床脏腑用药，除色味外，还必须结合药物的四气（寒、热、温、凉）和升降浮沉等理论综合分析，辨证应用。

2. 控制疾病的传变

根据五行生克乘侮理论，五脏中一脏有病，可以传及其他四脏而发生传变。如肝有病可以影响到心、肺、脾、肾等脏。心、肺、脾、肾有病也可以影响肝脏。不同脏腑的病变，其传变规律不同。因此，临床治疗时除对所病本脏进行治疗之外，还要依据其传变规律，治疗其他脏腑，以防止其传变。如肝气太过，或郁结或上逆，木亢则乘土，病将及脾胃，此时应在疏肝平肝的基础上预先培其脾气，使肝气得平，脾气得健，则肝病不得传于脾。如《难经·七十七难》所说："见肝之病，则知肝当传之于脾，故先实其脾气。"这里的"实其脾气"是指在治疗肝病的基础上佐以补脾、健脾。

疾病的传变与否，主要取决于脏气的有盛有衰。"盛则传，虚则受"，是五脏疾病传变的基本规律。在临床实践中，我们既要根据五行的生克乘侮关系掌握五脏病变的传变规律，调整太过与不及，控制其传变，防患于未然，同时又要依据具体病情辨证施治，切勿将其作为刻板公式而机械地套用。

3. 确定治则治法

五行学说不仅用以说明人体脏腑的生理功能和病理传变，指导疾病的诊断和预防，而且还以五行相生相克规律来确定疾病的治疗原则和方法。

（1）依据五行相生规律确定治则和治法。

临床上运用五行相生规律来治疗疾病，其基本治疗原则是补母和泻子，即"虚则补其母，实则泻其子"（《难经·六十九难》）。

补母，是指一脏之虚证，不仅须补益本脏以使之恢复，同时还要依据五行相生的次序，补益其"母脏"，通过"相生"作用而促其恢复。补母适用于母子关系的虚证。如肝血不足，除须用补肝血的药物（如白芍等）外，还可以用补肾益精（如何首乌等）的方法，通过"水生木"的作用促使肝血的恢复。

泻子，是指一脏之实证，不仅须泻除本脏亢盛之气，同时还可依据五行相生的次序，泻其"子脏"，通过"气舍于其所生"的机理，以泻除其"母脏"的亢盛之气。泻子适用于母子关系的实证。如肝火炽盛，除须用清泻肝火的药物（如龙胆草、柴胡等）外，还可用清泻心火（如生地、木通等）的方法，通过"心受气于肝""肝气舍于心"的机理，以消除亢盛的肝火。

依据五行相生规律确定的治法，常用的有滋水涵木法、益火补土法，培土生金法和金水相生法四种。

①滋水涵木法。

滋水涵木法是滋肾阴以养肝阴的治法，又称滋肾养肝法、滋补肝肾法，适用于肾阴亏损而肝阴不足，肾或肝阳上亢之证。

②益火补土法。

益火补土法是温肾阳以补脾阳的治法，又称温肾健脾法、温补脾肾法，适用于肾阳衰微而致脾阳不振之证。

必须说明的是，按五行生克次序来说，心属火，脾属土，火不生土应当是心火不生脾土，而益火补土应当是温心阳以暖脾土。但自命门学说兴起以来，多认为命门之火具有温煦脾土的作用。因此，目前临床上多将"益火补土"法用于肾阳（命门之火）衰微而致脾失健运之证，而少指心火与脾阳的关系。

③培土生金法。

培土生金法是健脾生气以补益肺气的治法，主要用于脾气虚衰，生气无源，以致肺气虚弱之证，若肺气虚衰，兼见脾运不健者，亦可应用。

④金水相生法。

金水相生法是滋养肺肾之阴的治法，亦称滋养肺肾法，主要用于肺阴亏虚，不能滋养肾阴，或肾阴亏虚，不能滋养肺阴的肺肾阴虚证。

（2）依据五行相克规律确定治则和治法。

临床上运用五行相克规律来治疗疾病，其基本治疗原则是抑强扶弱。

人体五脏相克关系异常而出现的相乘、相侮等病理变化的原因，不外乎"太过"和"不及"两个方面。"太过"者属强，表现为机能亢进；"不及"者属弱，表现为机能衰退。因而治疗上须同时采取抑强扶弱的治疗原则，并侧重于制其强盛，使弱者易于恢复。若一方虽强盛而尚未发生克伐太过时，亦可利用这一治则，预先加强其所胜的力量，以阻止病情的发展。

抑强，适用于相克太过引起的相乘和相侮。如肝气横逆，乘脾犯胃，出现肝脾不调、肝胃不和之证，称为"木旺乘土"，治疗应以疏肝平肝为主。又如木本克土，若土气壅滞，或脾胃湿热或寒湿壅脾，不但不受木之所克，反而侮木，致使肝气不得疏达，称为"土壅木郁"，治疗应以运脾祛邪除湿为主。抑其强者，则其弱者机能自然易于恢复。

扶弱，适用于相克不及引起的相乘和相侮。如脾胃虚弱，肝气乘虚而入，导致肝脾不和之证，称为"土虚木乘"或"土虚木贼"，治疗应以健脾益气为主。又如土本制水，但由于脾气虚弱，不仅不能制水，反遭肾水之反克而出现水湿泛滥之证，称为"土虚水侮"，治疗应以健脾为主。扶助弱者，加强其力量，可以恢复脏腑的正常功能。

依据五行相克规律确定的治法，常用的有抑木扶土法、培土制水法、佐金平木法和泻南补北法四种。

①抑木扶土法。

抑木扶土法是疏肝健脾或平肝和胃以治疗肝脾不和或肝气犯胃病症的治法，又称疏肝健脾法、调理肝脾法（或平肝和胃法）。适用于木旺乘土或土虚木乘之证。临床应用时，应依具体情况的不同而对抑木和扶土法有所侧重。如用于木旺乘土之证，则以抑木为主，扶土为辅；若用于土虚木乘之证，则应以扶土为主，抑木为辅。

②培土制水法。

培土制水法是健脾利水以治疗水湿停聚病症的治法，又称为敦土利水法。适用于脾虚不运，水湿泛滥而致水肿胀满之证。

③佐金平木法。

佐金平木法是滋肺阴清肝火以治疗肝火犯肺病症的治法，也可称为"滋肺清肝法"。适用于肺阴不足，右降不及的肝火犯肺证。若属肝火亢盛，左升太过，上炎侮肺，耗伤肺阴的肝火犯肺证，当清肝平木为主，兼以滋肺阴以肃降肺气为治。

④泻南补北法。

泻南补北法是泻心火补肾水以治疗心肾不交病症的治法，又称为泻火补水法、滋阴降火法。适用于肾阴不足，心火偏旺，水火不济，心肾不交之证。因心主火，火属南方；肾主水，水属北方，故称泻南补北法。若由于心火独亢于上，不能下交于肾，则应以泻心火为主；若因肾水不足，不能上奉于心，则应以滋肾水为主。但必须指出，肾为水火之宅，肾阴虚亦可致相火偏旺，也称为水不制火，这属于一脏本身水火阴阳的偏盛偏衰，不能与五行生克中水不克火混为一谈。

总之，根据五行相生、相克规律可以确立有效的治则和治法，指导临床用药。但在具体运用时又须分清主次，要依据双方力量的对比进行全面考虑。或以治母为主，兼顾其子；治子为主，兼顾其母。或以抑强为主、扶弱为辅；扶弱为主，抑强为辅。如此，方能正确地指导临床实践，提高治疗效果。

4. 指导针灸取穴

在针灸疗法中，针灸学家将手足十二经近手足末端的井、荥、输、经、合"五输穴"，分别配属于木、火、土、金、水五行。在治疗脏腑病症时，根据不同的病情以五行的生克规律进行选穴治疗。如治疗肝虚证时，根据"虚则补其母"的原则，取肾经的合穴（水穴）阴谷，或本经合穴（水穴）曲泉进行治疗。若治疗肝实证，根据"实则泻其子"的原则，取心经荥穴（火穴）少府，或本经荥穴（火穴）行间治疗，以达到补虚泻实，恢复脏腑正常功能之效。

5. 指导情志疾病的治疗

人的情志活动，属五脏功能之一，而情志活动异常，又会损伤相应内脏。由于五脏之间存在相生相克的关系，故人的情志变化也有相互抑制作用。临床上可以运用不同情志变化的相互抑制关系来达到治疗目的。如"怒伤肝，悲胜怒；喜伤心，恐胜喜；思伤脾，怒胜思；忧伤肺，喜胜忧；恐伤肾，思胜恐"（《素问·阴阳应象大论》）。这就是情志病治疗中的所谓"以情胜情"之法。

以五行生克规律阐释疾病的治疗，有其一定的实用价值，但是并非所有疾病的治疗都能用五行生克规律来解释。临床上既要正确地掌握五行生克规律，又要根据具体病情进行辨证论治。

（李维佳）

学习任务三　精气学说

任务目标

1. 掌握精气学说的基本概念。
2. 理解精气学说的基本内容。
3. 了解精气学说在中医学中的应用。

精气学说，又称"元气论"，或"气一元论"，是研究精气（气、元气）的内涵及其运动规律，并用以阐释宇宙万物形成本原和发展变化的一种哲学理论。它产生于先秦，成熟并广泛地研究和运用于战国末期至秦汉。经过后世贤哲的不断充实和发展，成为对中国传统文化影响颇为深刻的哲学理论。

由于精气学说形成之时，正是中医学理论建构之际，当时的医学家很自然地借用这一哲学思想来建构自己的理论，因而精气学说对中医理论的影响较为深刻和广泛，渗透于中医理论和临床各科的各个层面，成为中医理论中较重要的内容和组成部分。中医学在借用精气学说建构自己理论体系的同时，又丰富和发展了精气学说。

一、精气学说的概念

从哲学层面讲，精气一般泛指气而言。如《吕氏春秋·圜道篇》曰："精气一上一下，圜周复杂，无所稽留，故曰天道圜。"《素问·五运行大论》言："虚者，所以列应天之精气也。"此言精气，与气的意义基本相同。《管子》在继承和改造老庄思想的基础上，吸取了当时天文学和医学的成果，第一次以气解精，把精与气联系起来，提出精气说。

（一）精气

精气神学说是中医学中重要的理论基础。精，是构成人体和维持人体生命活动的基本物质。精具有多种功能：①促进生长发育。精是构成形体各组织器官的主要物质基础,也是促进胎儿生长发育的物质。②滋养作用。水谷之精输送到五脏六腑及其他组织器官,起着滋养作用,以维持人体的生理活动。③生殖作用。生殖之精是生命的原始物质,具有生殖以繁衍后代的作用。精,又称精气,在中国古代哲学中,一般泛指气,是一种充塞宇宙之中的无形而运动不息的极细微物质,是构成宇宙万物的本源;在某些情况下专指气中的精粹部分,是构成人类的本源。现代唯物主义哲学中世界的根本是物质的观点与精气学说的物质观有相似之处。气是中国古代哲学范畴系统中一个重要且基本的范畴,是中华民族独有的普遍的范畴。两汉时期发展起来的"元气一元论",又称元气论,对中国传统文化具有极其深刻的影响,成为中国古人认识世界的自然观。

精气是一种能够运动变化的精微之气,是构成人的形体和精神的本原物质。人是万物之灵,形成人的气自然就是气中之精粹的部分,即所谓精气,故《淮南子》有"精气为人"之说。西汉时期又将气称为元或元气,如董仲舒《春秋繁露》说:"元者,为万物之本。""元者,始也,言本正也。"王充《论衡》亦指出:"元气,天地之精微也。"说明元气即是本始之气,是产生天地万物的本原。随着元气学说的产生,精气概念逐渐被元气概念所替代,并发展为元气一元论。

(二)气

气是一个歧义蔓生的不同层次的概念集合体,就气概念的发生和演变而言,大致可归纳为三类。

1. 气体状态的物质

气的原初含义,是指区别于液体、固体的流动而细微地存在。其认识的发生主要源于三个方面:一是与风、云雾及寒暖气候等自然界之空气、气体的认识有关;二是火的应用,使人们认识到蒸汽、烟气、火气;三是与人体呼吸之气及热气有关。如许慎《说文解字》说:"气,云气也,象形。"气是象形字,其形象云气之貌。云气之形较云轻微,其流动如野马流水,其多至层层叠叠,故气字以笔画弯曲象征其流动之形态,而以三横象征其多层重叠。又如殷墟卜辞中有许多焚燎人牲,以烟气向神求祈的记载,说明当时人们对烟气的重视。而《礼记·祭义》说:"气也者,神之盛也。"郑玄注云:"气谓嘘吸出入者也。"即指人的呼吸之气。从呼吸之气引申发展,气亦用于表示精神和精神状态。

2. 客观存在的精微物质

在对自然现象的长期观察中,人们发现蒸煮食物会冒出蒸汽,冬天的河面上还会自然冒出蒸汽,山谷中可散发出雾气,草木燃烧可产生烟气,冶炼金石也可形成烟气等，从这些现象中可推想出有形之物中存在着无形之气；另外，水汽升空而化为云，风吹云动，云聚成雨，和风细雨滋润养育万物，这种循环变化也使人们逐步认识到，似乎气是构成万物的共同的本始物质。由此从常识的气概念引申提炼而成哲学的气概念，用以指客观存在的精微物质，是宇宙万物构成的本原。如《庄子·知北游》曰："人之生，气之聚。聚则为生，散则为死，……故曰：通天下一气耳。"这是最早的气一元论。荀子也将气看作是天地万物之本，用气的观点阐明整个物质世界的统一性，《荀子·王制》曰："水火有气而无生，草木有生而无知，禽兽有知而无义。人有气有生有知亦且有义，故最为天下贵也。"虽然水火、草木、禽兽、人隶属于自然界物质的不同层次，但都是由气构成的。由此可见，气是生命与意识产生并存在的基础，是客观存在的精微物质。

3. 一切可感知的现象或状态

在上述含义的基础上推而论之，气尚可泛指一切可感知的现象或状态。张载《正蒙·乾称》说："凡可状，皆有也；凡有，皆象也；凡象，皆气也。"即一切可以表述的都是存生，一切存在都是可见之象，一切可见之象都是气。如孟子的"浩然之气"，指一种精神境界而言；宋代理学所谓的"气象"，指有道德之人的精神风度而言。他如政治上注重民气，军事上讲究士气、勇气，做人要有骨气、正气，要讲和气、静气，避免傲气、霸气、娇气、浮气等，均属此类。中医诊断学上望神气之盛衰，亦属于此例。

精与气的运动不息，使得由精或气构成的宇宙处于不停地运动变化中。自然界一切事物的纷繁变化，都是由精或气运动的结果。气的运动，称为气机。主要有升、降、聚、散等几种。其中升与降，聚与散是对立的，但保持着协调平衡关系。天气下降，地气上升，天地阴阳二气氤氲交感，相错相荡，产生宇宙万物，并推动着他们的发展变化。气化，是指其运动产生宇宙各种变化的过程。

气化的形式主要有：①气与形之间的转化；②形与形之间的转化；③气与气之间的转化；④有形之体自身的不断更新变化，气的运动是产生气化过程的前提和条件，而在气化过程中又寓有气的各种形式的运动。

（三）神

神，是人的精神、意识、知觉、运动等一切生命活动的集中表现和主宰者。神的物质基础是精。神在生命之初就生成了，当胚胎形成之际，生命之神也就产生。神的一切活动都必须依赖于后天的滋养，所以只有水谷精气充足，五脏和调，神的生机才能旺盛。人的神与形体是不能分离的，因此人的身体状况必定会反映在神。当身患疾病时，神受到侵害，就会出现种种异常状况，如目无光彩、语言失常、昏不知人等。所以，临床观察患者的神，可以判断病情的轻重安危。

精、气、神三者，是可分不可离的。精可化气，气可化精，精气生神，精气养神，而神则统驭精与气。鉴于三者间的互相关联，任何一个失调都会影响其他二者，只有当三者和谐稳定时，人才能保持健康。

知识拓展

三 宝

三宝指精、气、神，又称"三奇"。神的活动以精气为物质基础，精为气之母（即气产生于精），精的化生赖于气，精气互化，精气足则神旺，精气虚则神衰。故精、气、神三者关系非常密切，存则俱存，亡则俱亡。精脱者死，失神者亦死。所以精、气、神是生命存亡的关键。

二、精气学说的基本内容

精气学说是中国传统文化中的自然观体系，是有关宇宙万物生成与发展变化的一种古代哲学思想，其基本内容可概括为以下几点。

（一）气是构成宇宙万物的本原

精气学说认为，世界上的一切物质都是由气构成的，气是构成天地万物包括人类的共同原始物质。在中国哲学史上，先秦道家把道看作是宇宙万物的终极根源的最高哲学范畴，属于形而上层次；气只是一种构成万物始基的物质材料的自然哲学范畴，属于形而下层次。稷下学派在《管子·内业》等篇中，改造了老庄的哲学体系，认为"道"就是精气，从而明确提出了以精气为化生宇宙万物的元素和本原的思想。西汉时期，元气论逐渐兴起，董仲舒第一次提出了"元"的哲学论点，《春秋繁露·重政》说："《春秋》变一谓之元，元犹原也……元者为万物之本，而人之元在焉。安在乎？乃在乎天地之前。"《鹖冠子》在中国哲学史上第一次明确地提出了元气范畴，指出："精微者，天地之始也。""天地成于元气，万物乘于天地。"但仍认为元气由道产生，这是老庄哲学思想的延续。

元气一元论始于两汉之际的谶纬之学，《帝王世纪》上说："元气始萌，谓之太初。"《河图括地象》说："元气无形，汹汹隆隆，偃者为地，伏者为天。"东汉王充吸取了纬书"元气未分,混沌为一……及其分离,清者为天,浊者为地"(《论衡·谈天》)的积极思维成果,把元气视作天地万物的最后根源,从而把纬书的神学元气论改造成为自然主义的元气论,他也成为中国哲学史上第一位以气为最高范畴来构建哲学思想体系的哲学家。既然天地万物都是由气所生成,人也不例外,"人以天地之气生,四时之法成。……天地合气,命之曰人"(《素问·宝命全形论》)。《难经·八难》说:"气者,身之根本也。"肯定了人和万物一样,都是天地自然之气合乎规律的产物。从哲学的角度而言,组成人体的各种基本的细微物质都属于气,人的形体充满着气,其生长壮老已,健康与疾病,皆本于气,诚如《医权初编》所说:"人之生死,全赖乎气。气聚则生,气壮则康,气衰则弱,气散则死。"不仅人的形体由气而成,人的精神意识思维活动也是由机体所产生的一种特殊的气的活动,所谓"气者,精神之根蒂也"(《脾胃论·卷下》)。当然,人有意识思维活动而不同于万物,"天覆地载,万物悉备,莫贵于人"(《素问·宝命全形论》),人是"天地之镇"(《灵枢·玉版》)。所以,构成人的气是气中更为精粹的部分,故《淮南子·天文训》曰:"烦气(杂乱之气)为虫,精气为人。"

精气之所以能够化生宇宙万物,乃在于气本为一,内含阴阳,阴阳二气氤氲交感而生万物。如《易传·系辞传》说:"天地絪缊,万物化醇;男女构精,万物化生。"《易传·咸象》云:"天地感而万物化生。"

中医学家对此也有明确的论述,如《素问·至真要大论》曰:"天地合气,六节分而万物化生矣。"张介宾在《类经附翼·医易义》中更明确地指出:"乃知天地之道,以阴阳二气而造化万物;人生之理,以阴阳二气而长养百骸。"这些从哲学意上论证了阴阳二气的交感和合是精气化生天地万物包括人类的内在动力、本质和规律。精气有"无形"与"有形"两种不同的存在形式。所谓"无形",是指气处于弥散状态,不占有固定空间,不具备稳定形态,充塞于无垠的宇宙空间,是精气的基本存在形式。故张载《正蒙·太和》云:"太虚无形,气之本体。""虚空即气。"所谓"有形",即气的聚合状态,指无形之气以聚合方式形成各种有相对固定形质的物体,并占据相对固定的空间。

凡人们肉眼能清晰看见的各种具有形状的物体,都是气的"有形"存在,都是气聚合凝聚而成的结果。所以说,聚合有形也是气存在的方式。故《素问·六节藏象论》说:"气合而有形,因变以正名。"无形之气凝聚而成有质之形,形散质溃又复归于无形之气。因而以气为本原的"无形"与"有形"之间处于不断的转化之中。所以,明代哲学家王廷相指出:"有形亦是气,无形亦是气,道寓其中矣。有形,生气也;无形,元气也"(《慎言·道体篇》)。就本质而言,"无形"与"有形"都是气存在的方式。可见,精气学说从宏观角度辨证地掌握了物质世界的复杂性和多样性。

（二）气是运动不息的物质

精气学说认为，气不是静止的，而是生机勃勃、运动不息的物质。《素问·六微旨大论》说："气之升降，天地之更用也……升已而降，降者谓天；降已而升，升者谓地。天气下降，气流于地；地气上升，气腾于天。故高下相召，升降相因，而变作矣。"由于气的不断运动，就使得由气所形成的整个自然界处于不停顿的运动变化之中，表现为新事物的不断产生，并由小到大；老的东西逐渐衰退，由壮到衰、到死。故《素问·五常政大论》说："气始而生化，气散而有形，气布而蕃育，气终而象变，其致一也。"皆本于气的运动。可见，气是一种运动不息的物质，自然界的生生化化、发展和变更，都是由运动的气推动和激发而产生的。

气的运动不息，根源于气自身内在的矛盾运动，取决于阴阳的对立统一。张载《正蒙·乾称》说："太虚者，气之体。气有阴阳，屈伸相感之无穷，故神之应也无穷。"认为阴阳二气的相互感应和屈伸变化是永无止息的，这种变化神秘莫测，不以人的意志为转移，故称之为"神"。《正蒙·参两》曰："凡圜转之物，动必有机。既谓之机，则动非自外也。"明确指出事物运动变化的动因来自事物内部，即阴阳二气的相互作用。阴阳二气的无穷变化，推动了整个宇宙的发展变化。

气的运动，古人称之为气机。气运动的形式多种多样，包括上升和下降、外出和内入、吸引和排斥、发散和凝聚等对立的形式。中医学从"上下之位，气交之中，人之居也"的角度，着重论述了气的升降出入运动，认为"是以升降出入，无器不有"，"出入废则神机化灭，升降息则气立孤危。故非出入，则无以生长壮老已；非升降，则无以生长化收藏"（《素问·六微旨大论》）。强调了气的升降出入运动的普遍性和重要性。气的聚散运动则是对气生成万物和万物复归于气的这种往复运动的概括。如《庄子·知北游》说："人之生，气之聚也。聚则为生，散则为死……故曰通天下一气耳。"

宇宙万物正是由于气的这种自发的聚散运动而相互转化，故张载《正蒙·太和》云："太虚不能无气，气不能不聚而为万物，万物不能不散而为太虚。循是出入，是皆不得已而然也。"任何事物都是阴阳二气聚合而成，故任何事物都有着运动的特性，而其运动的形式则主要取决于该事物内部阴阳之气的正衰、主次及其转化等。这样一来，古代哲学家就辨证地把握了物质与运动的内在联系。

（三）气是天地万物相互感应的中介

世界上形形色色、五彩缤纷的事物，虽然都是相对独立的实体，但彼此间并不是孤立的，而是相互联系、相互作用的。由于精气是天地万物生成的本原，天地万物之间又充斥着无形的气，这种无形之气因具有弥散性和透达性，能够渗入于各种有形物体之中，并与构成有形物体的气进行升降出入、凝聚发散等不停地交换活动。因而精气也就成了宇宙万物之间相互联系、相互作用的中介性物质，充当着宇宙万物之间各种信息传递的载体。

所谓感应，即交感相应，是指天地万物之间的相互影响、相互作用。它是自然界存在的普遍现象，故《二程遗书·卷十五》说："天地间只有一个感应而已，更有甚事。"而任何感应现象，都是以气为中介性物质。首先，古人认为气是自然万物之间相互感应的中介，如乐器的共振共鸣、磁石吸铁、月之盈亏引起潮汐等，都是通过气的作用。光是气的"蕴发"，声是气的"窍激"，鹤唳夜半，鸡鸣将旦，也是因为"天气感物"（《论衡·偶会》）。诚如《淮南子·泰族训》所说："万物有以相连，精浸（气之侵入）有以相荡。"其次，气也是人与自然万物之间相互感应的中介，如《素问·生气通天论》说："夫自古通天者，生之本，本于阴阳。天地之间，六合之内，其气九州、九窍、五脏、十二节，皆通乎天气。"通过气的中介作用，人与天地相通，与宇宙万物息息相应。天地、日月、昼夜、季节、气候变化对人体生理和病理的影响都凭借着气的中介作用而实现，正如朱熹所说："人之气与天地之气常相接无间断也。"（《朱子语类·卷三》）

知识拓展

一气能变曰精

——《管子·心术下》

精也者，气之精者也。

——《内业》

事物之间的感应主要有两种形式。

一是同气相感，即性质相同的事物之间的相互感应，也称为"同气相求"。主要反映于阴阳或五行之气之间的同气相助。

二是异气相感，即性质不同的事物之间的相互感应。如天地阴阳之气的交相感应，氤氲合和，相互渗透而化生万物；它如阴阳或五行之气之间的异气相互制约等，都属于异气相感。

气的中介作用，使天地万物及人与自然万物之间成为一个有机整体。《庄子·天下》言"天地一体"，《吕氏春秋·精通》提出"一体而分形"，认为自然界尽管存在着一个个独立的形体，但通过气的沟通相贯，相互之间却连贯成一个统一的整体。这些认识把握了有形之物和无形之气两种物质形态之间、物质的连续性和间断性之间的辩证关系，也是中医学重视整体性、联系性和协调性的哲学基础。

（四）气化及其形式

气化，是指气的运动所产生的变化。由于万物生于气，气又推动和激发着万物的生生化化，故气化可泛指物质一切形态的运动变化。正如《素问·六微旨大论》所说："夫物之生从于化，物之极由乎变，变化之相薄，成败之所由也。故气有往复，用有迟速，四者之有，而化而变。"由此指出万物的生成、变化、壮盛、衰败等变化过程，都取决于气化，强调了气化的重要性和普遍性。

气化的过程，古人概括为两种类型，分别称之为"化"和"变"。《素问·六微旨大论》王冰注说："其微也为物之化，其甚也为物之变。"即所谓"化"，是指气化过程处于渐进、和缓、隐匿的渐变运动状态，类似于量变。如张载所说："气有阴阳，推行有渐为化。"（《正蒙·神化》）所谓"变"，是指气化过程较为迅速、剧烈的突变过程，类似于质变。即张载所说："化而裁之谓之变，以著显微也。"（《正蒙·神化》）渐化和剧变之间有着内在的联系，渐化的裁断就是剧变，剧变则是以集中形式体现出的渐化的情景，是渐化发展至"极"的必然结果。这里体现了古代哲人对质变和量变关系的早期洞察。

气化泛指一切物质形态的转化，则包含着气化形、形化气、形生形等形式。无形之气聚合而成为有形之物，这就是气化为形的过程；有形之物散而复归于无形之气，即是形化为气的过程。喻嘉言《医门法律》概括为"气聚则形成，气散则形亡"。有形物体产生之后，在气的激发推动下，也可以相互转化。如冰化为水，水化为雾或雨雪，以及人体内的津液、精、血的相互转化等，这就是形生形的过程。在不同形式的物质形态转化过程中，常常伴随着能量的聚合、转化或释放。因此，气化过程实质上就是物质和能量的转化过程，就人体生命活动而言，它又是对现代生理学所言人体各种新陈代谢过程的概括。承认物质不同形态之间可以转化的观点，也蕴涵着现代科学关于自然界物质形态相互转化和物质既不能创生也不能消灭的思想萌芽。

气化过程是通过气的运动而得以实现的。气的运动是产生气化过程的前提和条件，而气化过程中又存在着气的不同方式的运动。可见，气的运动是维持气化的动力，气化则是促使物质世界的发生、发展和变化的内在力量与基本条件。

三、精气学说在中医学中的应用

（一）构建中医学精气生命理论

中医学的精气学说是研究人体内精与气的内涵、来源、分布、功能、相互关系及其与脏腑经络、组织器官关系的理论。古代哲学精气学说关于精气是宇宙本原的认识，对中医学中精是人体生命之本原，气是人体生命之维系，人体诸脏腑形体官窍由精化生，人体的各种功能由气调控等理论的产生，具有极为重要的影响。

1. 对中医精气学说建立的影响

中医学的精，一般是指有形的精微物质，是构成人体和维持人体生命活动的最基本物质。它与气相对而言，存在着有形与无形、具体与抽象的区别。中医学精概念的形成，一方面，来源于古人对人类生殖繁衍过程的观察与体验，是由对生殖之精的认识发展而来。如《灵枢·本神》的"生之来谓之精""精时自下"，《灵枢·决气》所说的"两神相搏，合而成形，常先身生，是谓精"等，都是就此而言。另一方面，古代哲学精气学说中精气是宇宙万物本原的思想，渗透到中医学中，对精是人的形体和精神的化生之源，是构成人体和维持人体生命活动的最基本物质的认识产生，起到了类比推理的方法论借鉴作用。

古代哲学中水为万物本原说，对中医学精概念的形成，也产生了一定的影响。《管子·水地》篇说："水者，何也？万物之本原也，诸生之宗室也。"又云："人，水也。男女精气合而水流形。"水即是精，水生万物的认识，对两性结合产生新生命的认识形成有一定的启示作用。

2. 对中医学气理论形成的影响

中医学的气，是指人体内生命力很强、不断运动且无形可见的极细微物质，既是人体的重要组成部分，又是激发和调控人体生命活动的动力源泉，以及信息传递的载体。中医学气理论的形成，虽然也源于对人体各种显而易见且至关重要的生命现象如呼吸之气、人体散发的可见热气、体内上下流动之气的观察、体悟、抽象，但更重要的是受到哲学精气学说的影响。

首先，中医学借用精气学说气的本原性、运动性的特点，以说明生命的物质性和运动性，刘完素《素问病机气宜保命集·原道》说："人受天地之气，以化生性命也。是以形者生之舍也，气者生之元也，神者生之制也。形以气充，气耗形病，神依气立，气纳神存。"生命起始于气之聚合，终止于气之离散，一旦气绝，生机便息。而气不断运动的属性，也使生命表现为物质的运动过程，即气的升降出入运动变化过程。

其次，受元气一元论思想的影响，中医学借用哲学含义的气以概括组成人体的各种基本物质，如《灵枢·决气》云："余闻人有精、气、津、液、血、脉，余意以为一气耳。"此"一气"即泛指组成人体的各种物质，是物质概念的同义词。若分而言之，则又可细分为精、气、津、液、血、脉等，诚如张介宾《类经》所说："盖精、气、津、液、血、脉，无非一气之所化也。"就"精、气、津、液、血、脉"中的气而言，中医学又认为一身之气可分化为元气、宗气、营气、卫气和各脏腑经络之气等，形成中医学的"气本一气说"。

最后，气是天地万物之间相互感应之中介的认识，影响于中医学理论，促进了中医学将人体之气视为生命信息之载体理论的产生，并以此来解释人体脏腑之间、脏腑与体表组织器官之间及人体与外环境之间的关系。

3. 对中医学神理论形成的影响

根据哲学精气学说，精气是宇宙万物的本原，是宇宙万物运动变化的动力之所在，而神则是对由精气所化生的自然界万物神秘莫测的变化现象的描述。如《荀子·天论》指出："列星随旋，日月递炤，四时代御，阴阳大化，风雨博施，万物各得其和以生，各得其养以成，不见其事，而见其功，夫是之谓神。"这种神指宇宙万物运动变化的认识，渗透到中医学中，对中医学神概念及相关理论的形成有一定的影响。

一方面，中医学的神是指反映整个生命存在状态的活动表现，包括代表人体生长壮老、脏腑气血运动变化的现象。

精、气、神各有不同的含义，但又密切相关，被合称为人身之"三宝"。精、气、神之间的关系，可区分为有形和无形物质（精与气）与生命活动，以及精、气与心理活动的辨证关系两个层面。但对这两个层面关系的论述，又往往是交错在一起展开的。精与气的关系，类似于合成与分解之类方向相反的基本代谢活动。无形可以聚合成有形，气可生精，"精乃气之子……积气以成精"（《脾胃论》）；精成之后，又可化而为气，"盖精能生气"（《类经·摄生类》）。

气以精为体，精以气为用，精和气之间的相互关系，体现了无形与有形之间的相互转化。在这种精与气的相互转化中，显现出各种生命活动，产生了人的心理活动。因此，神是由精与气所派生的，精与气是神活动的物质基础。但是，"虽神由精气而生，然所以统驭精气而为运用之主者，则又在吾心之神"（《类经·摄生类》）。

尽管人的生理活动和心理活动是在形体和物质运动基础上产生的，但它又反馈于精、气，影响着人的整个生命过程。对此，《养生三要·存神》辨证地指出："聚精在于养气，养气在于存神。神之于气，犹母之于子也，故神凝则气聚，神散则气消。"换言之，健全的心理和协调的生理活动既依赖于躯体，又影响着躯体，三者的有机整合和协调，才能使人的生命活动处于有序稳态。

知识拓展

以先天生成之体质论，则精生气，气生神；以后天运用之主宰论，则神役气，气役精。精气神养生家谓之三宝，治之原不相离。

——《理虚元鉴》

（二）构建中医学整体观念

中医学的整体观念，强调在观察分析和研究处理生命现象的有关问题时，必须注重生命本身所存在的统一性、完整性、联系性，以及生命体与其所处自然环境的联系性。精气学说与中医学整体观念的关系，主要反映在从气本原论或本体论的角度阐明了整个物质世界的统一性，即用天地阴阳二气相合的观点说明万物的产生，则宇宙万物由共同的基质构成，因此，部分中就必然蕴涵着整体的功能与信息，整体与部分之间即有着相类、相通的特征，气因此也成为宇宙万物之间相互作用的中介。

就生命体内部而言，气作为基本物质，不仅构成了人体各个有形的组织器官，而且还弥散于躯体之内，游移于各组织器官之间。物质组成上的同一性和无形之气的贯通期间，从而使人体各组成部分之间密切关联，形成了一个统一的整体。也正由于物质组成上的同一性和无形之气的贯通维系，局部病变可以影响整体，整体病变也可反映于局部；脏腑之间、内脏与体表之间也可在病理上相互影响。这也是临床诊断中能"以表知里""司外揣内"的原因所在，是临床上通过推拿、按摩、针刺、艾灸、药物治疗疾病取效的机理之所在。

就生命体与所处的自然环境而言，人与自然界密切相关，这是由于人与自然万物有着物质的同一性。人和自然界存在着物质、能量和信息的交换，而这些都离不开气的中介作用。所以说："人以天地之气生"（《素问·宝命全形论》）。"天食人以五气，地食人以五味。"（《素问·六节藏象论》）。

人体的"九窍、五脏、十二节，皆通于天气"（《素问·生气通天论》）等，正是通过"气"的中介。人仰赖于天地自然之气的同时，也感受着天地日月各种信息，并在生理和病理等生命全过程中产生着各种相应的反应，这正是因为气的作用，才使人与自然之间表现统一性。

另外，从气范畴本身而言，它是建立在直观基础上推衍出来的一个非确指的概念，具有非结构性与整体关联性的特征。即气无边无形，"其大无外，其小无内"（《管子·心术上》）；气大化流行，"下生五谷，上为列星，流行于天地之间"（《管子·内业》）；气贯通虚实，"天地之气，贯穿金石土木，曾无留碍"（《梦溪笔谈》卷二十六），"虚空即气"（《正蒙·太和》），"气常相接无间断"（《朱子语类》卷三）；气涵盖一切，"阴阳二气充满太虚，此外更无他物亦无间隙。天之象，地之形，皆其所范围也"（《正蒙注·卷一》）。视气为一个生生不息的连续过程，强调了气的存在和变化的连续性和不可分割的整体性。从而将气范畴的这种整体观推广到外在的对象上去，就构成了中医传统的整体思维方式。

（三）说明生理现象和病理过程

中医学理论用气学说来解释人的生理和病理，同时也派生出了医学理论中的气学理论。医学中的气是哲学理论中气的延伸和分支，是哲学气范畴的具体化和明晰化，并由此派生了元气、宗气、营气、卫气、脏腑之气、经络之气、筋气、脉气、骨气、上气、中气、谷气、清气、浊气等概念。

这些概念中的气和血、津液、精一样，都是具体而特定的物质。这种物质对于生命活动是十分重要的，"人之有生，全赖此气"（《类经·摄生类》）。气广泛地分布、运行于全身，是推动和激发各脏腑组织器官活动的动力，是机体热量的来源，能抗御外邪的入侵，可调控液态物质的运行和分布。机体生理活动的盛衰变化，完全取决于气的盛衰。因此说："气者，人之根本也。"（《难经·八难》）

中医学还以气的充沛与否、运动是否正常协调来阐释诸多病理现象和病理过程。如果气有不足，则会表现出以各项机能减退为主的气虚诸证；如果气的运动失常，便称之为"气机失调"，于是就会产生气滞、气逆、气陷、气闭、气脱等病理变化。

（四）指导临床诊断与治疗

由于气是构成人体和维持人体生命活动的精微物质，人体脏腑经络等组织器官都是气活动的场所，脏腑经络的一切活动，又无一不是气活动的体现。人体疾病的发生，乃是由于邪气侵犯人体，与正气相搏，导致人体气的失调，脏腑功能紊乱而发病。诚如《素问·举痛论》所说："百病生于气也。怒则气上，喜则气缓，悲则气消，恐则气下，寒则气收，炅则气泄，惊则气乱，劳则气耗，思则气结。"

所以，中医学在临床诊断上，就特别强调通过四诊方法以判别气的失调状态及所在病位，以明阴阳气之盛衰，六经气之消长，脏腑气之虚实，天人气之相应与否等。如张介宾《景岳全书》说："凡病之为虚为实，为寒为热，至其变态，莫可名状。欲求其本，则止一气字足以尽之。盖气有不调之处，即病本所在之处也。"

病之所生，不离于气。所以，中医治疗疾病，亦不离乎气。《灵枢·刺节真邪》说："用针之类，在于调气。"《古今医统大全》指出："存想者，以意御气之道，自内而达外者也；按摩者，开关利气之道，自外而达内者也。"说明中医针灸、推拿、心理疗法等，都是通过调气以达治病之目的。药物治疗，也在于调和气血。至于调气之法，张介宾《景岳全书》指出："夫所谓调者，调其不调之谓也。凡气有不正，皆赖调和，如邪气在表，散即调也；邪气在里，行即调也；实邪壅滞，泻即调也；虚羸困惫，补即调也。"并认为以此类推，各种治法都是调气之大法，通过调气，最终达到"以平为期"之目的。

实践评析

实践内容：

患者许某某，女，21岁，学生。出现肢体关节疼痛3月余，以大关节为主，伴活动受限。遇冷愈甚，得热则缓。查体：四肢关节无红肿发热，肩、肘、膝关节压痛，屈伸不利。舌质淡，苔薄白，脉弦紧。实验室检查：抗链球菌溶血素400 U/L，类风湿因子（RF）阴性，C-反应蛋白50 mg/L，血沉35 mm/h。

（1）本症状属于哪种症候（阳证、阴证、热证、寒证）？
（2）试以阴阳学说解释患者肢体疼痛为何遇冷愈甚、得热则缓？

评析：

（1）属于阴证、寒证。
（2）患者为感受寒邪，导致机体阴阳失去平衡，寒为阴邪，阴邪偏盛则致寒证，阴长则阳消，患者体内阳气相对不足。肢体疼痛遇冷愈甚是因为遇冷则寒邪加重而症状加重，得热则缓是因为预热阳长则阴消，所以症状减轻。

实践模拟：

以小组为单位，同学们试着用阴阳五行学说来解释常见病患在不同情况下疾病的表现。

（李维佳）

考评自测

一、名词解释

1. 阴阳失调　　2. 比类取象　　3. 五味　　4. 阴偏盛　　5. 热者寒之

二、选择题

1. 属于阴中之阴的时间是（　　）。
   A. 上午　　　B. 下午　　　C. 中午　　　D. 前夜

2. 下列不宜用阴阳的基本概念来概括的是（　　）。
   A. 寒与热　　B. 上与下　　C. 动与静　　D. 书与笔

3. 五行"木"的特性是（　　）。
   A. 从革　　　B. 炎上　　　C. 润下　　　D. 曲直

4. 不属于五行之"金"的是（　　）。
   A. 肺　　　　B. 思　　　　C. 皮毛　　　D. 大肠

5. "土"的特性是（　　）。
   A. 曲直　　　B. 炎上　　　C. 从革　　　D. 稼穑

6. 脾土制止肾水的泛滥，肾水抑制心火的亢烈，是属于五脏间的哪种关系（　　）。
   A. 相生　　　B. 相乘　　　C. 反悔　　　D. 相互制约

7. 五行中土的特性是（　　）。
   A. 生长、升发　　　　B. 发热、向上
   C. 承载、化生　　　　D. 滋润、向下

8. 以下哪项属于五行之"木"行的是（　　）。
   A. 肺　　　　B. 胆　　　　C. 皮毛　　　D. 脾

9. 以下哪项不属于五行相生关系（　　）。
   A. 木火　　　B. 金水　　　C. 金木　　　D. 火土

10. 药味属阳的是（　　）。
    A. 酸　　　　B. 苦　　　　C. 咸　　　　D. 甘

三、简答题

1. 试述阴阳学说的基本内容。
2. 试述五行学说的生克制化规律。

四、论述题

1. 如何用阴阳学说说明人体的病理变化？
2. 根据五行相生、相克规律确定的治疗方法有哪些？

学习单元三　中医护理基础理论

中医学认为，人体是一个有机的整体，人体内部以五脏为中心，以精、气、血、津液为物质基础，通过经络相互络属，把六腑、奇恒之腑、五体、五官、九窍、四肢百骸等全身组织器官有机地联系起来，有条不紊地共同完成机体统一的功能活动，并以神的形式体现于外，且心神为整个脏腑功能活动的指挥和调节中心。整体观念还认为，不仅人体内部是一个有机统一的整体，而且人体与外界环境也有密切联系，人体内环境自身及人体与外界环境之间维持着既对立又统一的相对动态平衡，从而保持人体正常的生命活动。当这种动态平衡因某种原因遭到破坏，而且又不能立即自行调节恢复时，人体就会发生疾病。一切破坏人体自身及其与外界环境之间相对平衡状态而引起疾病的原因，就是病因。

临床要评估和护理好各个病症，首先必须洞悉中医的脏腑、气、血、津液、神、经络、病因等有关理论，方可对病症做出综合分析判断，并实施好各项护理措施。因此，脏腑、气、血、津液、神、经络、病因等学说无疑成为中医护理最基础的理论。

导入案例

男性，52岁，无明显诱因下上腹部隐痛不适2月，偶尔有反酸，嗳气，进食后明显，伴饱胀感。自觉乏力，体重下降3 kg。近日大便色黑，大便潜血（+），上消化道造影提示：胃窦小弯侧似见约2 cm大小龛影，周围黏膜僵硬粗糙。胃镜提示胃窦Ca。因"乏力、厌食、尿黄1周并伴发热及神志不清半天"入院，查体不合作、神志模糊、烦躁不安、答非所问，表现出明显的定向力、记忆力、计算力障碍，皮肤、巩膜出现黄染。既往有肝硬化病史十余年。

思考与讨论：

1. 本例患者以哪些脏腑病变为主？其依据是什么？
2. 请运用学习的藏象学说理论分析，解释每个症状发生的机理？

学习任务一　藏象

任务目标

1. 理解藏象、藏象学说的基本概念。
2. 掌握五脏、六腑、脏腑之间的分类及其主要的区别。
3. 了解五脏六腑、脏腑各自的生理功能。

藏，是指藏于身体内部的脏腑组织，即内脏；象，其意义有二：一是指脏腑的解剖形态，如心像尖团，形如莲蕊；二是指脏腑的生理功能、病理变化表现在外的征象。总而言之，藏象是研究人体脏腑的解剖形态、生理功能、病理变化及其相互之间的关系，是人体生命本质与形象的统一。它是中医学特有的以整体观察的方法认识脏腑之间的活动规律，是关于人体生理、病理的系统理论，也是中医学理论体系的核心部分。

知识拓展

> 象，形象也。藏居于内，形见于外，故曰藏象。
>
> ——《类经》

中医学把脏腑分为五脏、六腑和奇恒之腑。五脏，即心、肝、脾、肺、肾，五脏共同的生理特点是化生和储藏精气。六腑，即胆、胃、大肠、小肠、膀胱、三焦，六腑共同的生理功能特点是受盛和传化水谷。奇恒之腑是脑、髓、脉、胆、骨、女子胞的合称。它们的形态结构多为中空，与腑相似，其功能多主藏精气，类似于脏，故藏而不泻，称为奇恒之腑。五脏者满而不能实，六腑者实而不能满，奇恒之腑藏而不泻。故其病理上表现为脏病多虚，腑病多实，治疗上则五脏宜补、六腑宜泻。

藏象学说是历代医家在医疗实践的基础上及阴阳五行学说的指导下，概括总结而成的。藏象学说的形成，一是源于古代的解剖学知识。二是长期对人体生理、病理现象的观察。例如，人体体表受寒时，会出现打喷嚏、咳嗽、鼻塞、流涕等症状，因而认识到皮毛、鼻窍和肺之间存在着密切联系。三是长期医疗经验的总结，比如从一些补肾药能加速骨折愈合的认识中产生了"肾主骨"的理论。

藏象学说具有以五脏为中心的整体观，其中包括人体自身的整体性及五脏与自然环境的统一性两个方面。五个功能系统之间，在形态结构上不可分割，在生理活动上又相互协调，在病理变化上也相互影响，又与外界环境相联系，构成了人体内环境相应的统一整体。

一、五脏

脏是指胸腹腔内之组织充实致密，并能贮存、分泌或制造精气的脏器。《素问·五脏别论》："所谓五脏者，藏精气而不泻也，故满而不能实。"《灵枢·本脏》："五脏者，所以藏精神血气魂魄者也。"根据脏象学说，五脏是人体生命活动的中心，精神意识活动分属于五脏，加上六腑的配合，把人体表里的组织器官联系起来，构成一个统一的整体。

五脏，即心、肝、脾、肺、肾的合称。在经络学说中，心包络也作为脏，故又称为六脏。五脏的共同生理特点是化生和贮藏精气，并能藏神而称为"神脏"。五脏的职能虽各有所司，但彼此协调，共同维持生命进程。五脏的生理活动与自然环境的变化及精神情志因素又是密切相关的。

（一）心

心为五脏之一，心的实体位于胸腔之内，两肺之间，横膈之上，其形圆而下尖，外有心包卫护，如未开的莲花。

知识拓展

心者，五脏六腑之主也。

——《灵枢·口问》

1. 心的生理功能

（1）心主血脉。

心主血脉指心气具有推动和调控血液在脉管中运行并流注全身，发挥营养和滋润的作用。包括心主血和心主脉两个方面。

①心主血：心主血的功能包括推动血液在脉管中运行并输送营养物质于全身脏腑形体官窍和生成血液的作用。

②心主脉：是指心气具有推动和调控心脏的搏动和脉管的舒缩，使脉管、血流通畅的作用。心与脉直接相近，形成一个密闭循环的管道系统，脉管有规律地舒缩，使血液流注全身以维持人体正常的生命活动。

（2）心主藏神。

心主藏神又称心主神明或主心智，是指心具有统率和协调人体一切生理活动和心理活动的功能。心所藏之神即人体之神，有广义和狭义之分。广义之神，是指人体整个生命活动的主宰和总体现；狭义之神，是指人的精神、意识、情感和思维活动。

心主血脉和心主藏神的功能是紧密相关的。心主血脉是心主藏神的基础，心主藏神体现在心主血脉。

2. 心的生理特性

心的生理特性，前人没有明确的论述，现代学者的认识也不一致，或概括为心为阳脏而主通明，即心脉以通畅为本，心神以清明为要；或认为心喜动主明，喜动是对"血肉之心"而言，主要用以说明"神明之心"的特性。但从心的生理功能及前人的有关论述来看，心的生理特性可概括为以下两个方面。

（1）清静内守。

心主藏神，精、气、神为人身之三宝，而尤以神为要，"所以统驭精气而为运用者，则又在吾心之神"（《类经·摄生类》）。《养生三要·存神》也指出："若宝惜精气而不知存神，是茹其华而忘其根矣。"而神贵在清静内守，如《素问·上古天真论》说："精神内守，病安从来。"《素问·痹论》也说："静则神藏，躁则消亡。"

（2）心恶热。

由于心为阳脏属火，与夏季阳热之气相通，同气相应，容易导致心火亢盛，出现心烦失眠，面赤口渴，口舌生疮，舌质红赤，甚则狂躁谵语等症状。故《素问·宣明五气》说："心恶热。"《素问·藏气法时论》则云："病在心……禁温食热衣。"

3. 心与形窍志液的关系

（1）在体合脉，其华在面。

脉，即血脉，又称脉管、血府，有运行血气、约束血行，并反映五脏功能状态之作用。在结构上,血脉是一个相对密闭的管道系统,它遍布全身,外行于肌肤皮毛之下,内走于脏腑器官之中,形成一个密布全身上下内外的网络结构。由于血脉结构上与心相连,功能上心气推动血液在脉管中流动,故《素问·五脏生成》说:"心之合脉也。"脉的状态常反映着心主血脉的功能。

华,有精华、光彩之义,属于外在的表现。心其华在面,是指心的功能状态可通过面部的色泽变化及表情显露出来。由于心主血脉,而人体面部的血脉特别丰富,《灵枢·邪气脏腑病形》说:"十二经脉,三百六十五络,其血气皆上于面而走空窍。"所以,面部的色泽变化可以反映心主血脉的功能状态。如心主血脉的生理功能正常,则面色红润、光泽;若心血不足,可见面色白或萎黄无华;若心血瘀滞,则可见面色晦暗、青紫;若心阳暴脱,则面色迅速变为苍白、晦暗。

(2)心在窍为舌。

舌是口腔中的一个肌性器官,附着于口腔底部下颌骨和舌骨,呈扁平条状。舌分上下两面,上面称为舌背,由人字形的界沟分成舌体和舌根两部分。舌背上有丝状乳头、菌状乳头和轮廓乳头。附着在舌表面的一层苔状物叫作舌苔。舌的下面又称舌腹,舌腹的正中线上有舌系带,舌系带的两侧分布着舌下络脉,舌系带根部两侧有一对圆形黏膜隆起,叫舌下肉阜,其顶部有舌下腺和颌下腺的共同开口,中医名为"金津""玉液"。舌的主要功能是搅拌食物,主司味觉,调节语音。

舌为心之苗窍。首先,舌有感觉、味觉和调节语音的功能,也有赖于心主血脉和主神明的功能;其次,舌是一肌性器官,含有丰富的血管,又无表皮覆盖,故舌色最能灵敏地反映心主血脉的功能状态;最后,手少阴心经之别络系舌本,故心的功能状态可从舌上反映出来。若心的功能正常,则舌体红润、柔软,运动灵活,语言流利,味觉灵敏。病理情况下,心之阳气不足,可见舌质淡白胖嫩;心阴不足,则舌质红绛瘦瘪;心血不足,则舌色淡而不荣;心火上炎,可见舌质红赤,甚则生疮;心血瘀阻,可见舌质紫暗或有瘀斑;心主神的功能失常,则可见舌卷、舌强、语謇或失语等症状。

(二)肝

肝位于腹腔,横膈之下,右胁之内。肝在体合筋,其华在爪,在窍为目,在志为怒,在液为泪。胆附于肝,足厥阴肝经与足少阳胆经属于肝与胆,互为表里。肝在五行属木,为阴中之阳,与自然界春气相通应。

肝的主要生理功能是主疏泄和主藏血。《临证指南医案·肝风》有肝"体阴而用阳"之说。肝的生理特性是主升主动,喜条达而恶抑郁,故称之为"刚脏"。《素问·灵兰秘典论》说:"肝者,将军之官,谋虑出焉。"

1. 肝的生理功能

（1）主疏泄。

疏，即疏通。泄，即发泄、升发。肝主疏泄，是指肝气具有疏通气机，使之畅达的功能。气机，即气的运动。人体各组织器官的生理活动，依赖于气的运动。而肝的疏泄功能，对于气机的调畅，起着重要的作用。肝的疏泄功能正常，则气机调畅，周身各组织器官的生理活动就正常。如果肝的疏泄功能异常，就可产生种种病变。肝的疏泄功能，主要表现在以下四个方面。

①促进血液运行和津液代谢。血液的运行和津液的代谢，均有赖于气的推动作用和气机的调畅。而脏腑之气的生理活动，亦要依靠肝气的疏通，方能畅达而有序。

②促进脾胃运化和胆汁分泌排泄。肝的疏泄功能，一方面，能调畅脾胃气机，使脾胃之气维持其升清与降浊的特点，从而保证正常的消化吸收；另一方面，肝能分泌与排泄胆汁，胆汁是肝之余气积聚而成，有助于脾胃的消化吸收。

③调畅情志活动。情志活动属于心所主管，但与肝的疏泄功能密切相关。这是因为正常的情志活动依赖于气机的调畅。而肝能疏通气机，所以肝具有调畅情志活动的功能。

④通调排精与排卵。女性月经的来潮和周期、经量等正常与否，以及男子的排精等，均与肝的疏泄功能关系密切。

（2）主藏血。

肝藏血，是指肝具有贮藏血液、调节血流量和防止出血的生理功能。其藏血的生理意义，有涵养肝气、调节血量、濡养肝及筋目、为经血之源及防止出血等五方面。

肝主疏泄，其用属阳，又主藏血，其体属阴，故有"肝体阴而用阳"之说。

2. 肝的生理特性

（1）肝为刚脏。

肝为刚脏指肝气主升主动，具有刚强、急躁的生理特性。

（2）肝主升发。

肝主升发指肝具有升腾一身阳气，调畅气机的作用。

3. 肝与形、窍、志、液、时的关系

肝在体合筋，其华在爪；肝在窍为目；肝在志为怒；肝在液为泪；肝与春气相通应；肝外应两胁；肝者，将军之官，谋虑出焉。

（三）肺

肺位于胸腔，左右各一，覆盖于心之上。肺有分叶，左二右三，共五叶。肺经肺系

（指气管、支气管等）与喉、鼻相连，故称喉为肺之门户，鼻为肺之外窍。

1. 肺的生理功能

（1）肺主气。

①肺主一身之气。肺主一身之气是指肺有主持、调节全身各脏腑之气的作用，即肺通过呼吸而参与气的生成和调节气机的作用。

②肺主呼吸之气。肺为体内外气体交换的场所，肺主呼吸之气是指肺通过呼吸运动，吸入自然界的清气，呼出体内的浊气，实现体内外气体交换的功能。

（2）肺主行水。

肺主行水指肺的宣发和肃降对体内水液输布、运行和排泄的疏通和调节作用。由于肺为华盖，其位最高，又参与调节体内水液代谢，所以说"肺为水之上源"（《血证论·肿胀》）。

（3）肺朝百脉。

全身的血脉均汇总流经于肺，经过肺的呼吸进行交换，因此说肺朝百脉。

（4）肺主治节。

治节，即治理调节。肺主治节是指肺辅助心脏治理调节全身气、血、津液及脏腑生理功能的作用。心为君主之官，为五脏六腑之大主。肺为相傅之官而主治节。肺与心皆居膈上，位高近君，犹之宰辅。心为君主，肺为辅相。人体各脏腑组织之所以依一定的规律活动，有赖于肺协助心来治理和调节。因此，称肺为"相傅之官"。

肺的治节作用，主要体现于四个方面：①肺主呼吸。肺的呼吸运动有节律地一呼一吸，呼浊吸清，对保证呼吸的调匀有着极为重要的作用。②调节气机。肺主气，调节气的升降出入运动，使全身的气机调畅。所谓"肺主气，气调则营卫脏腑无所不治"（《类经·脏象类》）。③助心行血。肺朝百脉，助心行血，辅助心脏，推动和调节全身血液的运行。诸气者皆属于肺，气行则血亦行。④宣发肃降。肺的宣发和肃降，治理和调节津液的输布、运行和排泄。因此，肺主治节，实际上是对肺的主要生理功能的高度概括。

2. 肺的生理特性

（1）肺为华盖。

盖，即伞。华盖，原指古代帝王的车盖。肺为华盖是指肺在体腔中位居最高，具有保护诸脏、抵御外邪的作用。肺位于胸腔，居五脏的最高位置，有覆盖诸脏的作用，肺又主一身之表，为脏腑之外卫，故称肺为华盖。

（2）肺为娇脏。

肺为娇脏是指肺脏清虚娇嫩而易受邪侵的特性。娇是娇嫩之意。肺为清虚之体，且居高位，为诸脏之华盖，百脉之所朝，外合皮毛，开窍于鼻，与天气直接相通；六淫外邪侵犯人体，不论是从口鼻而入，还是侵犯皮毛，皆易于犯肺而致病。他脏之寒热病变，亦常波及于肺，以其不耐寒热，易于受邪，故称娇脏。

3. 肺与形、窍、志、液、时的关系

肺在体合皮，其华在毛；肺在窍为鼻，喉为肺之门户；肺在志为悲忧；肺在液为涕；肺与秋气相通应；肺外应大腹；肺者，相傅之官，治节出焉。

（四）脾

脾位于中焦，在膈之下，胃的左方。《素问·太阴阳明论》说："脾与胃以膜相连。"

脾的主要生理功能是主运化，统摄血液。脾胃同居中焦，是人体对食物进行消化、吸收并输布其精微的主要脏器。人出生之后，生命活动的继续和精气血津液的化生和充实，均赖于脾胃运化的水谷精微，故称脾胃为"后天之本"。脾气的运动特点是主升举。脾为太阴湿土，又主运化水液，故喜燥恶湿。

脾在体合肌肉而主四肢，在窍为口，其华在唇，在志为思，在液为涎。足太阴脾经与足阳明胃经相互属络于脾与胃，相为表里。脾在五行属土，为阴中之至阴，与长夏之气相通应，旺于四时。

1. 脾的生理功能

（1）主运化。

运，即转输。化，即消化吸收。脾主运化，是指脾有对食物进行消化，吸收其中的精微（即谷精）和津液（即水精），并转输至心肺，布达于全身的功能。

由于脾所吸收的成分中包括精微和水液两部分，所以亦常将脾主运化的功能分为两方面：一为运化精微，二为运化水液。运化精微，是指在消化食物的基础上吸收其中的营养物质，并将其转输至心肺而达全身。由于这些营养物质是化生气血的主要原料，所以又称脾为气血生化之源。运化水液，是指在消化食物的基础上，吸收其中的部分水液，化为津液，并将其转输至心肺。但运化精微与运化水液两个方面的功能，是密切联系而难以截然分开的。因此说：脾主为胃行其津液者也。

（2）主统血。

统，即统摄、控制之意。脾主统血，是指脾有统摄血液在脉管之中流行，防止其逸出于脉外的功能。

脾统血的机理，主要是脾气的固摄作用。

2. 脾的生理特性

（1）脾气主升。

脾气主升指脾气的运动，以上升为主，具体表现为升清和升举内脏两方面。清，指水谷精微。所谓"升清"，即是指脾对于水谷精微等营养物质的吸收和上输于心、肺、头目，通过心肺的作用化生气血，以营养全身。故说"脾以升为健"。所谓升举内脏，是指脾气上升能起到维持内脏位置的相对稳定，防止其下垂的作用。

（2）喜燥恶湿。

脾气升运的条件，即在于脾体干燥而不为痰饮水湿所困。故说：脾燥则升。

3. 脾与形、窍、志、液、时的关系

脾在体合肉，主四肢；脾在窍为口；脾在志为思；脾在液为涎；脾与长夏相通应；脾外应小腹；脾者，谏议之官，知周出焉。

知识拓展

> 饮入于胃，游溢精气，上输于脾，脾气散精，上归于肺。通调水道，下输膀胱，水精四布，五经并行。
>
> ——《素问·经脉别论》

（五）肾

肾位于腰部脊柱两侧，左右各一。《素问·脉要精微论》说："腰者，肾之府。"

肾在体合骨，生髓，通脑，其华在发，在窍为耳及二阴，在志为恐，在液为唾。足少阴肾经与足太阳膀胱经相互属络于肾与膀胱，相为表里。肾在五行属水，为阴中之阴，与自然界冬气相通应。

肾的主要生理功能是：主藏精，主水，主纳气。由于肾藏先天之精，主生殖，为人体生命之本原，故称肾为"先天之本"。肾精化肾气，肾气分阴阳，肾阴与肾阳能资助、促进、协调全身脏腑之阴阳，故肾又称为"五脏阴阳之本"。肾藏精，主蛰，又称为封藏之本。

1. 肾的生理功能

（1）藏精，主生长发育生殖与脏腑气化。

①藏精：指肾具有贮存，封藏精气的生理功能。精，又称精气。就其来源有先天、后天之分，故有：肾者主水，受五脏六腑之精而藏之。因此，肾精的构成，是以先天之精为

基础，又赖后天之精的充养而生成。先后天之精相互资助、相互为用。当机体发育到一定阶段，生殖机能成熟时，则肾精又可化为生殖之精以施泄。

②主生长发育和生殖：指肾精及其所化精气的生理作用。精是构成人体和维持人体生命活动，促进人体生长发育和生殖的最基本物质。

人的生长发育情况，可从头发、牙齿、骨骼及生殖功能等方面表现出来。人的生殖器官之发育、性机能的成熟与维持，以及生殖能力，都与肾中精气密切相关。当人体生长发育至青年时期，肾中精气逐渐充盛，生殖器官发育渐趋成熟，此时产生一种"天癸"物质。"天癸"具有促进生殖器官发育成熟并维持性机能的作用。

③推动和调节脏腑气化：脏腑气化，是指脏腑之气的升降出入推动和调控着脏腑形体器官的功能，进而推动和调控着机体精气血津液各自的新陈代谢及其与能量相互转化的功能活动。肾气由肾精所化，肾精、肾气及其所分化的肾阴、肾阳在推动和调控脏腑气化的过程中起着极其重要的作用。肾阴具有凉润、宁静、抑制、凝结等作用。肾阳具有温煦、推动、兴奋、宣散等作用。肾阳为一身阳气之本，肾阴为一身阴气之源，故说：五脏之阳气，非此不能发，五脏之阴气，非此不能滋。肾阳充盛，肾阴充足，脏腑形体官窍生理功能正常，脏腑气化才能得以正常发挥。

（2）主水。

肾主水，是指肾气具有主司和调节全身水液代谢的功能。主要体现在两方面。

①肾气对参与水液代谢的脏腑的促进作用。

②肾气的生尿和排尿作用。

（3）主纳气。

肾主纳气，是指肾气有摄纳肺所吸入的自然界清气，保持吸气的深度，防止呼吸表浅的作用。

2. 肾的生理特性

主蛰守，指肾具有潜藏、封藏、闭藏的生理特性，亦是其藏精功能的概括。其纳气、主生殖、主二便等功能均是封藏之本的体现。

3. 肾与形、窍、志等的关系

肾在体合骨，生髓，其华在发；肾在窍为耳及二阴；肾在志为恐；肾在液为唾；肾与冬气相通应；肾外应腰；肾者，作强之官，伎巧出焉。

二、六腑

六腑是人体内胆、胃、大肠、小肠、三焦、膀胱六个脏器的合称。腑，古称府，有库府的意思。六腑的主要生理功能是受纳、腐熟水谷，泌别清浊，传化精华，将糟粕排出体外，而不使之存留。所以，六腑以和降通畅为顺。六腑的生理功能具体为：食物入胃，经胃的腐熟，下移小肠，进一步消化，并泌别清浊，吸收其中的精微物质，大肠接受小肠中的食物残渣，吸收其中的水分，其余的糟粕经燥化与传导作用，排出体外，成为粪便。在食物消化、吸收过程中，胆排泄胆汁入小肠，以助消化。三焦不但是传化的通道，更重要的是主持诸气，推动了传化功能的正常进行。

胆者，中正之官，决断出焉；胃者，仓廪之官，五味出焉；小肠者，受盛之官，化物出焉；大肠者，传道之官，变化出焉；三焦者，决渎之官，水道出焉；膀胱者，州都之官，津液藏焉。

（一）胆

胆附于肝之短叶，与肝相连，呈中空的囊状器官。胆既是六腑之一，又是奇恒之腑之一。其主要功能如下。

1. 贮存和排泄胆汁，味苦，呈黄绿色，具有促进食物消化吸收的作用

胆汁由肝之精气所化，贮存于胆，故称胆为"中精之府""清净之府"。胆汁的排泄必须依赖于肝的疏泄功能的调节和控制。肝的疏泄功能正常，则胆汁排泄畅达，脾胃运化功能健旺。若肝气郁结，胆汁排泄不利，则影响脾胃的消化功能，可见胸胁胀满、食欲不振或大便失调；若肝的疏泄太过，胆气上逆，则见口苦、呕吐黄绿苦水；若湿热蕴结肝胆，胆汁不循常道，外溢肌肤，则见黄疸；胆汁排泄不畅，日久则导致砂石淤积。

2. 胆主决断属于思维的范畴

胆主决断，是指胆具有判断事物并作出决定的作用。胆的这一功能对防御和消除某些精神刺激的不良影响，以维持和控制气血的正常运行，确保各脏腑之间的协调关系具有重要的作用。由于肝胆相互依附，互为表里，肝主谋虑，胆主决断，所以肝胆的相互协调，共同调节着精神思维活动的正常进行。临床上常见胆气不足之人，多易惊善恐，遇事不决等。

（二）胃

胃位于膈下，上接食管，下通小肠。胃的上口为贲门，下口为幽门，胃分为上、中、下三部分，即上脘、中脘、下脘，因此胃又称胃脘。胃的主要功能如下。

1. 主受纳、腐熟水谷

受纳，接受和容纳；腐熟，是胃将食物进行初步消化变成食糜的过程。胃主受纳、腐熟水谷，是指胃能够容纳由食管下传的食物，并将食物进行初步消化，下传于小肠的功

能，故胃有"水谷之海""太仓"之称。胃的受纳、腐熟作用为脾的运化功能提供了物质基础。因此，常把脾胃称为"后天之本，气血生化之源"，把脾胃的功能概括为"胃气"。人体后天营养的来源与"胃气"的强弱有密切的关系，临床上常把"胃气"的强弱作为判断疾病的轻重、预后的一个重要依据，治疗上注重"保胃气"。如若胃的受纳、腐熟功能失常，则胃脘胀痛、纳呆厌食、嗳气酸腐、消谷善饥等；胃气大伤，则饮食难进，预后较差，甚则胃气败绝，生命垂危，故有"人有胃气则生，无胃气则死"之说。

2. 主通降，是指胃气以通畅下降为顺

食物入胃，经胃的腐熟后下传小肠进一步消化吸收，清者由脾转输，浊者下传大肠，化为糟粕排出体外，整个过程是靠胃气的"通降"作用来完成的。因此，胃主通降就是指胃能够将食糜下传小肠、大肠，并排出糟粕的过程。

胃主通降就是降浊，降浊是受纳的前提条件。因此，胃失通降，不仅使食欲下降，而且因浊气上逆而发生口臭、脘腹胀满疼痛，或嗳气、呃逆、大便秘结，甚则出现恶心、呕吐等症。

（三）小肠

小肠位于腹中，上端通过幽门与胃相接，下端通过阑门与大肠相连，为中空的管状器官，呈迂曲回环叠积之状。其主要功能如下。

1. 主受盛、化物

受盛：是接受、容纳之意。一是指小肠接受由胃初步消化的食物起到容器的作用；二是经胃初步消化的食物，须在小肠内停留一段时间，以便进一步消化吸收。化物：即消化、变化，是指小肠将初步消化的食糜，进一步消化吸收，将水谷化为精微。若小肠受盛、化物的功能失调，则可见腹胀、腹痛，或为腹泻、便溏。

2. 泌别清浊

泌，即分泌。别，即分别。清，即精微物质。浊，即代谢产物。所谓泌别清浊，是指小肠对承受胃初步消化的食物，在进一步消化的同时，并随之进行分别水谷精微和代谢产物的过程。小肠泌别清浊的功能正常，则水液和糟粕各走其道而二便正常。若小肠功能失调，清浊不分，水液归于糟粕，即可出现水谷混杂，便溏泄泻等。因"小肠主液"，故小肠分清别浊功能失常不仅影响大便，而且也影响小便，表现为小便短少。所以，泄泻初期常用"利小便即所以实大便"的方法治疗。

> **知识拓展**
>
> 食道长为一尺六寸，小肠长为三丈三尺，回肠长为二丈一尺，广肠长为二尺八寸，肠道合为五丈六尺八寸，食道与肠道的比例为 1∶36（现代解剖学为 1∶37）。

（四）大肠

大肠位于腹腔，其上口通过阑门与小肠相连，下端与肛门相接，是一个管道器官，呈回环叠积之状。大肠的主要功能为传化糟粕。传化，即传导和变化之意。大肠接受小肠下传的食物残渣，并吸收其中多余的水分，使之形成粪便，经肛门排出体外，故称大肠为"传导之官"。大肠的传导变化作用，是胃的降浊功能的延伸，且与脾的升清、肺的宣降及肾的气化功能密切相关。大肠传导失司，则可导致排便异常，如大肠湿热，气机阻滞，则腹痛腹泻、里急后重、下痢脓血；若大肠实热，则肠液干枯而便秘；若大肠虚寒，则水谷杂下，肠鸣泄泻。

（五）膀胱

膀胱位于小腹部，为中空的囊状器官，上有输尿管与肾相通，下通过尿道开口于前阴。膀胱的主要功能为贮存和排泄尿液。尿液为津液所化，尿液的形成依赖于肾的气化作用，下输于膀胱，并调节膀胱的开合，最后排出体外。所以说，膀胱气化功能的发挥，是以肾的气化作用为生理基础。肾和膀胱的气化功能失常，膀胱开合失司，则小便不利，或为癃闭，或尿频、尿急、尿痛及尿失禁等。

（六）三焦

三焦是上、中、下三焦的总称，为六腑之一。在人体脏腑中三焦最大，有名无实，有"孤腑"之称。从部位上来划分，膈肌以上为上焦，包括心肺；膈肌以下脐以上为中焦，包括脾胃；脐以下为下焦，包括肝肾。三焦与心包相表里，三焦的具体功能如下。

1. 主持诸气，总司人体的气化活动

三焦为人体元气通行的道路。元气发源于肾，必须通过三焦输布全身，以发挥其激发、推动各脏腑组织器官功能活动的作用，从而维持人体生命活动的正常进行。元气是组织气化活动的原动力，而三焦通行元气又关系到全身气化功能的正常进行。因此说，三焦主持诸气，总司人体的气化活动。

2. 为人体水液运行的道路

为人体水液运行的道路是指三焦具有疏通水道，运行水液的作用。人体水液的代谢，虽有赖于各脏腑的共同作用来完成，但又必须以三焦水道的通畅为条件才能正常进行。若三焦水道不利，则肺、脾、肾等调节水液代谢的功能难以发挥。因此，三焦在水液代谢中起着重要的作用。

三、脏腑之间的关系

人体是一个统一的有机整体，它是由脏腑、经络等许多组织器官构成的。各脏腑、组织、器官的功能活动不是独立的，而是整体活动的一个组成部分，它们不仅在生理功能上存在着相互制约、相互依存和相互为用的关系；而且还以经络为联系通道，在各脏腑组织之间，相互传递着各种信息，在气血津液环周于全身情况下，形成了一个非常协调和统一的整体。

脏与脏之间的关系，古人在理论上多是以五行之间的生克乘侮来进行阐述的。但是，经过历代医家的观察和研究，脏与脏之间的关系早已超越了五行生克乘侮的范围，目前已从各脏的生理功能来阐释其相互之间的关系。

1. 心与肺

心与肺的关系，主要是心主血和肺主气、心主行血和肺主呼吸之间的关系。诸血者，皆属于心；诸气者，皆属与肺，心主血和肺主气的关系，实际上是气和血相互依存、相互为用的关系。

肺主宣发肃降和朝百脉，能促进心主行血的作用，因此是血液正常运行的必要条件，符合于"气为血帅"的一般规律。反之，只有正常的血液循环，方能维持肺呼吸功能的正常进行，故又有"呼出心与肺"之说，这也符合于气舍于血的一般规律。但是，连接心之搏动和肺之呼吸两者之间的中心环节，主要是积于胸中的"宗气"。由于宗气具有贯心脉而司呼吸的生理功能，从而强化了血液循环与呼吸之间的协调平衡。因此，无论是肺的气虚或肺失肃降，均可影响心的行血功能，从而导致血液的运行失常、涩迟，出现胸闷，心率改变，甚则唇青、舌紫等血瘀之病理现象。反之，若心气不足、心阳不振、瘀阻心脉等导致血行异常时，也会影响肺的宣发和肃降功能失常，出现咳嗽、气促等肺气上逆的病理现象。这就是心肺之间病理上的相互影响。

2. 心与脾

心主血，脾统血，脾又为气血生化之源，故心与脾的关系最为密切。脾的运化功能正常，则化生血液的功能旺盛。血液充盈，则心有所主。脾气健旺，脾的统血功能正常，则血行脉中，而不逸出于脉外。因此，心与脾的关系主要表现在血液的化生和运行方面。在病理上，心脾两脏也常常相互影响，如思虑过度，不仅暗耗心血，也可影响脾的运化功能；若脾气虚弱，运化失职，则气血生化无源，则可导致血虚而心无所主；若脾不统血而致血液妄行，也会造成心血不足。以上种种，均可形成以眩晕、心悸、失眠、多梦、腹胀、食少、体倦、面色无华等主要表现的"心脾两虚"的病理变化。

3. 心与肝

心主血，肝藏血。人体的血液，生化于脾，贮藏于肝，通过心以运行全身。心的行血功能正常，则血运正常，肝有所藏；若肝不藏血，则心无所主，血液的运行必然会失常。正是由于心和肝在血行方面密切相关，故在临床上"心肝血虚"也常常出现。

心主神志，肝主疏泄。人的精神、意识和思维活动，虽有心所主，但与肝的疏泄功能也密切相关。由于情志所伤，多化火伤阴，因而在临床上心肝阴虚、心肝火旺常相互影响或同时并见。

4. 心与肾

心在五行属火，位居于上而属阳；肾在五行属水，位居于下而属于阴。从阴阳、水火的升降理论来说，位于下者，以上升为顺；位于上者，以下降为和。"升已而降，降者为天；降已而升，升者为地。天气下降，气流于地，地气上升，气腾于天。"（《素问·六微旨大论》）就是从宇宙的范围来说明阴阳、水火的升降。所以，在理论上认为心火必须下降于肾，肾水必须上济于心，这样，心肾之间的生理功能才能协调，而称为"心肾相交"，也就是"水火既济"。反之，若心火不能下降于肾而独亢，肾水不能上济于心而凝聚，那么，心肾之间的生理功能就会失去协调，从而出现一系列的病理现象，称为"心肾不交"，也就是"水火失济"。例如，在临床上出现的以失眠为主症的心悸、怔忡、心烦、腰膝酸软，或见男子梦遗、女子梦交等症，多属"心肾不交"。

此外，由于心肾阴阳之间也有密切关系，在心或肾的病变时，也能相互影响。例如，肾的阳虚水泛，能上凌于心，而见水肿、惊悸等"水气凌心"的征候；心的阴虚，也能下及肾阴，而出现阴虚火旺之证。

5. 肺与脾

肺与脾的密切关系，主要体现在气的生成和津液的输布代谢两个方面。机体气的生成，主要依赖于肺的呼吸功能和脾的运化功能，肺所吸入的清气和脾胃所运化的水谷精气，是组成气的主要物质基础。因此，肺的呼吸功能和脾的运化功能是否健旺，与气的盛衰密切相关。

在津液的输布代谢方面，则主要是由肺的宣发肃降，通调水道和脾的运化水液，输布津液所构成。肺的宣发肃降和通调水道，有助于脾的运化水液功能，从而防止内湿的产生；而脾的转输津液，散精于肺，不仅是肺通调水道的前提，实际上也为肺的生理功能提供了必要的营养。因此，二者之间在津液的输布代谢中存在着相互为用的关系。

肺脾两脏在病理上的相互影响，主要体现于气的生成不足和水液代谢失常两个方面。例如，脾气虚损时，常可导致肺气的不足；脾失健运，津液代谢障碍，水液停滞，则聚而生痰、成饮，多影响肺的宣发和肃降，可出现喘咳痰多等临床表现。所以说：脾为生痰之源，肺为贮痰之器。当然，肺病日久，也可影响到脾，而致脾的运化功能失常或使脾气虚，从而出现纳食不化、腹胀、便溏，甚则水肿等病理现象，称之为"上病及中"，也是"培土生金"治法的理论依据。

6. 肺与肝

肺与肝的关系，主要表现在气机的调节方面。肺主降而肝主升，二者相互协调，对于全身气机的调畅是一个重要的环节。若肝升太过，或肺降不及，则多致气火上逆，可出现咳逆上气，甚则咯血等病理表现，称为"肝火犯肺"。相反，肺失清肃，燥热内盛，也可影响到肝，肝失条达，疏泄不利，则在咳嗽的同时，出现胸胁引痛胀满、头晕头痛、面红目赤等。

7. 肺与肾

肺与肾的关系，主要表现于水液的代谢和呼吸运动两个方面。肾为主水之脏，肺为"水之上源"，肺的宣发肃降和通调水道，有赖于肾的蒸腾汽化。反之，肾的主水功能，也有赖于肺的宣发肃降和通调水道。因此，肺失宣肃，通调水道失职，必累及于肾，而至尿少，甚则水肿；肾的气化失司，关门不利，则水泛为肿，甚则上为喘呼、咳逆倚息而不得平卧。"其本在肾，其末在肺，皆积水也。"（《素问·水热穴论》）

肺主呼气，肾主纳气，肺的呼吸功能需要肾的纳气功能来协助。肾气充盛，吸入之气方能经肺之肃降而下纳于肾，故有"肺为气之主，肾为气之根"之说。若肾的精气不足，摄纳无权，气浮于上；或肺气久虚，久病及肾，均可导致肾不纳气，出现动则气喘等症。

此外，肺与肾之间的阴液也是相互资生的，肾阴为一身阴液之根本，所以肺阴虚可损及肾阴。反之，肾阴虚也不能上滋肺阴。故肺肾阴虚常同时并见，而出现两颧嫩红、骨蒸潮热、盗汗、干咳音哑、腰膝酸软等症。

8. 肝与脾

肝藏血而主疏泄，脾统血、主运化而为气血生化之源。肝脾两脏的关系，首先，在于肝的疏泄功能和脾的运化功能之间的相互影响。脾的运化，有赖于肝的疏泄，肝的疏泄功能正常，则脾的运化功能健旺。若肝失疏泄，就会影响脾的运化功能，从而引起"肝脾不和"的病理表现，可见精神抑郁、胸胁胀满、腹胀腹痛、泄泻便溏等症。

其次，肝与脾在血的生成、贮藏及运行等方面也有密切的关系。脾运和功能正常，生血有源，且血不逸出脉外，则肝有所藏。若脾虚气血生化无源，或脾不统血，失血过多，均可导致肝血不足。

此外，如脾胃湿热郁蒸，胆汁外泄，则可形成黄疸。可见，在病理上肝病可以传脾，脾病也可以传肝，肝脾两脏在病变上常常是互为影响的。

9. 肝与肾

肝肾之间关系极为密切，有"肝肾同源"之说。肝藏血，肾藏精。藏血与藏精之间的关系，实际上就是精和血之间存在着相互资生和相互转化的关系。血的化生，有赖于肾中精气的气化；肾中精气的充盛，也有赖于血液的滋养。所以说精能生血，血能化精，称为"精血同源"。在病理上，精与血的病变也常常相互影响。如肾精亏损，可导致肝血不足；反之，肝血不足，也可引起肾精亏损。

另外，肝主疏泄与肾主封藏之间又存在着相互制约、相辅相成的关系，主要表现在女子的月经来潮和男子泄精的生理功能。若二者失调，则可出现女子月经周期的失常，经量过多，或闭经；男子遗精滑泄，或阳强不泄等症。

由于肝肾同源，所以肝肾阴阳之间的关系极为密切。肝肾阴阳，息息相通，相互制约，协调平衡，故在病理上也常常相互影响。如肾阴不足可引起肝阴不足，阴不制阳而导致肝阳上亢，称之为"水不涵木"；如肝阴不足，可导致肾阴的亏虚，而致相火上亢。反之，肝火太盛也可下劫肾阴，形成肾阴不足的病理变化。

10. 脾与肾

脾为后天之本，肾为先天之本。脾之健运，化生精微，须借助于肾阳的温煦，故有"脾阳根于肾阳之说"。肾中精气也有赖于水谷精微的培育和充养，才能不断充盈和成熟。

脾与肾在生理上是后天与先天的关系，它们相互资助、相互促进。在病理上也常常相互影响、互为因果。如肾阳不足，不能温煦脾阳，则可见腹部冷痛，下利清谷，或五更泄泻、水肿等症。若脾阳久虚，进而可损及肾阳，而形成脾肾阳虚之病症。

（李　娜）

学习任务二　气、血、津液

任务目标

1. 理解气、血、津液的基本概念、生成及运行。
2. 掌握气、血、津液之间的各自生理功能分类及其主要区别。

气、血、津液学说中的精、气概念，与中国古代哲学的精气、气范畴有着密切的关系：但哲学上的精气、气范畴是标示世界本原的物质存在，是抽象的概念。而气、血、津液学说中的精气、气则是医学科学中的具体物质概念。但中医学属于自然哲学，是中国传统的自然科学，限于当时的科学水平和认识能力，在阐述生命、健康和疾病时，也必然会发生哲学与医学、抽象与具体的物质概念混称。

气、血、津液是人体生命活动的物质基础，其运动变化规律也是人体生命活动的规律。气、血、津液的生成和代谢，有赖于脏腑经络和组织器官的生理活动，而脏腑经络及组织器官的生理活动，又必须依靠气的推动、温煦，气、血、津液的滋养和濡润。因此，气、血、津液与脏腑经络及组织器官的生理和病理有着密切关系。气、血、津液学说，以气血为要。而气血之中，尤以气为最。

一、气

气在中国哲学史上是一个非常重要的范畴，在中国传统哲学中，气通常是指一种极细微的物质，是构成世界万物的本原。《黄帝内经》继承和发展了先秦气一元论学说，并将其应用到医学中来，逐渐形成了中医学的气学理论。

（一）气的含义

气是一种至精至微的物质，是构成宇宙和天地万物的最基本元素。运动是气的根本属性，气的胜复作用即气的阴阳对立统一，是物质世界运动变化的根源。气和形及其相互转化是物质世界存在和运动的基本形式，天地万物的发生、发展和变化，皆取决于气的气化作用。

中医学将这一气学理论应用到医学方面，认为人是天地自然的产物，人体也是由气构成的，人体是一个不断发生着形气转化的、运动的有机体，并以此阐述了人体内部气化运动的规律。

中医学从"气是宇宙的本原，是构成天地万物的最基本的元素"这一基本观点出发，认为气是构成人体的最基本物质，也是维持人体生命活动的最基本物质。生命的基本物质，除气之外，尚有血、津液、精等，但血、津液、精等均是由气所化生的。在这些物质中，"精、气、津、液、血、脉，无非气之所化也"（《类经·脏象类》），精能壮气，气能生精、摄精，精与气相互资生、相互依存。所以说，气是构成人体和维持人体生命活动的最基本物质。

知识拓展

> 盖气者血之帅也，气行则血行，气止则血止，气温则血滑，气寒则血凝。
> ——《普济方·血荣气卫论》

气是构成人体的最基本物质。关于人的起源和本质，中医学认为，人和万物都是天地自然的产物。

气是维持人体生命活动的最基本物质。气化作用是生命活动的基本特征。人的生命来源于人的形体，人的形体又依靠摄取天地自然界的一定物质才能生存。生命活动是物质自然界的产物，人类必须同自然界进行物质交换，才能维持生命活动。

（二）气的生成

人体之气，就生命形成而论，"生之来谓之精"，有了精才能形成不断发生升降出入的气化作用的机体。其中，先天之精可化为先天之气；后天之精所化之气与肺吸入的自然界的清气相合而为后天之气。先天之气与后天之气相合而为人体一身之气。

人体的气，源于先天之精气和后天摄取的水谷精气与自然界的清气，通过肺、脾胃和肾等脏腑生理活动作用而生成。

1. 气的来源

构成和维持人体生命活动的气，其来源有两种。

（1）先天之精气。

这种精气先身而生，是生命的基本物质，禀受于父母，故称之为先天之精。

先天之精气是构成生命和形体的物质基础，精化为气，先天之精化为后天之气，形成有生命的机体，所以先天之精气是人体之气的重要组成部分。

（2）后天之精气。

后天之精气包括食中的营养物质和存在于自然界的精气。因为这类精气是出生之后，从后天获得的，故称后天之精。

2. 生成过程

人体的气，从其本源看，是由先天之精气、水谷之精气和自然界的清气三者相结合而成的。气的生成有赖于全身各脏腑组织的综合作用，其中与肺、脾胃和肾等脏腑的关系尤为密切。

（1）肺为气之主。

肺为体内外之气交换的场所，通过肺的呼吸吸入自然界的清气，呼出体内的浊气，实现体内外之气的交换。通过不断的呼浊吸清，保证了自然界的清气源源不断地进入体内，参与了人体新陈代谢的正常进行。

（2）脾胃为气血生化之源。

胃司受纳，脾司运化，一纳一运，生化精气。脾升胃降，纳运相得，将饮食化生为水谷精气，靠脾之转输和散精作用，把水谷精气上输于肺，再由肺通过经脉而布散全身，以营养五脏六腑、四肢百骸，维持正常的生命活动。

脾为五脏之轴，胃为六腑之首，脾胃合为后天之本，气血生化之源，在气的生成过程中起着中流砥柱的作用。脾胃在气的生成过程中，不仅化生水谷精气，提供物质基础，参与宗气的生成，而且又能滋养先天之精气。

（3）肾为生气之源。

肾有贮藏精气的作用，肾的精气为生命之根，生身之本。肾所藏之精，包括先天之精和后天之精。先天之精是构成人体的原始物质，为生命的基础。后天之精，又称五脏六腑之精，来源于水谷精微，由脾胃化生并灌溉五脏六腑。

总之，气的生成，一者靠肾中精气、水谷精气和自然界清气供应充足；二者靠肺、脾胃、肾三脏功能的正常。其中以脾肺更为重要。故临证所谓补气，主要是补脾肺两脏之气。

（三）气的功能

气，是构成人体和维持人体生命活动的最基本物质，它对于人体具有十分重要的多种生理功能。故曰："气始而生化，气散而有形，气布而蕃育，气终而象变，其致一也。"（《素问·五常政大论》）"气者，人之根本也。"（《难经·八难》）"人之生死，全赖乎气。气聚则生，气壮则康，气衰则弱，气散则死。"（《医权初编》）气的生理功能主要有以下几个方面。

1. 推动作用

气的推动作用，指气具有激发和推动作用。气是活力很强的精微物质，能激发和促进人体的生长发育及各脏腑、经络等组织器官的生理功能，能推动血液的生成、运行，以及津液的生成、输布和排泄等。

2. 温煦作用

气的温煦作用是指气有温暖作用，故曰"气主煦之"（《难经·二十二难》）。气是机体热量的来源，是体内产生热量的物质基础。其温煦作用是通过激发和推动各脏腑器官生理功能，促进机体的新陈代谢来实现的。气分阴阳，气具有温煦作用者，谓之阳气。具体言之，气的温煦作用是通过阳气的作用而表现出来的。"人体通体之温者，阳气也"（《质疑录》）。

3. 防御作用

气的防御作用是指气护卫肌肤、抗御邪气的作用。人体机能总称正气。中医学用气的观点解释病因和病理现象，用"正气"代表人体的抗病能力，用"邪气"代表一切致病因素，用正气不能抵御邪气的侵袭来说明疾病的产生。气的防御作用主要体现如下。

（1）护卫肌表，抵御外邪。

皮肤是人体的藩篱，具有屏障作用。卫气行于脉外，达于肌肤，而发挥防御外邪侵袭的作用。

（2）正邪交争，驱邪外出。

邪气侵入机体之后，机体的正气奋起与之抗争，正盛邪祛，邪气迅即被驱除体外，如是，疾病便不能发生。

（3）自我修复，恢复健康。

在疾病之后，邪气已微，正气未复，此时正气足以使机体阴阳恢复平衡，从而使机体病愈康复。总之，气的盛衰决定正气的强弱，正气的强弱则决定疾病的发生发展与转归。如卫气不足而表虚易于感冒，用玉屏风散以益气固表；体弱不耐风寒而恶风、汗出，用桂枝汤调和营卫，均属重在固表而增强皮毛的屏障作用。

4. 固摄作用

气的固摄作用，指气对血、津液、精液等液态物质的稳固、统摄，以防止无故流失的作用。"阴阳匀平，以充其形，九候若一，命曰平人。"（《素问·调经论》）机体阴阳平衡标志着健康，平衡失调意味着生病。气的固摄作用，泛言之，实为人体阳气对阴气的固密调节作用。气的固摄作用具体表现如下。

（1）气能摄血。

约束血液，使之循行于脉中，而不至于逸出脉外。

（2）气能摄津。

约束汗液、尿液、唾液、胃肠液等，调控其分泌量或排泄量，防止其异常丢失。

（3）固摄精液。

使之不因妄动而频繁遗泄。

（4）固摄脏腑经络之气。

使之不过于耗失，以维持脏腑经络的正常功能活动。气的固摄作用实际上是通过脏腑经络的作用而实现的。

5. 营养作用

气的营养作用，指气为机体脏腑功能活动提供营养物质的作用。具体表现在三个方面：其一，人以水谷为本，水谷精微为化生气血的主要物质基础。气血是维持全身脏腑经络机能的基本物质。其二，气通过卫气以温养肌肉、筋骨、皮肤、腠理。其三，气通过经络之气，起到输送营养，濡养脏腑经络的作用。故曰："其流溢之气，内溉脏腑，外濡腠理。"（《灵枢·脉度》）

6. 气化作用

气化，在不同的学术领域有不同的含义。在中国古代哲学上，气化是气的运动变化，即阴阳之气的变化，泛指自然界一切物质形态的一切形式的变化。气化指自然界六气的变化。指人体内气的运行变化。气化是在气的作用下，脏腑的功能活动，精气血津液等不同物质之间的相互化生，以及物质与功能之间的转化，包括了体内物质的新陈代谢，以及物质转化和能量转化等过程。气化的过程包括形化、气化及形气转化。在这一过程中，既有有形物质向气的转化，如食物经脾胃腐熟运化之后化为营气；又有气向有形物质的转化，如营气在心肺的作用下化生为血液。人体是一个不断发生气化作用的机体。阳化气，阴成形；阳主动，阴主静。阴阳动静的相互作用是气化作用的根源。简言之，人体的生命活动全是气化，气化是生命活动的本质所在。

（四）气的运动

1. 气机的概念

气的运动称为气机。机者有枢机、枢要、关键之意。运动是气的根本属性。气的运动是自然界一切事物发生发展变化的根源，故称气的运动为气机。气化活动是以气机升降出入运动为具体体现的。气机升降出入运动就是气的交感作用。人体是一个不断发生着升降出入的气化作用的机体。

2. 气机的形式

（1）气机运动的基本规律。

位有高下，则高者下降，下者上升；气有盈虚，则盈者溢出，虚者纳入，故有高下盈虚的阴阳对立，就必然产生气的升降出入的运动，这是事物的辨证法。升降出入是万物变化的根本，是气化运动的规律，也是生命活动的体现。一旦升降出入失去协调平衡，就会出现各种病理变化；而升降出入止息，则生命活动也就终止了。

（2）脏腑气机运动的一般规律。

气的升降出入运动，只有通过脏腑经络的生理活动才能具体体现出来。换言之，机体的各种生理活动都是气升降出入运动的具体体现。

人体是一个完整的统一体。各脏腑组织不仅各自进行升降运动以完成各自的新陈代谢，各脏腑之间的升降运动也是相互为用、相互制约和相互化生的。

知识拓展

气机调畅

气机调畅是指肺气的宣发肃降，脾主升清，胃主降浊。气的升和降、出和入，必须对立统一、协调平衡。只有气机调畅，才能维持正常的生理活动。

（五）气的分类

人体的气，从整体而言，是由肾中精气、脾胃化生而来的水谷精气和肺吸入的清气，在肺、脾胃、肾等脏腑的综合作用下而生成的，并充沛于全身。由于其主要组成部分宗气、元气本为中国古代唯物主义哲学范畴，指构成天地万物的原始物质。宗气是积于胸中之气，属后天之气的范畴。元气论者认为元气是天地万物的本原，也是智慧生灵的本原。元气按其不同的特性，具体表现为精气、天地之气、阴阳之气、五行之气、五常之气等，它们相应地产生各种不同的物类。

1. 元气

（1）基本含义。

"真气又名元气。"（《脾胃论·脾胃虚则九窍不通论》）故中医文献上常常将元气、原气、真气通称。但是，人体之气的真气是先天之气和后天之气的统称，包括元气、宗气、营气、卫气等。元气属真气的下位概念，不应与真气混称。因元气来源于先天，故又称先天之气。

(2) 生成与分布。

①生成：元气根于肾，其组成以肾所藏的精气为主，依赖于肾中精气所化生。元气根源于肾，由先天之精所化生，并赖后天之精以充养而成。所谓"先天真一之气，自下而上，与后天胃气相接而出，而为人身之至宝"（《医原》）。

②分布：元气发于肾间（命门），通过三焦，沿经络系统和腠理间隙循行全身，内而五脏六腑，外而肌肤腠理，无处不到，以作用于机体各部分。肾为元气之根。元气从肾发出，经三焦循经脉而行。元气在循行过程中，经过了人体的各脏腑、经络及体表组织。元气循此路径，周而复始地循环，以发挥其正常的生理功能。

(3) 主要功能。

元气是构成人体和维持人体生命活动的本始物质，有推动人体的生长和发育，温煦和激发脏腑、经络等组织器官生理功能的作用，也是人体生命活动的原动力。

2. 宗气

(1) 基本含义。

宗气又名大气，"膻中者，大气之所在也。大气亦谓之宗气"（《靖盦说医》）。由肺吸入的清气与脾胃化生的水谷精气结合而成，其形成于肺，聚于胸中者，谓之宗气；宗气在胸中积聚之处，称作"上气海"，又名膻中。

(2) 生成与分布。

①生成：宗气是由水谷精微和自然界的清气所生成的。食物经过脾胃的受纳、腐熟，化生为水谷精气，水谷精气赖脾之升清而转输于肺，与由肺从自然界吸入的清气相互结合而化生为宗气。肺和脾胃在宗气的形成过程中起着重要的作用。

②分布：宗气积聚于胸中，贯注于心肺之脉。其向上出于肺，循喉咙而走息道，经肺的作用而布散于胸中"上气海"。

(3) 主要功能。

宗气的主要生理功能有三个方面。

①走息道而司呼吸：宗气上走息道，推动肺的呼吸，即"助肺司呼吸。"所以凡言语、声音、呼吸的强弱，均与宗气的盛衰有关。

②贯心脉以行气血：宗气贯注入心脉之中，帮助心脏推动血液循行，即"助心行血"，所以气血的运行与宗气盛衰有关。临床上常常以"虚里"的搏动和脉象状况，来测知宗气的旺盛与衰少。

③人体的视、听、言、动等机能与之相关，即宗气者，动气也。凡呼吸、言语、声音，以及肢体运动，筋力强弱者，宗气之功用也"。

3. 营气

（1）基本含义。

营气，是血脉中具有营养作用的气。因其富于营养，故称为营气。营气与卫气相对而言，属于阴，故又称为"营阴"。

（2）生成与分布。

①生成：营气是由来自脾胃运化的水谷精气中的精粹部分和肺吸入的自然界清气相结合所化生的。宗气是营卫之所合，其中运行于脉中者，即为"营气"。

②分布：营气通过十二经脉和任督二脉而循行于全身，贯五脏而络六腑。

（3）主要功能。

营气的主要生理功能包括化生血液和营养全身两个方面。

①化生血液：营气经肺注入脉中，成为血液的组成部分之一。

②营养全身：营气循脉流注全身，为脏腑、经络等生理活动提供营养物质。营运全身上下内外，流行于中而滋养五脏六腑，布散于外而浇灌皮毛筋骨。

4. 卫气

（1）基本含义。

卫，有"护卫""保卫"之义。卫气是行于脉外之气。卫气与营气相对而言，属于阳，故又称"卫阳"。

（2）生成与分布。

①生成：卫气同营气一样，也是由水谷精微和肺吸入自然的清气所化生。

②分布：卫气之行，一日一夜五十周于身，昼日行于阳二十五周，夜行于阴二十五周，周于五脏。

（3）主要功能。

卫气的主要功能表现在防御、温煦和调节三个方面。

①护卫肌表，防御外邪入侵：卫气的这一作用是气的防御功能的具体体现。

②温养脏腑、肌肉、皮毛：卫气的这一作用是气的温煦作用的具体体现。卫气可以保持体温，维持脏腑进行生理活动所适宜的温度条件。卫气对肌肉、皮肤等的温煦，使肌肉充实，皮肤润滑。

③调节控制肌腠的开合、汗液的排泄：卫气的这一作用是气的固摄作用的具体体现。卫气根据人体生命活动的需要，通过有规律地调节肌腠的开合来调节人体的水液代谢和体温，以维持人体内环境与外环境的平衡。

二、血

（一）血的基本概念

血，即血液，是循行于脉中的富有营养的红色的液态物质，也是构成人体和维持人体生命活动的基本物质之一。血主于心，藏于肝，统于脾，布于肺，根于肾，有规律地循行脉管之中，在脉内营运不息，充分发挥灌溉一身的生理效应。

脉是血液循行的管道，又称"血府"。在某些因素的作用下，血液不能在脉内循行而溢出脉外时，称为出血，即"离经之血"。由于离经之血离开了脉道，失去了其发挥作用的条件，所以就丧失了血的生理功能。

（二）血的生成

1. 血液化生的物质基础

（1）水谷精微。

生成血液的最基本的物质是水谷之精，故曰"中焦受气取汁，变化而赤，是谓血。"（《灵枢·决气》）

"血者水谷之精气也……故虽心主血脾和胃，血自生矣。"（《妇人良方·调经门》）长期饮食营养摄入不足，或脾胃的运化功能长期失调，均可导致血液的生成不足而形成血虚的病理变化。

（2）营气。

营气是血液的组成部分，"夫生血之气，营气也。营盛即血盛，营衰即血衰，相依为命，不可分离也。"（《读医随笔·气血精神论》）

（3）精髓。

"血即精之属也。"（《景岳全书·血证》）"肾为水脏，主藏精而化血。"（《侣山堂类辨·辨血》）精髓也是化生血液的基本物质。

（4）津液。

"营气者，泌其津液，注之于脉，化以为血。"（《灵枢·邪客》）

综上所述，水谷精微、营气、精髓、津液均为生成血液的物质基础。但津液和营气都来自于食物经脾胃的消化吸收而生成的水谷精微。所以，就物质来源而言，水谷精微和精髓则是血液生成的主要物质基础。

知识拓展

当归养血

食物经过消化分解成为支持生命新陈代谢的重要营养物质,即为津液,津液经络渗入血脉之中,成为化生血液的基本成分之一。津液使血液充盈,并濡养和滑利血脉,而血液环流不息。当归的主要功效是补血和血,活血通经,调经止痛,润燥滑肠。

2. 血液生成与脏腑的关系

(1)心。

心主血脉,一则行血以输送营养物质,使全身各脏腑获得充足的营养,维持其正常的功能活动,从而也促进血液的生成。二则水谷精微通过脾的转输升清作用,上输于心肺,在肺吐故纳新之后,复注于心脉化赤而变成新鲜血液。

(2)肺。

肺主一身之气,参与宗气之生成和运行。气能生血,气旺则生血功能亦强,气虚则生血功能亦弱。气虚不能生血,常可导致血液衰少。肺通过主一身之气的作用,使脏腑之功能旺盛,从而促进了血液的生成。脾胃消化吸收的水谷精微,化生为营气和津液等营养物质,通过经脉而汇聚于肺,依赖肺的呼吸,在肺内进行气体交换之后方化生为血。

(3)脾。

脾为后天之本,气血生化之源。脾胃所化生的水谷精微是化生血液的最基本物质。中医学已认识到血液与营养物质的关系,也已认识到脾是一个造血器官。

(4)肝、肾。

肝主疏泄而藏血。肝脏是一个贮血器官。因精血同源,肝血充足,故肾亦有所藏,精有所资,精充则血足。

肾藏精,精生髓。精髓也是化生血液的基本物质,故有血之源头在于肾之说。中医不仅认识到骨髓是造血器官,肾对血液的生成有调节作用,而且也认识到肾精是通过肝脏的作用而生成血液的,所以说:血之与气,异名同类,虽有阴阳清浊之分,总由水谷精微所化。

综上所述,血液是以水谷精微和精髓为主要物质基础,在脾胃、心肺、肝肾等脏腑的共同作用下而生成的。故临床上常用补养心血、补益心脾、滋养肝血和补肾益髓等法以治血虚之候。

（三）血的循行

1. 血液循行的方向

脉为血之府，脉管是一个相对密闭，如环无端，自我衔接的管道系统。血液在脉管中运行不息，流布于全身，环周不休，以营养人体的周身内外上下。血液循行的方式为"阴阳相贯，如环无端""营周不休"。故曰："营在脉中，卫在脉外，营周不休，五十而复大会，阴阳相贯，如环无端。"（《灵枢·营卫生会》）

2. 血液循行的机制

血液正常循行必须具备两个条件：一是脉管系统的完整性；二是全身各脏腑发挥正常生理功能，特别是与心、肺、肝、脾四脏的关系尤为密切。

心主血脉："人心动，则血行诸经。"（《医学入门·脏腑》）心为血液循行的动力，脉是血液循行的通路，血在心的推动下循行于脉管之中。心脏、脉管和血液构成了一个相对独立的系统。心主血脉，心气是维持心的正常搏动，从而推动血液循行的根本动力。全身的血液，依赖心气的推动，通过经脉而输送到全身，发挥其濡养作用。心气充沛与否，心脏的搏动是否正常，在血液循环中起着十分关键的作用。

（四）血的生理功能

1. 营养滋润全身

血的营养作用是由其组成成分所决定的。血循行于脉内，是其发挥营养作用的前提和血沿脉管循行于全身，为全身各脏腑组织的功能活动提供营养。《难经·二十二难》将血的这一作用概括为"血主濡之"。全身各部（内脏、五官、九窍、四肢、百骸）无一不是在血的濡养作用下而发挥功能的。

血的濡养作用可以从面色、肌肉、皮肤、毛发等方面反映出来。血的濡养作用正常，则面色红润，肌肉丰满壮实，肌肤和毛发光滑等。当血的濡养作用减弱时，机体除脏腑功能低下外，还可见到面色不华或萎黄，肌肤干燥，肢体或肢端麻木，运动不灵活等临床表现。

2. 神志活动的物质基础

血的这一作用是古人通过大量的临床观察而认识到的：无论何种原因形成的血虚或运行失常，均可以出现不同程度的神志方面的症状。心血虚、肝血虚，常有惊悸、失眠、多梦等神志不安的表现，失血甚者还可出现烦躁、恍惚、癫狂、昏迷等神志失常的改变。可见血液与神志活动有着密切关系，所以说"血者，神气也"（《灵枢·营卫生会》）。

三、津液

（一）津液的概念

津液是人体一切正常水液的总称。津液包括各脏腑组织的正常的体液和分泌物，如胃液、肠液、唾液、关节液等。习惯上也包括代谢产物中的尿、汗、泪等。在体内，除血液之外，其他所有正常的水液均属于津液范畴。

津液广泛地存在于脏腑、形体、官窍等器官组织之内和组织之间，起着滋润濡养作用。同时，津能载气，全身之气以津液为载体而运行全身并发挥其生理作用。津液又是化生血液的物质基础之一，与血液的生成和运行也有密切关系。所以，津液不但是构成人体的基本物质，也是维持人体生命活动的基本物质。

津与液虽同属水液，但在性状、功能及其分布部位等方面又有一定的区别。一般地说，性质清稀，流动性大，主要布散于体表皮肤、肌肉和孔窍等部位，并渗入血脉，起滋润作用者，称为津；其性较为稠厚，流动性较小，灌注于骨节、脏腑、脑、髓等组织器官，起濡养作用者，称之为液。故曰："津液各走其道，故三焦出气，以温肌肉，充皮肤，为其津；其流而不行者，为液。"（《灵枢·五癃津液别》）

（二）津液的代谢

1. 津液的生成

津液的生成、输布和排泄，是一个涉及多个脏腑一系列生理活动的复杂的生理过程。"饮入于胃，游溢精气，上输于脾。脾气散精，上归于肺，通调水道，下输膀胱。水精四布，五经并行。"（《素问·经脉别论》）这是对津液代谢过程的简要概括。

津液来源于饮食，通过脾、胃、小肠和大肠消化吸收饮食中的水分和营养而生成。其具体过程如下。

（1）脾胃腐熟运化胃为水谷之海。

脾胃主受纳腐熟，赖游溢精气而吸收水谷中部分精微。"水之入胃，其精微洒陈于脏腑经脉，而为津液"（《读医随笔·燥湿同形同病》）。脾主运化，赖脾气之升清，将胃肠吸收的谷气与津液上输于心肺，而后输布全身。故曰："津液与气，入于心，贯于肺，充实皮毛，散于百脉。"（《脾胃论·脾胃盛衰论》）

（2）小肠主液。

小肠泌别清浊，吸收食物中大部分的营养物质和水分，上输于脾，而布散全身，并将水液代谢产物经肾输入膀胱，把糟粕下输于大肠。

(3) 大肠主津。

大肠接受小肠下注的食物残渣和剩余水分后，将其中部分水液重新吸收，使残渣形成粪便而排出体外。大肠通过其主津功能参与人体内津液的生成。

(4) 津液的生成。

津液的生成是在脾的主导下，由胃、小肠、大肠的参与而共同完成的，但与其他脏腑也不无关系。

总之，津液的生成取决于两个方面的因素：一是充足的水饮类食物，这是生成津液的物质基础；二是脏腑功能正常，特别是脾胃、大小肠的功能正常。其中任何一方面因素的异常，均可导致津液生成不足，引起津液亏乏的病理变化。

2. 津液的输布

津液的输布主要是依靠脾、肺、肾、肝、心和三焦等脏腑生理功能的综合作用而完成的。

心主血脉"中焦蒸水谷之津液，化而为血，独行于经隧"（《侣山堂类辨·辨血》）。"津液和调，变化而赤为血。"（《灵枢·痈疽》）心属火，为阳中之太阳，主一身之血脉。津液和血液赖心阳之动力，方能正常运行，环周不休。

脾气散精脾主运化水谷精微，通过其转输作用，一方面，将津液上输于肺，由肺的宣发和肃降，使津液输布全身而灌溉脏腑、形体和诸窍；另一方面，又可直接将津液向四周布散至全身，即脾有"灌溉四旁"之功能。

肺主行水，通调水道，为水之上源。肺接受从脾转输而来的津液之后，一方面，通过宣发作用将津液输布至人体上部和体表；另一方面，通过肃降作用，将津液输布至肾和膀胱及人体下部形体。

肾主津液"肾者水脏，主津液"（《素问·逆调论》）。肾对津液输布起着主宰作用，主要表现在两个方面：一是肾中阳气的蒸腾气化作用，是胃"游溢精气"、脾的散精、肺的通调水道，以及小肠的分别清浊等作用的动力，推动着津液的输布；二是由肺下输至肾的津液，在肾的气化作用下，清者蒸腾，经三焦上输于肺而布散于全身，浊者化为尿液注入膀胱。

肝主疏泄，使气机调畅，三焦气治，气行则津行，促进了津液的输布环流。

三焦为"决渎之官"，气为水母，气能化水布津，三焦对水液有通调决渎之功，是津液在体内流注输布的通道。

津液的输布虽与五脏皆有密切关系，但主要是由脾、肺、肾和三焦来完成的。脾将胃肠而来的津液上输于肺，肺通过宣发肃降功能，经三焦通道，使津液外达皮毛，内灌脏腑，输布全身。

3. 津液的排泄

津液的排泄与津液的输布一样，主要依赖于肺、脾、肾等脏腑的综合作用，其具体排泄途径如下。

汗、呼气：肺气宣发，将津液输布到体表皮毛，被阳气蒸腾而形成汗液，由汗孔排出体外。肺主呼吸，肺在呼气时也带走部分津液（水分）。

尿液：为津液代谢的最终产物，其形成虽与肺、脾、肾等脏腑密切相关，但尤以肾为最。肾之气化作用与膀胱的气化作用相配合，共同形成尿液并排出体外。肾在维持人体津液代谢平衡中起着关键作用，所以说：水为至阴，其本在肾。

粪：大肠排出的水谷糟粕所形成的粪便中亦带走一些津液。腹泻时，大便中含水多，带走大量津液，易引起伤津。

综上所述，津液代谢的生理过程，需要多个脏腑的综合调节，其中尤以肺、脾、肾三脏为要，故曰："盖水为至阴，故其本在肾；水化于气，故其标在肺；水惟畏土，故其制在脾。"（《景岳全书·肿胀》）若三脏功能失调，则可影响津液的生成、输布和排泄等过程，破坏津液代谢的平衡，从而导致津液生成不足，或环流障碍，水液停滞，或津液大量丢失等病理改变。其中，尤以肾的功能最为关键。故曰："肾者水脏，主津液。"（《素问·逆调论》）津液生成不足或大量丢失而伤津化燥，甚则阴液亏虚，乃至脱液亡阴，其治宜滋液生津、滋补阴液、敛液救阴。津液停聚则为湿、为饮、为水、为痰，其治当以发汗、化湿、利湿（尿）、逐水、祛痰为法。

（三）津液的功能

津液的功能主要包括滋润濡养、化生血液、调节阴阳和排泄废物等。

1. 滋润濡养

津液以水为主体，具有很强的滋润作用，富含多种营养物质，具有营养功能。津之与液，津之质最轻清，液则清而晶莹，厚而凝结。精、血、津、液四者在人之身，血为最多，精为最重，而津液之用为最大。内而脏腑筋骨，外而皮肤毫毛，莫不赖津液以濡养。分布于体表的津液，能滋润皮肤，温养肌肉，使肌肉丰润，毛发光泽；体内的津液能滋养脏腑，维持各脏腑的正常功能；注入孔窍的津液，使口、眼、鼻等九窍滋润；流入关节的津液，能温利关节；渗入骨髓的津液，能充养骨髓和脑髓。

2. 化生血液

津液经孙络渗入血脉之中，成为化生血液的基本成分之一。津液使血液充盈，并濡养和滑利血脉，而血液环流不息。故曰："中焦出气如露，上注溪谷，而渗孙脉，津液和调，变化而赤为血。"（《灵枢·痈疽》）"水入于经，其血乃成。"（《脾胃论·用药

宜忌论》）

> **知识拓展**
>
> **津血同源**
>
> 血和津液同为液态物质，都来源于水谷精微，按其形态、性质均属于阴，故二者相互为用、相互补充，共同完成滋养人体的作用。津液渗注于脉中，即成为血液的组成部分；血的一部分渗于脉外，又化为津液，故有"津血同源"之说。

3. 调节阴阳

在正常情况下，人体阴阳之间处于相对的平衡状态。津液作为阴精的一部分，对调节人体的阴阳平衡起着重要作用。脏腑之阴的正常与否，与津液的盛衰是分不开的。人体根据体内的生理状况和外界环境的变化，通过津液的自我调节使机体保持正常状态，以适应外界的变化。

4. 排泄废物

津液在其自身的代谢过程中，能把机体的代谢产物通过汗、尿等方式不断地排出体外，使机体各脏腑的气化活动正常。若这一作用受到损害和发生障碍，就会使代谢产物储留于体内，而产生痰、饮、水、湿等多种病理变化。

（四）五脏化液

1. 五脏化液的概念

汗、涕、泪、涎、唾五种分泌物或排泄物称之为五液。五液由五脏所化生，即心为汗，肺为涕，肝为泪，脾为涎，肾为唾。同时，五液由五脏所化生并分属于五脏，故称五脏化液，又称五脏化五液。

2. 五脏与五液的关系

五液属津液范畴，皆由津液所化生，分布于五脏所属官窍之中，起着濡养、滋润及调节津液代谢的作用。五液的化生、输布和排泄是在津液的化生、输布和排泄的气化过程中完成的，是多个脏腑，特别是肺、脾、肾等综合作用的结果。但五脏是脏象学说的核心，故又将汗、涕、泪、涎、唾分属于五脏。五脏与五液的关系是津液代谢过程中，整体调节与局部调节的统一。

(1) 汗为心之液。

什么是汗？"阳加于阴谓之汗"（《素问·阴阳别论》）。"阳"，是指体内的阳气；"阴"，是指体内的阴液。所谓"阳加于阴谓之汗"，是说汗液为津液通过阳气的蒸腾气化后，从玄府（汗孔）排出的液体。汗液的分泌和排泄，还有赖于卫气对腠理的开阖作用。腠理开，则汗液排泄；腠理闭，则无汗。因为汗为津液所化，血与津液又同出一源，因此有"汗血同源"之说。血又为心所主，汗为血之液，气化而为汗，故有"汗为心之液"之称。正如李中梓所说："心之所藏，在内者为血，发于外者为汗，汗者心之液也。"（《医宗必读·汗》）由于汗与血液，生理上有密切联系，故它们在病理上也互相影响。就汗与血液的关系而言，汗出过多，可耗血伤津。反之，津亏血少，汗源不足。故临床上出现血虚之候时，应慎用汗法。"夺血者无汗，夺汗者无血"的道理就在于此。就汗与心的关系而言，汗出过多，耗伤心的气血，则见心悸怔忡等。由于汗出是阳气蒸发津液的结果，故大汗淋漓也会伤及人的阳气，导致大汗亡阳的危候。反之，当心的气血不足时，也会引起病理性的出汗，如心气虚，表卫不固而自汗；心阴虚，阳不敛阴而盗汗。

(2) 涕为肺之液。

涕是由鼻内分泌的黏液，有润泽鼻窍的功能。鼻为肺之窍，五脏化液，肺为涕。在肺的生理功能正常时，鼻涕润泽鼻窍而不外流。若肺感风寒，则鼻流清涕；肺感风热，则鼻流浊涕；如肺燥，则鼻干涕少或无涕。

(3) 涎为脾之液。

涎为口津，唾液中较清稀的称作涎。涎具有保护和清洁口腔的作用。在进食时涎分泌较多，还可湿润和溶解食物，使之易于吞咽和消化。在正常情况下，涎液上行于口但不溢于口外。若脾胃不和，则往往导致涎液分泌急剧增加，而发生口涎自出等现象，故说脾在液为涎。

(4) 泪为肝之液。

肝开窍于目，泪从目出。泪有濡润、保护眼睛的功能。在正常情况下，泪液的分泌，是濡润而不外溢，但在异物侵入目中时，泪液即可大量分泌，起到清洁眼目和排除异物的作用。在病理情况下，则可见泪液分泌异常。如肝的阴血不足，泪液分泌减少，常现两目干涩；如风火赤眼，肝经湿热，可见目眵增多，迎风流泪等。此外，在极度悲哀的情况下，泪液的分泌也可大量增多。

(5) 唾为肾之液。

唾与涎同为口津，即唾液。较稠者为唾，较稀薄者为涎。脾之液为涎而肾之液为唾。唾液除了具有湿润与溶解食物，使之易于吞咽，以及清洁和保护口腔的作用外，还有滋养肾精之功。因唾为肾精所化，多唾或久唾，则易耗肾精，所以气功家常吞咽津唾以养肾精。

（刘立杰）

学习任务三　经络

任务目标

1. 理解经络的概念、组成和生理功能。
2. 掌握十二经脉的命名、分布、走向和交接规律。
3. 了解奇经八脉的主要生理功能。

经络学说，是研究人体经络的生理功能、病理变化及其与脏腑相互关系的学说，是中医学理论体系的重要组成部分。经络学说是古人在长期的医疗实践中，从针灸、推拿、气功等各个方面积累了经验，并结合当时的解剖知识，逐步上升为理论的基础上而产生的。它不仅是针灸、推拿、气功等学科的理论基础，而且对指导中医临床各科，均有十分重要的意义。藏象学说、气血津液理论、病因学说等基础理论同经络学说结合起来，才能比较完整地阐释人体的生理功能、病理变化，并指导诊断和确定治法。因此，经络学说在中医学理论体系中占有十分重要的地位。

一、经络的概念、组成

（一）经络的概念

经络是运行全身气血，联络脏腑肢节，沟通上下内外的通路。

经络是经脉和络脉的总称。"经者，径也"，就是说，经，有路径的意思，即经脉是主干；"经之支脉旁出者为络"，络，有网络的意思，即络脉是分支。经脉大多循行于深部，络脉循行于较浅的部位，有的络脉还显现于体表。经脉有一定的循行路径，而络脉则纵横交错，网络全身，把人体所有的脏腑、器官、孔窍及皮肉筋骨等组织连接成一个统一的有机整体。

正常生理情况下，经络有运行气血，感应传导的作用，而在发生病变情况下，经络就成为传递病邪和反映病变的途径。由于经络有一定的循行部位和络属脏腑，可以反映所属脏腑的病症，因而在临床上，就可根据疾病症状出现的部位，结合经络循行的部位及所联系的脏腑，作为疾病的诊断依据。在治疗上，无论是针灸、推拿或药物治疗，都是通过调整经络气血的功能活动，进而调节脏腑机能，达到治疗疾病的目的。经络新解：经络本身是一种意识规律活动的产物，它的活动以气和意识作为物质，活动的路径即为经络。

内气：重在体内规律活动的一种意识。并且含有三个要素：①有明确的布（布置、调控）气位置；②有由动静衍生的方向性；③在身体部位之间的左右交叉性，并有一交叉点。举例说明：①意识在手指，则布气位置在手指；②意由手至脚，则方向性为向脚；③意由左手至右脚，右手向左脚，则二气之间会相互交叉，并有一焦点。一次调控内气的完整调控过程。例如，意由左手行至右脚，同时意由右手行至左脚，则行气位置在手、足，方向向脚，交叉点在二盆骨正中点。经络、穴、内气的流动必然有一定的路径，这种路径就是经络。二气相交之处，即为穴位。

经络与穴先天即存在。但随内气的废止而无法感知和判断，犹如不存。故经络与穴位随内气的建立和疏通而自知存在，随内气的消散而自不知存在。经络及相关元素的作用，内气的作用过程依次是气-血-肌肉-筋-骨。内气的活动直接支配血液的活动。血液的活动会引起肌肉、筋、骨的相应变化。即血的活动引发肌肉的活动，肌肉的活动引发筋的活动，筋的活动引发骨的活动。整个过程的始端为意识，终端为骨。例如，导内气由手至脚，持续作用，随着脚部内气的积累，血液增加，肌肉膨胀，筋骨移位，趋利于气血的通入和聚集，骨密度增加。

经络，穴位的作用经络是内气的通道，本身无特定的作用，随内气的变化作用发生变化。穴的作用相当于一个阀门，隔离不同部分之间的气血，保证内气的流向不发生变化。如引内气由手入脚，脚部会积累内气、血液，同时血压升高，而手部则血压降低。如果没有穴的控制，此时脚部的气血会自动流向手部，进而失去对气息的控制。而守住穴位后，气血则不会发生逆流。但是当持续到一定的时间以后，脚部会因为内压太大而感觉疲劳，气血无法导入，此时，一次导气结束。总体而言，穴的作用就是保证气血的流向，并且持续一段时间。

（二）经络系统的组成

经络系统，是由经脉和络脉组成。在内连属于脏腑，在外连属于筋肉、皮肤，所以《灵枢·海论》称之为"内属于脏腑，外络于肢节"，包括十二经脉、奇经八脉、十二经别、十五络脉、十二经筋和十二皮部。其构成情况，如图3-1所示。

```
经络系统
├─ 经脉
│   ├─ 阴经
│   │   ├─ 手三阴经：手太阴肺经、手厥阴心包经、手少阴心经
│   │   └─ 足三阴经：足太阴脾经、足厥阴肝经、足少阴肾经
│   ├─ 阳经
│   │   ├─ 手三阳经：手阳明大肠经、手少阳三焦经、手太阳小肠经
│   │   └─ 足三阳经：足阳明胃经、足少阴胆经、足太阳膀胱经
│   ├─ 奇经八脉：督、任、冲、带、阴维、阳维、阴跷、阳跷，有联络、统率、调节十二经气血的作用
│   └─ 十二经别：十二正经在肘膝关节附近各一分支走向胸腹部，加强表里两经在躯干部的联系
└─ 络脉
    ├─ 十五别络：十二正经在四肢部各一分支、任督各一络脉加上脾之大包
    ├─ 浮络 ┐
    └─ 孙络 ┘具有渗灌气血的作用
```

图3-1　经络系统

1. 经脉

经脉是经络系统的主干，有正经、奇经两类。尚有十二经别、十二经筋和十二皮部作为经脉的补充。

（1）十二正经。

正经有十二条主干，故又称"十二正经"或"十二经脉"，是经络系统的主体，包括手足三阴经和手足三阳经，合称"十二经脉"，是气血运行的主要通道。十二经脉有一定的起止、循行部位和交接顺序，在肢体的分布和走向有一定的规律，同体内脏腑有直接的络属关系。其"内属于脏腑，外络于肢节"，将人体内外连贯起来，成为一个有机的整体，是气血循行的主要通道。

（2）奇经。

奇经有八条，即督脉、任脉、冲脉、带脉、阴跷脉、阳跷脉、阴维脉及阳维脉，合称为"奇经八脉"。奇经八脉与十二经脉不同，不属气血运行的主要通道，与脏腑没有直接的络属关系，相互之间也无表里关系，奇经具有统率、联络和调节十二经脉中气血的作用。

（3）十二经别。

十二经别是从十二经脉别出，深入体腔的重要分支，分别起于四肢肘膝关节附近，循行于体内脏腑深部，再上出于颈项浅部，具有加强十二经脉中互为表里的两条经脉的联系

和补充十二正经不足的作用。十二经别虽然是十二经脉的重要分支,与十二经脉有别,但也同于经脉的范畴。

(4)十二经筋。

十二经脉之气"结、聚、散、络"于筋肉、关节的体系,为十二经脉的筋肉结构,具有连缀百骸,约束骨骼,主司关节运动的作用。

(5)十二皮部。

十二经脉功能活动反映于体表的部位。十二皮部的分布区域,是以十二经体表的分布范围为依据,把全身皮肤划分为十二部分,分属于十二经脉。《素问·皮部论》说:"欲知皮部,以经脉为纪者,诸经皆然。"十二皮部具有保卫机体、抗御外邪和反映病症的作用。

2. 络脉

络脉,是经脉的小分支,有别络、浮络、孙络之分。

(1)别络。

别络是络脉中较大的和主要的络脉,是十二经脉在四肢部及躯干前、后、侧三部的重要支脉,有本经别走邻经之意,具有加强互为表里的经脉之间在体表联系的作用。别络有15条,即十二经与任督二脉各有1条,加上脾之大络,为"十五别络"。

(2)浮络。

浮络是循行于人体浅表部位浮而常见的络脉。其分布广泛,起着沟通经脉,输达肌表的作用。

(3)孙络。

孙络是最细小的络脉,属络脉的再分支,分布全身,难以计数。

十二经脉是经络学说的主要内容。"十二经脉者,内属于府藏,外络于肢节",这概括说明了十二经脉的分布特点:内部,隶属于脏腑;外部,分布于躯体。又因为经脉是"行血气"的,其循行有一定方向;就是所说的"脉行之逆顺",后来称为"流注";各经脉之间还通过分支互相联系,就是所说的"外内之应,皆有表里"。

3. 十二经脉的命名

十二经脉的命名,是以经脉所属脏腑的名称和循行的主要部位而定的。如联属心脏的经脉称为"心经",联属大肠的经脉称为"大肠经"。主要循行于上肢的经脉称"手经",主要循行在下肢的经脉称"足经"。脏为阴,腑为阳;内为阴,外为阳。与脏相联者为"阴经",与腑相联者为"阳经"。循行于四肢内侧的经脉为阴经,肢体内侧有前、中、后之分。阴气最盛的为太阴,位内侧前缘,其次为少阴、厥阴。循行于四肢外侧的经脉为阳经,肢体外侧也有前、中、后之分。阳气最盛的为阳明,位外侧前缘,其次为太阳、少阳,见表3-1。

表3-1　十二经脉名称及分布规律

	阴经（属脏）	阳经（属腑）	循环部位（阴经行于内侧，阳经行于外侧）	
手	手太阴肺经	手阳明大肠经	上肢	前线
	手厥阴心包经	手少阳三焦经		中线
	手少阴心经	手太阳小肠经		后线
足	足太阴脾经	足阳明胃经	下肢	前线
	足厥阴肝经	足少阳胆经		中线
	足少阴肾经	足太阳膀胱经		后线

4. 十二经脉的走向、分布规律及流注次序

（1）十二经脉的走向和分布规律。

十二经脉在体表的分布是有一定规律的。具体从以下几方面叙述。

头面部：手三阳经止于头面，足三阳经起于头面，手三阳经与足三阳经在头面部交接，所以说："头为诸阳之会"。

十二经脉在头面部分布的特点是：手足阳明经分布于面额部；手太阳经分布于面颊部；手足少阳经分布于耳颞部；足太阳经分布于头顶、枕项部。另外，足厥阴经也循行至顶部。

十二经脉在头面部的分布规律是：阳明在前，少阳在侧，太阳在后。

十二经脉在躯干部分布的一般规律是：足三阴与足阳明经分布在胸、腹部（前），手三阳与足太阳经分布在肩胛、背、腰部（后），手三阴、足少阳与足厥阴经分布在腋、胁、侧腹部（侧）。

十二经脉在四肢分布的一般规律是：阴经分布在四肢的内侧面，阳经分布在外侧面。

从以上规律可以看出，阳经与阳经交接于头面，阴经与阴经交接于胸腹，阴经与阳经交接于四肢末端。

阴经分布于四肢的内侧，其排列次序是：太阴经在前，厥阴经居中，少阴经在后。阳经分布于四肢外侧，其排列次序是：阳明经在前，少阳经居中，太阳经在后。内侧前、中、后线的经脉与外侧前、中、后线的经脉相表里。

（2）流注次序。

气血在十二经脉中循环，周流不息，其流注次序如图3-2所示。

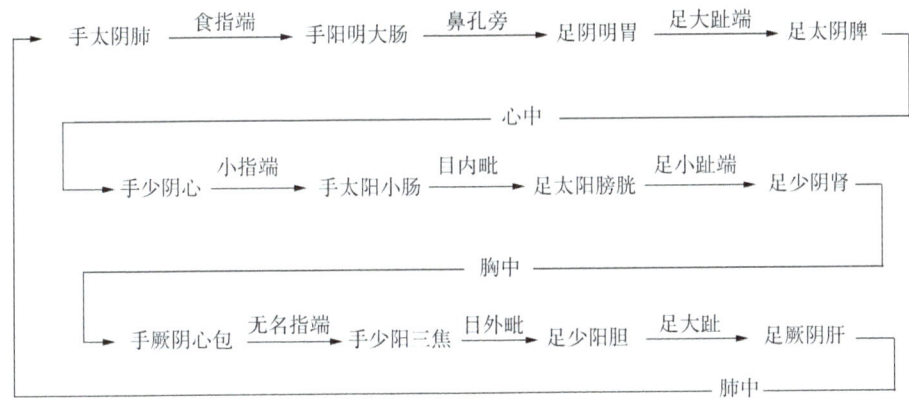

图3-2　十二经脉流注次序图

5. 十二经脉的表里关系

手足三阴、三阳十二经脉，通过经别和别络相互沟通，组成六对"表里相合"关系，即足太阳与足少阴为表里，足少阳与足厥阴为表里，足阳明与足太阴为表里，是足之阴阳也。手太阳与手少阴为表里，手少阳与手心主（手厥阴心包经）为表里，手阳明与手太阴为表里，是手之阴阳也。十二经脉表里关系见表3-2。

表3-2　十二经脉表里关系

表	上肢内侧			下肢内侧		
	手太阴肺经	手厥阴心包经	手少阴心经	足太阴脾经	足厥阴肝经	足少阴肾经
里	上肢外侧			下肢外侧		
	手阳明大肠经	手少阳三焦经	手太阳小肠经	足阳明胃经	足少阳胆经	足太阳膀胱经

互为表里的两经，分别循行于四肢内外侧的相对位置，并在四肢末端交接；又分别络属于相为表里的脏腑，从而构成了脏腑阴阳表里相合关系。十二经脉的表里关系，不仅由于相互表里的两经的衔接而加强了联系，而且由于相互络属于同一脏腑，因而使互为表里的一脏一腑在生理功能上互相配合，在病理上相互影响。在治疗上，互为表里的两经的腧穴经常交叉使用。

6. 奇经八脉

奇经八脉即督脉、任脉、冲脉、带脉、阴跷脉、阳跷脉、阴维脉及阳维脉。由于它们与脏腑没有直接的联系，又没有表里配对关系，不同于十二正经，故称为"奇经"。奇经八脉交叉贯穿于十二经脉之间，有加强经脉联系，调节十二经脉气血的作用。

现将其中与临床关系较为密切的督脉、任脉、冲脉、带脉四脉简介如下。

(1) 督脉。

①循行：主要循行于人体背部正中线。

②功能：督脉有总督一身阳经的作用，十二经脉中的手、足三阳经均会于督脉，故称为"阳脉之海"。

(2) 任脉。

①循行：主要循行于人体腹胸、颈部正中线。

②功能：任脉有总任一身阴经的作用，故称为"阴脉之海"。任，还有妊养意思，其脉起于胞中，对女子具有妊育胎儿的作用，所以又有"任主胞胎"之说。

(3) 冲脉。

①循行：主要循行上至于头，下至于足，贯穿全身。

②功能：冲脉有总管全身气血的功能，为十二经脉之要冲，故冲脉有"十二经之海"和"血海"之称。

(4) 带脉。

①循行：主要循行为绕腰腹一周。

②功能：带脉有总束纵行之阴阳经脉的功能，所以有"诸经皆属于带"之说。

7. 经络特点

(1) 经络是环形的、无处不在的、活的系统。

(2) 经络聚则为筋、散则为膜，通应身心、上下、表里，连贯诸器官，把千百万亿计的基元细胞组合成为协调有序的、不可分割的整体，起沟通、联系、感应传导的作用。

(3) 经络通过场媒介与外部（地球磁场）发生耦合，从而产生"钟"样的振荡节律，起调节机能平衡的作用。

(4) 经络所产生的序流，通过微循环的开阖，将机体在代谢过程中不断产生的熵转化为负熵，使离散的气血被序化为营卫循经、振荡不息的环流，起通行气血、濡养脏腑的作用。

(5) 十二经脉之手足三阳经、手足三阴经通过经别和别络互相沟通，组合成六对"表里相合"关系。太阳、太阴分别为阳经、阴经之表，是与外部交换物质的场所；厥阴、少阳主枢，为人体阴精、阳气相互转化、出入之枢纽；阳明、少阴主合，为人体阳气、阴精贮存之场所。

二、经络的功能

（一）联系脏腑

《灵枢·海论》指出："夫十二经脉者，内属于腑脏，外络于肢节。"人体的五脏六腑、四肢百骸、五官九窍、皮肉筋骨等组织器官，之所以能保持相对的协调与统一，完成正常的生理活动，是依靠经络系统的联络沟通而实现的。经络中的经脉、经别与奇经八脉、十五络脉，纵横交错，入里出表，通上达下，联系人体各脏腑组织；经筋、皮部联系肢体筋肉皮肤；浮络和孙络联系人体各细微部分。这样，经络将人体联系成了一个有机的整体。

经络的联络沟通作用，还反映在经络具有传导功能。体表感受病邪和各种刺激，可传导于脏腑；脏腑的生理功能失常，亦可反映于体表。这些都是经络联络沟通作用的具体表现。

1. 运行气血

《灵枢·本脏》指出："经脉者，所以行血气而营阴阳，濡筋骨，利关节者也。"气血是人体生命活动的物质基础，全身各组织器官只有得到气血的温养和濡润才能完成正常的生理功能。经络是人体气血运行的通道，能将营养物质输布到全身各组织脏器，使脏腑组织得以营养，筋骨得以濡润，关节得以通利。

2. 抗御病邪

营气行于脉中，卫气行于脉外。经络"行血气"而使营卫之气密布周身，在内和调于五脏，洒陈于六腑，在外抗御病邪，防止内侵。外邪侵犯人体由表及里，先从皮毛开始。卫气充实于络脉，络脉散布于全身而密布于皮部，当外邪侵犯机体时，卫气首当其冲发挥其抗御外邪、保卫机体的屏障作用。如《素问·缪刺论》所说："夫邪客于形也，必先舍于皮毛，留而不去，入舍于孙脉，留而不去，入舍于络脉，留而不去，入舍于经脉，内连五脏，散于肠胃。"

（二）生理功能

中医把经络的生理功能称为"经气"。其生理功能主要表现在沟通表里上下，联系脏腑器官；通行气血，濡养脏腑组织。

1. 沟通表里上下，联系脏腑器官

人体由五脏六腑、四肢百骸、五官九窍、皮肉筋骨等组成，它们各有其独特的生理功能。只有通过经络的联系作用，这些功能才能达到相互配合、相互协调，从而使人体形成

一个有机的整体。

2. 通行气血，濡养脏腑组织

气血是人体生命活动的物质基础，必须通过经络才能输布周身，以温养濡润各脏腑、组织和器官，维持机体的正常生理功能。

> **知识拓展**
>
> **经络的补益作用**
>
> 中国民间有说："经常敲打足三里，胜过吃只老母鸡。"

3. 感应传导

经络有感应刺激、传导信息的作用。当人体的某一部位受到刺激时，这个刺激就可沿着经脉传入人体内有关脏腑，使其发生相应的生理或病理变化。而这些变化，又可通过经络反应于体表。针刺中的"得气"就是经络感应、传导功能的具体体现。

4. 调节脏腑器官的机能活动

经络能调节人体的机能活动，使之保持协调、平衡。当人体的某一脏器功能异常时，可运用针刺等治疗方法来进一步激发经络的调节功能，从而使功能异常的脏器恢复正常。

（三）临床应用

经络学说在临床上可以应用于解释病理变化、协助疾病诊断，以及指导临床治疗三个方面。

1. 解释病理变化

经络与疾病的发生、传变有密切的关系。某一经络功能异常，就易遭受外邪的侵袭，既病之后，外邪又可沿着经络进一步内传脏腑。经络不仅是外邪由表入里的传变途径，也是内脏之间、内脏与体表组织间病变相互影响的途径。

2. 协助疾病诊断

由于经络有一定的循行部位和脏腑络属，可以反映所属脏腑的病症。因而在临床上，就可以根据疾病所出现的症状，结合经络循行的部位及所联系的脏腑，作为临床诊断的依据。如胁痛，多病在肝胆，胁部是肝经和胆经的循行之处。人们根据经络循行通路，或经气聚集的某些穴位上出现的疼痛、结节、条索状等反应物，以及皮肤的形态、温度、电阻改变等来诊断和治疗疾病，如肺脏有病，中府穴可有压痛。

3. 指导临床治疗

经络学说早已被广泛用于指导临床的治疗,特别是针灸、按摩和中药处方。如针灸中的"循经取穴法",就是经络学说的具体应用。如胃病,常循经远取足三里穴;胁痛则取太冲等穴。中药治疗亦是通过经络这一渠道,使药达病所,以发挥其治疗作用。如麻黄入肺、膀胱经,故能发汗、平喘和利尿。金元四大家中的张洁古、李杲还根据经络学说,创立了"引经报使药"理论,如治头痛,属太阳经的用羌活,属少阳经的用柴胡。

实践评析

实践内容:

徐某某,男,50岁,机关工作人员。主诉:纳差、腹胀、便溏1年余,且渐感消瘦。病史:1年半前因"胃溃疡"行"胃大部分切除术"。术后体虚,纳差,口淡无味,食后脘腹胀满。大便溏薄,3～4次/d。体重日减,四肢疲乏无力,头晕眼花,清晨刷牙时牙龈出血。检查:周身轻度水肿,以下肢为甚。面色萎黄,口唇蛋白,舌质淡胖,有齿印,脉缓无力。

(1) 本例患者以哪些脏腑病变为主?其依据是什么?

(2) 请运用学习的藏象学说理论分析,解释每个症状发生的机理?

评析:

(1) 主证是脾气虚,兼有胃瘀血。

纳差、腹胀、便溏、口淡无味,食后脘腹胀满、大便溏薄,3～4次/d,面色萎黄,口唇蛋白,舌质淡胖,有齿印,脉缓无力是脾气虚的标准症状。

(2) 四肢疲乏无力是气虚证。

消瘦、体重日减是因为脾主肌肉。头晕眼花,清阳不升,责之在脾。清晨刷牙时牙龈出血是因为胃瘀血(牙龈属胃,清晨为阳明经,出血为血淤阻脉,血液被迫改道)。周身轻度水肿,以下肢为甚,未提怕冷,为气虚水肿。

实践模拟:

请同学以自己身体五脏六腑为例,如发生病变则有什么表现,并试着解释机理。

(田 佳)

考评自测

一、名词解释

1. 后天之精　2. 神　3. 心肾相交　4. 藏象　5. 温煦

二、选择题

1. 何脏有"贮痰之器"之称（　　）。
   A. 心　　　　B. 肝　　　　C. 脾　　　　D. 肺

2. 肺主"通调水道"主要依赖于（　　）。
   A. 肺朝百脉　　　　B. 肺主一身之气
   C. 肺司呼吸　　　　D. 肺主宣发和肃降

3. 下列哪一项不属于肝病表现（　　）。
   A. 视力不清　　　　B. 听力减弱
   C. 胸胁胀满　　　　D. 急躁易怒

4. 症见胸胁胀满、郁闷不乐、多疑善虑者多见于（　　）。
   A. 肝气郁结　　　　B. 肝阳上亢
   C. 肝血不足　　　　D. 肝不藏血

5. 指出下列哪一项与肝主疏泄功能最无关系（　　）。
   A. 调畅气机　　　　B. 脾胃升降
   C. 情志活动　　　　D. 血液运行

6. 人体生命活动的原动力是指（　　）。
   A. 先天之精气　　　B. 后天之谷气
   C. 宗气　　　　　　D. 原气

7. 上焦的功能特点可概括为（　　）。
   A. 如街　　B. 如雾　　C. 如沤　　D. 如露

8. 出血之后形成气脱的病理是（　　）。
   A. 气不摄血　　　　B. 津不化气
   C. 气不化津　　　　D. 气随血脱

9. 体内液态物质的运行、输布和排泄，主要依靠气的哪些功能的配合（　　）。
   A. 推动与温照　　　B. 温照与防御
   C. 防御与气化　　　D. 固摄和推动

10. "精血同源"主要指（　　）。
    A. 心肺的关系　　　B. 脾肺的关系
    C. 肺肾的关系　　　D. 肾肝的关系

三、简答题

1. 卫气的生理功能主要体现在哪几个方面？
2. 血液的正常运行和哪些脏器有关？各有何作用？
3. 试述脾与胃之间的关系。

四、论述题

1. 试述脾在消化吸收过程中的作用。
2. 试述心主血脉的生理作用。

学习单元四 中医护理程序

中医护理程序包括诊法、辨证和护理总则。通过本章的学习，应掌握望、闻、问、切四种诊察疾病的基本方法；熟悉八纲辨证、脏腑辨证等常用的辨证方法及具体运用；了解中医护理总则。结合临床，运用中医护理程序，确立正确的施护原则，有效地指导临床辨证施护。

导入案例

患者，女性，73岁，因头昏、头痛伴失语10小时；10小时前患者无明显诱因感头昏、头痛，呈持续性胀痛，失语，但能点头示意，无眩晕、呕吐，无心悸、胸闷，无吞咽困难、饮水呛咳，无抽搐、晕厥，无大小便失禁。院外未处理，症状无改善，为系统诊治，急诊入我院急诊科做头颅CT示：左侧颞顶叶血肿。病来患者精神、饮食差，大小便如常。查体：体温36.8℃，脉搏78次/min，呼吸20次/min，血压130/80 mmHg。发育正常，营养中等，扶入病房，自动体位，全身皮肤黏膜无黄染及出血点，各处浅表淋巴结未扪及肿大。头颅五官无畸形，眼睑无水肿、下垂，睑结膜无苍白、充血，球结膜无充血、水肿，巩膜无黄染，耳郭无畸形，鼻翼无扇动，鼻中隔居中，鼻腔通畅、无异常分泌物，口唇红润，颈静脉无怒张，气管居中，甲状腺未扪及肿大。腹平，未见腹壁静脉曲张，无肠型及蠕动波，腹软，无压痛、反跳痛及肌紧张，肝脾未扪及，莫菲氏征阴性，移动性浊音阴性，肠鸣音5次/min。肛门及外生殖器未检查。脊柱四肢无畸形，双下肢无水肿。

思考与讨论：

1. 列出患者的主要诊断方法。
2. 患者诊断依据是什么？

学习任务一　诊法

任务目标

1. 掌握望神、望面色、望舌的意义和方法；听声音、嗅气味的方法；问寒热、问汗、问饮食口味、问二便和睡眠的主要内容及其注意事项；脉诊的部位、方法及注意事项；初步会运用四诊采集病史、评估病情。
2. 熟悉望头颈和五官、问妇女经带的方法；问疼痛的方法、熟悉按诊的主要内容和方法。
3. 了解望形态、望皮肤、望分泌物和排泄物、望小儿指纹的方法；问小儿的方法。

诊法是诊察疾病、收集病情资料的基本方法，也是护理人员观察病情的主要方法。诊法包括望、闻、问、切四种方法，简称"四诊"，是中国古代战国时期的名医扁鹊根据民间流传的经验和他自己多年的医疗实践，总结出来的诊断疾病的四种基本方法。它的基本原理是建立在整体观念和恒动观念的基础上的，是阴阳五行、藏象经络、病因病机等基础理论的具体运用。

望、闻、问、切四诊虽各具独特的作用，但它们之间相互联系、相互补充、不可分割。在临床进行病情观察和护理评估时必须四诊合参，才能全面了解病情，做出正确的护理诊断，制定出恰当的护理措施。

> **知识拓展**
>
> 医之良，在工巧神圣；医之功，在望闻问切；医之学，在脉药方症。
>
> ——陈清淳

一、望诊

医者运用视觉，对人体全身和局部的一切可见征象及排出物等进行有目的地观察，以了解健康或疾病状态，称为望诊。

望诊的内容主要包括：观察人的神、色、形、态、舌象、络脉、皮肤、五官九窍等情况及排泄物、分泌物、分泌物的形、色、质量等，现将望诊分为整体望诊、局部望诊、望舌、望排出物、望小儿指纹等五项叙述。舌诊和面部色诊虽属头面五官，但因舌象、面色反映内脏病变较为准确。实用价值较高。因而形成了面色诊、舌诊两项中医独特的传统诊法。

（一）整体望诊

整体望诊是通过观察全身的神、色、形、态变化来了解疾病情况。

1. 望神

望神就是观察人体生命活动的外在表现，即观察人的精神状态和机能状态。

神是生命活动的总称，其概念有广义和狭义之分。广义的神，是指整个人体生命活动的外在表现，可以说神就是生命；狭义的神，乃指人的精神活动，可以说神就是精神。望神应包括这两方面的内容。

神是以精气为物质基础的一种机能，是五脏所生之外容。望神可以了解五脏精气的盛衰和病情轻重与预后。望神应重点观察患者的精神、意识、面目表情、形体动作、反应能力等尤应重视眼神的变化。望神的内容包括得神、失神、假神，此外神气不足、神志异常等等也应属于望神的内容。

2. 望色

望色就是医者观察患者面部颜色与光泽的一种望诊方法。颜色就是色调变化，光泽则是明度变化。古人把颜色分为五种，即青、赤、黄、白、黑，称为五色诊。五色诊的部位既有面部，又包括全身，所以有面部五色诊和全身五色诊称望色，但由于五色的变化，在面部表现最明显，因此，常以望面色来阐述五色诊的内容。

望面色要注意识别常色与病色。常色是人在正常生理状态时的面部色泽。常色又有主色、客色之分。所谓主色，是指人终生不改变的基本肤色、面色。客色人与自然环境相应，由于生活条件的变动，人的面色、肤色也相应变化叫作客色。其共同特征是：明亮润泽、隐然含蓄。病色是指人体在疾病状态时的面部颜色与光泽，可以认为除上述常色之外，其他一切反常的颜色都属病色。病色有青、黄、赤、白、黑五种。

（1）青色。

主寒证、痛证、瘀血证、惊风证、肝病。

青色为经脉经阻滞，气血不通之象。寒主收引主凝滞，寒盛而留于血脉，则气滞血瘀，故面色发青。经脉气血不通，不通则痛，故痛也可见青色。

（2）黄色。

主湿证、虚证。

黄色是脾虚湿蕴表现。因脾主运化，若脾失健运，水湿不化；或脾虚失运，水谷精微不得化生气血，致使肌肤失于充养，则见黄色。

（3）赤色。

主热证。

气血得热则行，热盛而血脉充盈，血色上荣，故面色赤红。热证有虚实之别。实热证，满面通红；虚热证，仅两颧嫩红。此外，若在病情危重之时，面红如妆者，多为戴阳证，是精气衰竭，阴不敛阳，虚阳上越所致。

（4）白色。

主虚寒证，血虚证。

白色为气血虚弱不能营养机体的表现。阳气不足，气血运行无力，或耗气失血，致使气血不充，血脉空虚，均可呈现白色。

（5）黑色。

主肾虚证、水饮证、寒证、痛证及瘀血证。

黑为阴寒水盛之色。由于肾阳虚衰，水饮不化，气化不行，阴寒内盛，血失温养，经脉拘急，气血不畅，故面色黧黑。

3. 望形体

望形体既望人体的宏观外貌，包括身体的强弱胖瘦，体型特征、躯干四肢、皮肉筋骨等。人的形体组织内合五脏，故望形体可以测知内脏精气的盛衰。内盛则外强，内衰则外弱。

人的形体有壮、弱、肥、瘦之分。凡形体强壮者，多表现为骨骼粗大，胸廓宽厚、肌肉强健、皮肤润泽，反映脏腑精气充实，虽然有病，但正气尚充，预后多佳。

凡形体衰弱者，多表现为骨骼细小，胸廓狭窄、肌肉消瘦，皮肤干涩，反映脏腑精气不足，体弱易病，若病则预后较差。

肥而食少为形盛气虚，多肤白无华，少气乏力，精神不振。这类患者还常因阳虚水湿不化而聚湿生痰，故有"肥人多湿"之说。

4. 望姿态

正常的姿态是舒适自然，运动自如，反应灵敏，行住坐卧各随所愿，皆得其中。在疾病中，由于阴阳气血的盛衰，姿态也随之出现异常变化，不同的疾病产生不同的病态。望姿态，主要是观察患者的动静姿态、异常动作及与疾病有关的体位变化。如患者睑、面、唇、指（趾）不时颤动，在外感病中，多是发痉的预兆；在内伤杂病中，多是血虚阴亏，经脉失养。

从坐形来看，坐而喜伏，多为肺虚少气；坐而喜仰，多属肺实气逆；但坐不得卧，卧则气逆，多为咳喘肺胀，或为水饮停于胸腹。

从卧式来看，卧时常向外，身轻能自转侧，为阳证、热证、实证；反之，卧时喜向里，身重不能转侧，多为阴证、寒证、虚证；若病重至不能自己翻身转侧时，多是气血衰败已极，预后不良。

（二）局部望诊

望局部情况，或称分部望诊，是在整体望诊的基础上，根据病情或诊断需要，对患者身体某些局部进行重点、细致地观察。因为整体的病变可以反映在局部，所以望局部有助于了解整体的病变情况。

1. 望头面部

望头部主要是观察头之外形、动态及头发的色质变化及脱落情况。以了解脑、肾的病变及气血的盛衰。望头形：小儿头形过大或过小，伴有智力低下者，多因先天不足，肾精亏虚。头形过大。可因脑积水引起。望小儿头部，尤须诊察囟门。望发：正常人发多浓密色黑而润泽，是肾气充盛的表现。发稀疏不长，是肾气亏虚。面部的神色望诊，已于前述。这里专述面部外形变化。面肿，多见于水肿病。

2. 望五官

望五官是对目、鼻、耳、唇、口、齿龈、咽喉等头部器官的望诊。诊察五官的异常变化，可以了解脏腑病变。人之两目有无神气，是望神的重点。凡视物清楚，精彩内含，神光充沛者，是眼有神；若白睛混浊，黑睛晦滞，失去精彩，浮光暴露，是眼无神。望鼻主要是审察鼻之颜色、外形及其分泌物等变化。鼻色明润，是胃气未伤或病后胃气来复的表现。望耳应注意耳的色泽、形态及耳内的情况。耳郭上的一些特定部位与全身各部有一定的联系，其分布大致像一个在子宫内倒置的胎儿，头颅在下，臂足在上。望唇要注意观察唇口的色泽和动态变化。望皮肤要注意皮肤的色泽及形态改变。皮肤色泽亦可见五色，五色诊亦适用于皮肤望诊。临床常见而又有特殊意义者，为发赤、发黄。皮肤发赤，皮肤忽然变红，如染脂涂丹，名曰"丹毒"。

知识拓展

目——心灵之窗

目是心灵的窗口、传神的器官，最能反映神的状况。如目光炯炯，谓之有神；如目暗睛迷，甚至瞳神散大，谓之失神；目视逼人为狂症；目光呆滞为癫症。

3. 望舌

望舌属五官的内容之一。但其内容非常丰富，至今已发展成为专门的舌诊，故另立一节阐述。

舌诊以望舌为主，是通过观察舌象进行诊断的一种望诊方法之一。舌象是由舌质和舌苔两部分的色泽形态所构成的形象。

所以望舌主要是望舌质和望舌苔。

望舌内容可分为望舌质和舌苔两部分。舌质又称舌体，是舌的肌肉和脉络等组织。望舌质又分为望神、色、形、态四方面。舌苔是舌体上附着的一层苔状物，望舌苔可分望苔色、望苔质两方面。正常舌象，简称"淡红舌、薄白苔"。总之，将舌质、舌苔各基本因素的正常表现综合起来，便是正常舌象。

4. 望排出物

望排出物是观察患者的分泌物和排泄物，如痰涎、呕吐物、二便、涕唾、汗、泪、带下等。这里重点介绍痰涎、呕吐和二便的望诊，审察其色、质、形、量等变化，以了解有关脏腑的病变及邪气性质。一般排出物色泽清白，质地稀，多为寒证、虚证；色泽黄赤，质地黏稠，形态秽浊不洁，多属热证、实证；如色泽发黑，挟有块物者，多为瘀证。

5. 望小儿指纹

指纹，是浮露于小儿两手食指掌侧前缘的脉络。观察小儿指纹形色变化来诊察疾病的方法，称为"指纹诊法"，仅适用于三岁以下的幼儿。指纹是手太阴肺经的一个分支，故与诊寸口脉意义相似。指纹分"风""气""命"三关，即食指近掌部的第一节为"风关"，

第二节为"气关"，第三节为"命关"。望小儿指纹的要点就是：浮沉分表里，红紫辨寒热，淡滞定虚实，三关测轻重，纹形色相参，留神仔细看。如图4-1所示，小儿指纹三关分布。

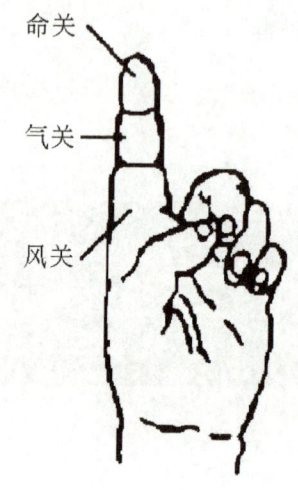

图4-1　小儿指纹三关分布

二、闻诊

闻诊，包括闻声音和嗅气味两方面。前者凭听觉以诊察患者的语言、呼吸、咳嗽等声音；后者凭嗅觉以诊察患者和病室的气味，以及患者的排泄物等，来鉴别疾病。

古代的闻诊，主要以五声五音的相应与不相应，来辨别五脏的病变。汉代张仲景以患者的语言、呼吸、喘息、咳嗽、呕吐、呃逆、肠鸣、呻吟等作为闻诊的主要内容。后世学者更将口气、鼻气、痰气以至各种分泌物。排泄物等异常的气味，列入闻诊范围。

（一）听声音

声音的发出，和肺、喉、会厌、舌、齿、唇、鼻等有直接关系。但闻诊不仅以诊察这些器官的变异为满足，因为声音与内脏有密切关系，根据声音的变异，可以进一步观察整体的变化。正常的声音，发声自然，音调和畅。病变的声音，病初起便声哑的，多是外感风寒，肺气不宣；久病失音，多是肺脏亏损。发声音浊声高而粗，多属实证；发声轻清，低微细弱，多属虚证。

1. 语言

从病者的语言，可以鉴别表里、寒热、虚实。外感：声高而有力，前轻后重的，是外感证。内伤：声音低怯，前重后轻的是内伤证。寒证：一般不愿多说话。笑骂狂言，语无伦次，登高而歌，弃衣而走的是阳证狂病（伤寒，蓄血也会发狂）；语言错乱，精神恍惚，喜怒无常，或闭户独居，不欲见人的，是阴证癫病。

2. 呼吸

病者呼吸如常，是形病而气未病；呼吸异常，是形气俱病。外感邪气有余，则呼吸俱粗；内伤正气不足，则呼吸气微。一般以气粗为实，气微为虚。但久病肺肾将绝，其气亦粗而断续，不是实证；热在心包，其气亦微而昏沉，并非虚证。总之，要结合其他诊法来鉴别。

3. 咳嗽

咳嗽是肺脏疾病的主要症状之一。咳嗽的病理变化较多，从咳嗽的声音和兼见证状，可以鉴别寒热虚实。咳嗽的声音重浊，痰清白，鼻塞不通，多是外感风寒。咳声不扬，痰稠色黄，不易咳出，咽喉干痛，鼻出热气，多是肺热。

4. 呕吐

前人把呕、吐、干呕三者加以区分：认为有声有物的是"呕"，有物无声的是"吐"，有声无物的是"干呕"。从呕吐的声音，可分寒热虚实，虚寒证的呕吐，吐热徐缓，声多微弱；实热证的呕吐，吐势较猛，声音状厉。但还要四诊结合，才能判别呕吐的真正原因，有些还要追查其饮食，是否因中毒而引起。

5. 呃逆

唐代以前称为"哕"。有气上逆从咽喉出，发生一种不由自主地冲激声音，其声呃逆，故后世称之为"呃逆"。是胃气上逆所致。呃逆的声音，有高低长短和间歇时间长短的不同，据此可诊察病情的虚实寒热。

6. 太息

时发长吁短叹声音，常由情志抑郁，胸怀不舒所致。

7. 喷嚏

喷嚏由肺气上冲于鼻而作，外感风寒，多见此证。外感入里而有喷嚏者，其病易愈。

（二）嗅气味

嗅气味，分病体的气味与病室的气味两种，都是指和病有关的气味而言。病室的气味，是由于病体本身或其排泄物所发出，气味从病体发展到病室，可以说明病的沉重情况。

1. 病体的气味

（1）口气。

正常人谈话时不会发臭气，如口臭，多属消化不良，或有龋齿，或口腔不洁。口出酸臭气的，是胃有宿食。口出臭秽气的，是胃热。口出腐臭气的，多是内有溃腐疡疮。

（2）汗气。

患者身有汗气，可知已曾出汗。汗有腥膻气，是风湿热久蕴于皮肤，津液受到蒸变的缘故。

（3）鼻臭。

鼻出臭气，流浊涕经常不止的，是鼻渊证。

（4）身臭。

应检查病体是否有溃腐疮疡。

有些异常的气味，病者也能自觉。因此对于排泄物如痰涎，大小便，妇人经带等的异常气味，通过问诊（问患者或其家属）也可以得知。如咳吐浊痰脓血，有腥臭气的为肺痈。大便臭秽为热；有腥气为寒，小便黄赤浊臭，多是湿热。屁出酸臭，多是宿食停滞，妇人经带有臭气的是热；有腥气的是寒。

2. 病室的气味

瘟疫病开始，即有臭气触人，轻则盈于床帐，重则充满一室。病室有腐臭或尸臭气味的，是脏腑败坏，病属严重，病室有血腥臭，患者多患失血证。但病室气味，往往与卫生工作搞得不好有关，也应加以注意。

声音的产生，主要在"气"。由于气有盛衰，所以声音就有强弱患者的声音，一旦出现异常时，可根据其高低清浊、轻重、缓急，以及谵语、郑声、呼吸、咳嗽、呃逆、嗳气等证，以辨别邪正虚实与内脏的病变。但也有与病无关的，如生理上的缺陷和感情上的变动，以及发言、习惯等又需加以识别。对气味的嗅诊，同样有辨证的意义。如对话的口气，以及痰涕便溺的腥臊臭秽等，每容易引起旁人注意，而医生更当据以辨别虚实寒热。

三、问诊

问诊是通过询问患者（或家属），以了解疾病的发生、发展、治疗经过和目前自觉症状及既往病史的一种方法。

（一）问二便

了解大、小便的性状、颜色、气味、时间、量的多少及排便次数，排便、排尿感觉等。便次异常、排便困难、多日不便，称为便秘。热盛伤津者为热秘，阴寒内结者为冷秘，气机阻滞者为气秘，气虚无力为虚秘。大便不成形或呈水样，便次增多为泄泻。便质异常，排便时肛门有灼热感、下坠感为脾虚气陷。排便不爽为肝郁。尿量异常，尿量增多为虚寒。尿量减少多由于热盛、汗多伤津，或因吐泻损伤津液所致。尿次异常，小便次数增多，尿短赤急迫而数，多为湿热。久病尿清长而频数、夜间尿次增多，属肾阳虚。小便不畅，点滴而出，小便不通一般为湿热或瘀血、砂石阻塞所致，属实证，若因肾阳不足属虚证。排尿感觉异常，排尿痛，急迫、灼热感，多为湿热下注膀胱所致。常见于淋病。小便不能控制，睡中不自主排尿为肾气不固。神志昏迷而失禁属危重症。

（二）问寒热

寒热的产生，主要决定于病邪的性质和机体的阴阳盛衰，是机体正邪相交的表现。但寒不热，患者感觉寒冷，而不发热。属于阳气不足的虚寒证。但热不寒，患者发热，不感觉冷或反而怕热，为里热证。若高热伴见口渴喜冷饮，出汗、大便秘结为实热证。恶寒发热，患者自觉怕冷而体温升高，提示外感病的初起。寒热往来，寒与热交替出现。寒热往来定时者，为疟疾。寒热往来不定时，伴两胁胀痛、口苦者为肝胆病。

（三）问汗

汗出与阳气盛衰、津液盈亏相关。无汗，外感病寒邪，发热、怕寒、头痛无汗者为表实证。出汗，外感风邪，发热、怕风汗出者，为表虚证。自汗，白天稍活动即出汗，常伴疲劳乏力、气短畏寒，阳气虚损所致，多为内伤病。盗汗，指夜间睡着后出汗，伴有发热、颧红、心烦、失眠多梦、口干舌燥，为阴虚内热所致，为内伤病。

（四）问睡眠

失眠，入睡难或睡中易醒，醒后难以入睡或易惊醒，或彻夜不眠，多为阴血不足，心失所养，常伴有心悸、多梦、耳鸣、潮热等症。如痰火食积内忧失眠，常伴有面红、气短、口渴、胃部不适等症。嗜睡，睡意很浓，经常不由自主地入睡，若年高体虚者多属心肾阳虚；肥胖者多伴有腹胀、痰多，为脾虚湿盛，清阳不升所致。

（五）问疼痛

询问疼痛的部位、性质、程度以观察病情。头痛，突然头痛，痛无休止、伴有怕寒发热，多为外感实证。头痛时发时止，有胀痛劳累后加重，或伴有眩晕者，多为内伤虚症。胸痛，肺热之胸痛以一侧为多，发热咳嗽、痰黄而稠；胸痹证之胸前心区有重压感，或刺痛，反复发作，伴有心悸气短；肝胆病疼痛表现为两胁胀痛不适；胃病疼痛表现为胃脘胀满疼痛，伴有嗳气吐酸水。

（六）问饮食口味

包括了解饮水多少，喜冷喜热，食欲与食量，口中异常味觉等方面。口渴多饮多为津液已伤，多见于热证、燥证，或汗、吐、下利太过。如渴喜冷饮，是里热伤津。尿多身瘦为糖尿病。口不渴与渴不多饮，口不渴，不欲饮水多属寒证。口渴喜饮，饮水即吐多属水湿内停于胃。不欲进食与厌食：不想进食或食之无味，食欲低下，为不欲进食。多食与偏食：多食易饥，多因胃火盛，胃热则消谷。若久病之人，本不能食，突然暴食多为脾胃之气将绝的征象。

四、切诊

切诊包括切脉和按诊两个部分。切脉又称脉诊，是通过切按患者的脉搏来了解病情，为切诊中最主要的内容，所以习惯上切诊多指脉诊。

（一）脉诊

1. 脉象

脉象是脉动应指的形象。脉象的形成与心脏的搏动、脉道的通利和气血的盈亏直接相关。人体的血脉贯通全身，内连脏腑，外达肌表，运行气血，周流不休，故脉象能反映全身脏腑和精气神的整体状况。

2. 诊脉的部位和方法

诊脉的部位切脉可按部位分为遍诊法、三部诊法和寸口诊法。自晋代以来主要用寸口诊法，遍诊法和三部诊法已较少采用，只在危急的病症及两手寸口无脉时，才配合使用。

（1）遍诊法。

遍诊法即《黄帝内经》三部九候诊法。切脉的部位有头、手、足三部，每部又各分天、地、人三候，合而为九，故称为三部九候诊法。

（2）三部诊法。

三部诊法首见于汉代张仲景《伤寒论》，即诊人迎、寸口、趺阳三脉。其中，以寸口候十二经，以人迎、趺阳分候胃气。也有去趺阳，加太溪脉，以候肾气者。

（3）寸口诊法。

寸口又称气口或脉口，其位置在腕后高骨（桡骨茎突）内侧桡动脉所在部位。诊脉独取寸口的原理，一是寸口脉气能够反映五脏六腑的气血状况；二是寸口可以观察胃气的强弱，进而推测全身脏腑气血之盛衰；三是寸口在腕后，此处肌肤薄嫩，脉易暴露，切按方便。

3. 诊脉的方法和注意事项

（1）时间。

《黄帝内经》认为清晨是诊脉的最佳时间，因为清晨尚未饮食及活动，阴阳未动，气血未乱，经络调匀，故容易诊得患者的真实脉象。

（2）体位。

患者取坐位或正卧位，手臂放平与心脏近于同一水平，直腕，手心向上，并在腕关节背部垫上脉枕，以便于切脉。

（3）指法。

医生面对患者，一般来说，以左手切按患者的右手，以右手切按患者的左手。诊脉下指时，首先用中指定关，即医生用中指按在患者掌后高骨内侧关脉部位，接着用食指按关前的寸脉部位，无名指按关后的尺脉部位。小儿寸口部位甚短，一般多用一指定关法诊脉，即用拇指统按寸关尺三部脉。

4. 正常脉象

平脉，就是正常人的脉象。平脉形态是三部有脉，一息四至（闰以太息五至，相当于每分钟60~90次），不浮不沉，不大不小，从容和缓，柔和有力，节律一致，尺脉沉取有一定力量，并随生理活动和气候环境的不同而有相应正常变化。平脉的特点是，有胃、有神、有根。脉象从容、和缓、流利，是有胃气的基本特征。即使是病脉，不论浮沉迟缓，但有徐和之象，便是有胃气。心主血而藏神，脉为血之府，血、脉为神之基，神为血、脉之用，因此，健康人的脉象必然有神。肾为先天之本，元阴、元阳之所藏，是人体脏腑组织功能活动的原动力。肾气充足，反映于脉象必根基坚实。

5. 脉诊的临床意义

诊脉是中医临床不可缺少的诊察步骤和内容。脉诊之所以重要，是由于脉象能传递机体各部分的生理病理信息，是窥视体内功能变化的窗口，可为诊断疾病提供重要依据。脉诊在临床中的意义，可归纳为以下四个方面。

（1）辨别病位。

疾病部位有表里之分，外感病大多病位表浅，脉象多浮；内伤杂病多伤及气血阴阳，病变部位相对在里，故脉象大多不浮；病在五脏，脾虚多濡脉，肝病多弦脉，肺虚多虚脉，肾虚多细弱脉，心病多结、代、促、迟、数等脉。

（2）阐述病性。

病症复杂多变，但病性无外乎寒热虚实。脉象能较客观地反映疾病性质。寒病脉多迟、紧、弦；热病脉多数、滑、洪；虚证脉多虚弱无力，如细、弱、濡、缓、微、散等。

（3）推测病因病机。

从脉象推测病因病机在许多古医籍中都有记载，如《金匮要略·水气病脉证治》曰："寸口脉沉而迟，沉则为水，迟则为寒，寒水相搏。"

（4）推断预后。

在疾病发生发展过程中，脉象随之会出现相应的变化。及时准确地辨清脉象，对预测疾病的进退，有一定的临床意义。

（二）按诊

按诊是医生用手直接触摸或按压患者的某些部位，以了解局部冷热、润燥、软硬、压痛、肿块或其他异常变化，从而推断出疾病部位、性质和病情轻重等情况的一种诊病方法。按诊是切诊的重要组成部分，是诊法中不容忽视的一环。按诊不仅可以进一步确定望诊之所见，补充望诊之不足，而且亦可为问诊提示重点，特别是对脘腹部疾病如鼓胀、肠痈、症瘕等，通过按诊则可进一步探明疾病的部位、性质和程度，成为诊断和治疗疾病的重要依据。

1. 按诊的手法

按诊的手法主要有触、摸、按、叩四法。

（1）触法。

触法以手指或手掌轻轻接触患者局部皮肤，如额头、四肢及胸腹部的皮肤，以了解肌肤的凉热、润燥等情况，用于分辨病属外感还是内伤，是否汗出，以及阳气阴津之盈亏。

（2）摸法。

摸法以手指稍用力寻抚局部，如胸腹、腧穴、肿胀部位等，来探明局部的感觉情况，有无疼痛及肿物的形态、大小等，以辨病位及病性的虚实。

（3）按法。

按法以重手按压或推寻局部，如胸腹、肿物部位，以了解深部有无压痛或肿块，肿块的形态、质地、大小、活动程度、肿胀程度、性质等，以辨脏腑虚实和邪气的痼结情况。

（4）叩法。

叩法亦称叩击法，是医生用手叩击患者身体某部，使之震动产生叩击音、波动感或震动感，以此来确定病变的性质和程度的一种检查方法。叩击法有直接叩击法和间接叩击法两种。

2. 按诊的临床意义

按诊为切诊的重要组成部分，在辨证中起着重要的作用。通过按诊不仅可以进一步探明疾病的部位、性质和程度，同时也使一些病症表现进一步客观化，它是对望、闻、问诊所获资料的补充和完善，为全面分析病情、判断疾病提供重要的指征和依据。因此至今按诊仍是临床诊断疾病不可缺少的一环，应给以足够的重视。

（李维佳）

学习任务二　辨证施护

任务目标

1. 掌握八纲辨证施护、脏腑辨证施护、卫气营血辨证施护、六经辨证施护的概念、原则和程序。
2. 熟悉几种不同的辨证施护的内容和要点。
3. 可以根据病情进行正确的施护。

辨证是中医认识和诊断疾病的方法，辨证的过程即是进行护理诊断或提出护理问题的过程，是从整体观点出发，运用中医理论，将四诊所收集的病史、症状、体征等资料进行综合分析，判断疾病的病因、病变的部位、性质和正邪盛衰及各种病变间的关系。

中医有很多辨证方法，如八纲辨证、脏腑辨证、气血津液辨证、六经辨证、卫气营血辨证和三焦辨证等。其中八纲辨证是各种辨证的总纲，脏腑辨证是其他各种辨证的基础。

一、八纲辨证施护

八纲，即表、里、寒、热、虚、实、阴、阳8个辨证纲领。八纲辨证，是用通过四诊所取得的资料，根据病位的深浅，病邪的性质及盛衰，人体正气的强弱等多方面的情况，加以综合分析，归纳为八类不同的证候。掌握了八纲辨证，就能将错综复杂的证候表现加以概括，并持简驭繁地对疾病做出初步诊断。

(一) 表里

表里是辨别病位深浅、病情轻重和病势趋向的两个纲领。

1. 表证

表证是六淫等病邪经皮毛、口鼻侵入机体时产生的证候,为外感病的初起阶段。具有起病急、病程短、病位浅的特点,常见恶寒(或恶风)发热,舌苔薄白,脉浮,或见头身疼痛,咽喉痒痛,鼻塞流涕,咳嗽等症状。表证一般可分为以下几种。

(1) 表寒证。

恶寒重,发热轻,无汗,苔薄白,脉浮紧。

(2) 表热证。

恶寒轻,发热重,或有汗,苔薄黄,脉浮数。

(3) 表虚证。

恶寒或恶风,有汗或微汗,舌质淡,苔薄白,脉浮细无力。

2. 里证

里证是指病变部位在内,因脏腑、气血、骨髓受病所反映的证候。多见于外感病的中、后期或内伤病。里证的成因有:一是外邪袭表不解,内传入里,形成里证;二是外邪直中脏腑;三是情志内伤、饮食劳倦等因素损伤脏腑,或是使脏腑气机失调,气血津液等受病而出现的种种证候。其基本特点是以脏腑气血阴阳失调症状为主要表现,起病可急可缓,一般病情较重、病程较长。

> **知识拓展**
>
> **半表半里证**
>
> 外邪由表内传,尚未入于里;或里邪透表,尚未至于表,邪正相搏于表里之间,称为半表半里证。其表现为寒热往来,胸胁苦满,心烦喜呕,默默不欲饮食,口苦,咽干,目眩,脉弦。

3. 表里证的鉴别要点

外感病中,恶寒发热同时并见的属表证,头身疼痛,喷嚏鼻塞为常见症状,脏腑证候不明显,舌苔变化不大,以浮脉为多见,起病急、病程短、病情轻;但热不寒或但寒不热的属里证、舌苔多有变化、可见多种脉象,起病缓、病程长、病情重。

（二）寒热

寒热是阴阳偏盛偏衰的具体表现，是辨别疾病性质的两个纲领。

1. 寒证

寒证是感受寒邪，或阴盛阳虚，机体功能活动衰减所表现的证候。多因外感寒邪，或因内伤久病，耗伤阳气，或过食生冷寒凉，阴寒内盛所致。临床表现：恶寒或畏寒喜暖，面色苍白，肢冷蜷卧，小便清长、大便稀溏，舌质淡、苔白而润滑，脉迟。

2. 热证

热证是感受热邪，或阳盛阴虚，机体功能活动亢进所表现的证候。多因外感热邪，或寒邪入里化热，或素体阳盛阴虚，或情志内伤，郁而化火，或过食辛辣，蓄积为热，而使机体阳热过盛。临床表现：发热喜凉，口渴喜冷饮，面红目赤，烦躁不宁，痰涕黄稠，小便短赤，大便秘结，舌质红、苔黄而干，脉数。

寒证与热证的鉴别，见表4-1。

表4-1 寒证与热证的鉴别

证候	项目								
	面色	四肢	寒热	口渴	肢体	大便	小便	舌象	脉象
寒证	苍白	不温	怕冷	不渴或饮不多	肢冷蜷卧	稀溏	清长	舌质淡、苔白润	迟
热证	红赤	灼热	恶热	口渴喜冷饮	烦躁不宁	秘结	短赤	舌质红、苔黄干	数

（三）虚实

虚实是用以概括和辨别正气强弱与邪气盛衰的两个纲领。

1. 虚证

虚证是指正气不足，脏腑功能衰减所表现的证候，多见于素体虚弱，后天失调，久病重病后及七情劳倦所导致的阴阳气血亏虚、临床常分为气虚、血虚、阴虚、阳虚4种主要证型。

（1）气虚证。

气虚证指机体元气不足，脏腑功能减退所表现的证候，临床表现：面白无华，少气懒言，语声低微，疲倦乏力，自汗，活动后诸症加重，舌质淡，脉虚弱。

（2）血虚证。

血虚证指血液不足，脏腑、经络、组织器官失其濡养所表现的症候。临床表现：面色淡白或萎黄，唇舌质淡、苔白，头晕眼花，心悸失眠，手足麻木，妇女月经量少，延期或闭经，舌质淡，脉细无力。

（3）阴虚证。

阴虚证指机体阴液亏损，阴不制阳，虚热内盛所表现的证候，临床表现：形体消瘦，午后潮热，颧红盗汗，五心烦热，口燥咽干，舌质红、少苔，脉细数。

（4）阳虚证。

阳虚证指机体阳气不足，失其温煦推动，脏腑功能衰减所表现的证候。临床表现：面色㿠白，形寒肢冷，神疲乏力，自汗，口淡不渴或渴喜热饮，小便清长，大便稀溏，舌质淡、苔白，脉沉迟无力。

2. 实证

实证是指邪气过盛，脏腑功能活动亢盛所表现的证候，多见于外感六淫邪气侵犯人体的初期或中期，邪气亢盛而正气未衰，邪正相争的剧烈阶段，或脏腑功能失调，以致水湿、痰饮、瘀血、宿食等病理产物停留体内所致。由于病邪的性质和所在部位的不同，其临床表现亦有差异。常见的临床表现：发热，精神烦躁，声高气粗，胸胁小腹胀满，疼痛拒按，大便秘结或下痢，小便不利或淋漓涩痛，舌苔厚腻，脉实有力等。

3. 虚证与实证的鉴别

虚证与实证的鉴别，见表4-2。

表4-2　虚证与实证的鉴别

证候	项目							
	病程	体质	精神状态	声音气息	疼痛	胸腹	舌象	脉象
虚证	久病	虚弱	精神萎靡	声低息微	喜按	濡软	舌质淡嫩、少苔	细弱
实证	新病	壮实	精神亢奋	声高气粗	拒按	痞硬胀满	舌质坚敛、苔厚腻	实而有力

（四）阴阳

阴阳是概括病症类别的一对纲领，又是八纲的总纲。它概括其他三对纲领，即表、热、实属阳，里、寒、虚属阴。

1. 阴证

阴证是指体内阳气虚衰，或寒邪凝滞所表现的证候。机体反应多呈衰退的表现。其病属寒、属虚。临床表现：精神萎靡，面色苍白，畏寒肢冷，气短声低，口不渴、大便溏，小便清长，舌质淡嫩、苔白，脉迟弱等。

2. 阳证

阳证是指体内热邪炽盛，或阳气过盛所表现的证候。机体反应多呈亢盛的表现。其病属热、属实。临床表现：身热面赤，精神烦躁，气壮声高，渴喜冷饮，呼吸气粗，大便秘结，小便短赤，舌质红绛，脉洪滑实等。

3. 亡阴证与亡阳证

亡阴与亡阳是疾病过程中的危重证候。一般在高热大汗或发汗太过，剧烈吐泻、失血过多等阴液或阳气迅速亡失的情况下出现。

（1）亡阴证。

亡阴证指体内阴液大量消耗，而表现阴液衰竭的证候。临床表现：汗出而黏，呼吸短促，身热，烦躁不安，渴喜冷饮，面色潮红，舌质红而干，脉细数无力。

（2）亡阳证。

亡阳证指体内阳气严重耗损，而表现阳气虚脱的证候。临床表现：大汗淋漓，面色苍白，精神淡漠，身畏寒，手足厥逆，气息微弱，口不渴或渴喜热饮，舌质淡，脉微欲绝。

亡阴可迅速导致亡阳，亡阳之后亦可出现亡阴，只不过是先后主次的不同而已。因此，在临床分别亡阴亡阳的主次矛盾，才能及时正确地抢救。

八纲辨证虽然每一纲都有特定的内容，但它们是相互联系而不能截然分割的。表里证、寒热证常与虚实证交织在一起，形成错综复杂的多种证候。如表证有表寒、表热、表虚、表实之别，还有表寒里热、表实里虚等变化。同样在里证中也有寒证、里热证、里虚证、里实证之分。且在一定的条件下表里、寒热、虚实是可以相互转化的。总之，疾病是千变万化的，临床必须灵活运用八纲辨证，同时还要结合脏腑辨证等其他的辨证方法，具体分析，才能对疾病做出全面正确的判断。

二、脏腑辨证施护

脏腑辨证是在认识脏腑的生理活动、病理特点的基础上，将通过四诊所收集到的临床症状、体征等进行分析，从而推断疾病所在的脏腑病位、病理性质等的一种辨证方法。脏腑辨证是辨证施护的前提和依据，是中医临床各科实施辨证护理的基础。在脏腑辨证基础上确定的护理原则和护理措施，是中医护理的重要内容。

（一）心与小肠病辨证

1. 心气虚、心阳虚证

心气虚、心阳虚证是指心气不足或心阳虚衰，心失温养所表现的证候。

临床表现：心悸、气短、活动或劳累后加重，自汗，脉细弱或结代，为其共有症状。若兼见面白无华，体倦乏力，舌淡、苔白，则为心气虚；若兼见形寒肢冷，心胸憋闷，舌质淡胖，苔白滑，则为心阳虚。

2. 心血虚、心阴虚证

心血虚、心阴虚是指心血亏虚，心失濡养或心阴亏损，虚热内扰所表现的证候。

临床表现：心悸健忘，失眠多梦为其共有症状。若面白无华、眩晕、唇舌色淡，脉细，为心血虚；若兼见五心烦热，潮热盗汗，颧红，舌质红、少津，脉细数，为心阴虚。

3. 心火炽盛证

心火炽盛是指心之阳亢盛所表现的实热证候。

临床表现：心胸烦热，失眠，面赤口渴，便秘尿黄，舌尖红赤、苔黄，脉数；或口舌生疮、糜烂疼痛，或吐血，甚或狂躁等。

4. 心脉痹阻证

心脉痹阻是指各种原因导致的心脏络脉痹阻不通所表现的证候。

临床表现：心悸怔忡，心胸憋闷或刺痛，痛引肩背内臂，时发时止，舌质紫暗或见瘀斑，脉细涩或结代。

5. 痰迷心窍证

痰迷心窍是指痰浊上蒙心窍所表现的神志异常证候。包括痰厥、癫、痫证。

临床表现：痰厥证，面色晦暗，胸闷作恶，意识模糊，甚至昏迷，喉间痰鸣，苔白腻，脉滑；癫证，神志痴呆，精神抑郁，表情淡漠，喃喃自语，举止失常；痫证，突然昏倒，不省人事，四肢抽搐，两目上视，口吐涎沫，口中如作羊叫。

6. 痰火扰心证

痰火扰心是指痰火扰乱心神所表现的证候。

临床表现：发热，面赤气粗，口苦痰黄，躁狂妄语，喉间痰鸣，舌质红、苔黄腻，脉滑数；或心烦失眠、胸间痰多，头晕目眩；或见神志错乱，苦笑无常，躁狂妄动，打人毁物等。

7. 小肠实热证

小肠实热是指小肠里热炽盛所表现的证候。

临床表现：心烦口渴，口舌生疮，小便短涩，尿道灼痛，尿血，舌质红、苔黄，脉数。

（二）肺与大肠病辨证

1. 肺气虚证

肺气虚是指肺气不足所表现的证候。

临床表咳喘无力，动则气短，痰液清稀，声音低微，倦怠无力，面色淡白，或有自汗畏风，易于感冒，舌质淡，脉虚弱。

2. 肺阴虚证

肺阴虚证是指肺阴不足，虚热内生所表现的证候。

临床表现：干咳无痰，或痰少而稠，甚或痰中带血，口干咽燥，声音嘶哑，形体消瘦，午后潮热，颧红盗汗，五心烦热，舌质红、少津，脉细数。

3. 风寒束肺证

风寒束肺证是指感受风寒，肺卫失宣所表现的证候。

临床表现：咳嗽、痰稀色白，咳声重浊，鼻塞流清涕，或兼恶寒发热，无汗，头身疼痛，苔薄白，脉浮紧。

4. 风热犯肺证

风热犯肺证是指风热之邪侵袭肺卫所表现的证候。

临床表现：咳嗽，咳痰黏稠色黄，口渴，咽痛，微恶风寒，身热，鼻塞流黄浊鼻涕，舌边尖红，苔薄黄，脉浮数。

5. 燥邪犯肺证

燥邪犯肺证是指由燥邪侵犯肺卫所表现的证候。

临床表现：干咳无痰，或痰少而黏，或痰中带血，不易咳出，唇、舌、咽、鼻干燥欠润，或身热恶寒，舌燥少津，脉浮数或细数。

6. 痰热壅肺证

痰热壅肺证是指热邪夹痰，内滞于肺所表现的证候。

临床表现：咳嗽气喘，呼吸气促，甚则鼻翼煽动，咳痰黄稠，或痰中带血，或脓血痰有腥臭味，发热，胸痛，烦躁不安，口渴，小便黄，大便秘结，舌质红苔黄厚腻，脉滑数。

7. 痰湿阻肺证

痰湿阻肺证是指痰湿阻滞于肺，肺失宣降为主所表现的证候。

临床表现：咳嗽，痰多黏稠，色白易咳，胸闷气促，喉中痰鸣，体倦纳少、舌质淡，苔白腻，脉滑。

8. 大肠湿热证

大肠湿热证是指湿热蕴结于大肠所表现的证候。

临床表现：腹痛泄泻，色黄而臭，或下痢脓血，里急后重，肛门灼热，小便短赤或发热口渴、舌质红、苔黄腻，脉滑数。

> **知识拓展**
>
> **考考你**
>
> 贾某，男，56岁。咳嗽，气喘反复发作10年，经常容易感冒。近1个月来，因感冒又复发。现咳嗽无力，少气短息，动则尤甚，胸闷，咳痰清稀，面色淡白，神疲乏力，舌质淡、苔白，脉弱。
>
> 问：贾某所患为何证？

（三）脾与胃病辨证

1. 脾气虚证

脾气虚证是指脾气不足，运化失常所表现的证候。

临床表现：食少，纳呆，腹胀，便溏，倦怠无力，少气懒言，面色萎黄，形体消瘦，舌质淡、苔白，脉缓弱。

2. 脾阳虚证

脾阳虚证是指脾阳虚衰，虚寒内生所表现的证候。

临床表现：腹胀纳少，腹痛喜温喜按，形寒肢冷，大便稀溏或泄泻清谷，口淡不渴，或肢体水肿，或妇女白带量多质稀，舌质淡、体嫩胖大、苔白滑，脉沉迟无力。

3. 中气下陷证

中气下陷证是指脾气虚弱，升举无力，气机下陷所表现的证候。

临床表现：小腹坠胀，食后尤甚，或便意频频，肛门重坠，或久泻久痢不止，甚则脱肛，或内脏下垂，或小便混浊如米泔，伴见头晕目眩，气短乏力，倦怠懒言，食少便溏，面白无华，舌质淡、苔白，脉虚弱。

4. 脾不统血证

脾不统血证是指脾气虚不能统摄血液所表现的证候。

临床表现：便血、尿血或妇女月经量多、崩漏等，出血色淡，伴有便溏，少气懒言，神疲乏力，面白无华，舌质淡，脉细弱。

5. 寒湿困脾证

寒湿困脾证是指寒湿内盛，脾阳受困所表现的证候。

临床表现：小腹胀闷，腹痛便溏，口苦泛恶，口黏不爽，面黄晦暗，头身困重，或肢体水肿，小便短少，舌质淡、体胖、苔白腻，脉濡缓。

6. 脾胃湿热证

脾胃湿热是指湿热蕴结脾胃所表现的证候。

临床表现：小腹痞闷，呕恶纳呆，肢体困重，便溏不爽，小便短赤不利，或面目肌肤发黄，黄色鲜明如橘皮，或肌肤发痒，或身热起伏，汗出热不解，舌质红，苔黄腻，脉濡数。

7. 胃阴虚证

胃阴虚证是指胃阴亏虚，胃失濡润所表现的证候。

临床表现：胃脘隐隐灼痛，饥不欲食，或脘痞不舒，或干呕呃逆，口干舌燥，大便干结，舌质红、少苔或无苔，脉细数。

8. 胃火炽盛证

胃火炽盛证是指胃中火热炽盛所表现的证候。

临床表现：胃脘灼痛，吞酸嘈杂，或食入即吐，渴喜冷饮，消谷善饥，或牙龈溃烂肿痛，口臭，便结尿黄，舌质红、苔黄，脉滑数。

9. 食滞胃脘证

食滞胃脘证是指食物停滞胃脘，不能腐熟所表现的证候。

临床表现：脘腹胀满，嗳腐吞酸，或呕吐腐馊食，吐后减痛，厌食，矢气酸臭，便溏，泄下物酸腐臭秽，舌苔厚腻，脉滑。

（四）肝与胆病辨证

1. 肝血虚证

肝血虚证是指因肝藏血不足，导致肝血亏虚所表现的证候。临床表现：眩晕耳鸣，面白无华，爪甲不荣，两目干涩，视物模糊，夜盲，肢体麻木，筋脉拘挛，月经量少，或闭经，舌质淡，脉细。

2. 肝阴虚证

肝阴虚证是指肝阴不足，虚热内扰所表现的证候。

临床表现：头晕，头痛，耳鸣，胁肋隐痛，两目干涩，视物模糊，烦躁失眠，五心烦热,潮热盗汗,咽干口燥,舌质红、少津,脉弦细数。

3. 肝气郁结证

肝气郁结证是指肝失疏泄,气机郁滞所表现的证候。

临床表现:情志抑郁或易怒,善太息,胸胁或小腹胀痛,或咽部有哽塞感。妇女可见乳房胀痛,痛经,月经不调,甚则闭经。

4. 肝火上炎证

肝火上炎证是指肝经气火上逆所表现的实热证候。

临床表现:头胀痛,眩晕,面红目赤,急躁易怒,口苦咽干,失眠或噩梦纷纭,胁肋灼痛,耳鸣耳聋,尿黄便秘,或吐血,或目赤肿痛,舌质红、苔黄,脉弦数。

5. 肝阳上亢证

肝阳上亢证是指肝失疏泄,肝阳亢奋,或肝肾阴虚,阴不潜阳,肝阳上扰头目所表现的证候。

临床表现:头胀痛,眩晕目胀,或面部烘热,脉弦。或兼见面红目赤,口苦咽干,急躁易怒,大便秘结,小便黄,舌质红、苔黄,脉弦数等肝阳化火证候。

6. 肝风内动证

凡病变过程中出现动摇、眩晕、抽搐等症状的,均叫肝风内动证。一般常有肝阳化风证、热极生风证和血虚生风证三种。

(1)肝阳化风证是指肝阳亢逆无制而表现风动的证候。

临床表现:眩晕欲仆,头痛而摇,项强肢麻,肢体震颤,言语不利,步履不稳,舌质红,脉弦细。若猝然昏倒,不省人事,口眼㖞斜,半身不遂,喉中痰鸣,则为中风。

(2)热极生风证是指热邪亢盛引起抽筋等动风的证候。

临床表现:高热,烦渴,躁扰不安,抽搐,项强,两目上翻,甚则角弓反张,神志昏迷,舌质红、苔黄,脉弦数。

(3)血虚生风证是指血虚筋脉失养所表现的风动证候。

临床表现,见肝血虚证。

7. 肝胆湿热证

肝胆湿热证是指湿热蕴结肝胆所表现的证候。

临床表现:胁肋胀痛,口苦纳呆,呕恶腹胀,大便不调,小便短黄,苔黄腻,脉弦数,或见阴囊湿疹,睾肿热痛,外阴瘙痒,带下黄臭。

8. 寒凝肝脉证

寒凝肝脉证是指寒邪凝滞肝脉所表现的证候。

临床表现：小腹胀痛，睾丸坠胀，遇寒加重，或阴囊缩，痛引小腹，苔白，脉沉弦。

9. 胆郁痰扰证

胆郁痰扰证是指胆失疏泄，痰热内扰所表现的证候。

临床表现：惊悸不寐，烦躁不安，口苦泛恶呕吐，胸闷胁胀，头晕目眩、耳鸣，舌质黄、苔腻，脉弦滑。

（五）肾与膀胱病辨证

1. 肾阳虚证

肾阳虚证是指肾脏阳气虚衰所表现的证候。

临床表现：腰膝酸软，形寒肢冷，头晕耳鸣，神疲乏力，阳痿，不孕，尿少，水肿，或五更泄，面色苍白，舌质淡、体胖，脉沉弱。

2. 肾阴虚证

肾阴虚证是指肾阴液亏虚，虚热内扰所表现的证候。

临床表现：眩晕，耳鸣耳聋，失眠多梦，咽干舌燥，腰膝酸软，形体消瘦，五心烦热，盗汗，男子遗精，女子闭经，不孕，或见崩漏，舌质红、少苔而干，脉细数。

3. 肾精不足证

肾精不足证是指肾精亏损导致生殖生长功能低下所表现的证候。

临床表现：男子精少不育，女子经闭不孕，性功能减退，小儿发育迟缓，身材矮小，智力和动作迟钝，囟门迟闭，骨骼痿软。成人则见早衰，发脱齿摇，耳鸣耳聋，健忘，足痿无力。

4. 肾气不固证

肾气不固证是指肾气亏虚，固摄无权所表现的证候。

临床表现：腰膝酸软，小便频数清长，遗尿，小便失禁或余沥不尽，夜尿多，滑精早泄，白带清稀，胎动易滑，舌质淡、苔白，脉沉弱。

5. 肾不纳气证

肾不纳气证是指肾气虚衰，气不归元所表现的证候。

临床表现：久病咳喘，呼多吸少，气不得续，动则喘息更甚，自汗神疲，声音低怯，腰膝酸软，舌质淡、苔白，脉沉细无力。

6. 膀胱湿热证

膀胱湿热证是指湿热蕴结膀胱所表现的证候。

临床表现：尿急，尿频，尿涩少而痛，尿黄赤混浊，或尿血，或尿中有沙石，伴有发热腰痛，舌质红、苔黄腻，脉数。

（六）脏腑兼病辨证

人体各脏腑之间在生理功能上是相互密切联系的，因而病变时常相互影响。常见有脏病及脏、脏病及腑、腑病及脏、腑病及腑。凡两个以上脏腑相继或同时发病者，即为脏腑兼病。

脏腑兼病，证候极为复杂，但一般以脏与脏、脏与腑的兼病常见。具有表里关系的病变，已在五脏辨证中论述，现对临床最常见的兼证进行讨论。

1. 心肾不交证

心肾不交证是指心肾水火既济失调所表现的证候。

临床表现：心烦不寐，心悸健忘，头晕耳鸣，腰酸遗精，五心烦热，咽干口燥，或伴见腰部下肢酸困发冷，舌质红，脉细数。

2. 心肾阳虚证

心肾阳虚证是指心肾两脏阳气虚衰，阴寒内盛所表现的证候。

临床表现：畏寒肢冷、心悸怔忡，小便不利，肢体水肿，或唇甲青紫，舌淡暗或青紫，苔白滑，脉沉微细。

3. 心肺气虚证

心肺气虚证是指心肺两脏气虚所表现的证候。

临床表现：心悸咳喘，气短乏力，动则尤其，胸闷，痰液清稀，头晕神疲，自汗声怯，舌质淡、苔白，脉沉弱或结代。

4. 心脾两虚证

心脾两虚证是指心血不足，脾气虚弱所表现的证候。

临床表现：心悸怔忡，失眠多梦，眩晕健忘，面色萎黄，食欲不振，腹胀便溏，神倦乏力，或皮下出血，妇女月经量少色淡，淋漓不尽等，舌质淡嫩，脉细弱。

5. 心肝血虚证

心肝血虚证是指心肝两脏血液亏虚所表现的证候。

临床表现：心悸健忘，失眠多梦，眩晕耳鸣，面白无华，两目干涩，视物模糊爪甲不荣，肢体麻木，震颤拘挛，妇女月经量少、色淡，甚则经闭，舌质淡、苔白脉细弱。

6. 肝火犯肺证

肝火犯肺证是指肝经气火上逆犯肺所表现的证候。

临床表现：胸胁灼痛，急躁易怒，头晕目赤，烦热口苦，咳嗽阵作，痰黏量少色黄，甚则咳血，舌质红、苔薄黄，脉弦数。

7. 肝胆不调证

肝胆不调证是指肝失疏泄，脾失健运所表现的证候。

临床表现：胸胁胀满窜痛，喜太息，情志抑郁或急躁易怒，纳呆腹胀，便溏不爽，肠鸣矢气或腹痛欲泻，泻后痛减、舌苔白或腻，脉弦。

8. 肝胃不和证

肝胃不和证是指肝失疏泄、胃失和降表现的证候。

临床表现：小腹胀闷疼痛、嗳气呃逆，嘈杂吞酸，烦躁易怒，舌红、苔薄黄，脉弦或带数象。或巅顶疼痛，遇寒则甚，得温痛减，呕吐涎沫，形寒肢冷，舌质淡、苔白滑，脉沉弦紧。

9. 肝肾阴虚证

肝肾阴虚证是指肝肾两脏阴液亏虚所表现的证候。

临床表现：头晕目眩，耳鸣健忘，失眠多梦，咽干口燥，腰膝酸软，胁痛，五心烦热，面红盗汗，男子遗精，女子经少，舌质红、少苔，脉细数。

10. 脾肾阳虚证

脾肾阳虚证是指脾肾两脏阳气亏虚所表现的证候。

临床表现：面色发白，畏寒肢冷，腰膝或下腹冷痛，久泻久痢，或五更泄泻，或下利清行，或小便不利，面浮身肿，甚则腹胀如鼓，舌质淡、体胖、苔白滑，脉沉细。

11. 肺脾气虚证

肺脾气虚证是指脾肺两脏气虚所表现的虚弱证候。

临床表现：久咳不止，气短而喘，痰多稀白，食欲不振，腹胀便溏，声低懒言，疲倦乏力，面色发白，甚则面浮足肿，舌质淡、苔白，脉细弱。

12. 肺肾阴虚证

肺肾阴虚证是指肺、肾两脏阴液不足所表现的证候。

临床表现：咳嗽痰少，或痰中带血甚至咳血，口燥咽干，声音嘶哑，形体消瘦，腰膝酸软，颧红盗汗，骨蒸潮热，男子遗精，女子月经不调，舌质红、少苔，脉细数。

知识拓展

考考你

宋某，女，52岁。6年来一直睡眠不佳，近20天来通宵失眠。精神疲倦，口干，

> 头晕，性情急躁，遇忧伤事则欲哭，舌质淡、苔薄白，脉细弦。
>
> 问：宋某所患为何证？

三、卫气营血辨证施护

卫气营血辨证，是用于外感温热病的一种辨证方法。是将外感温热病的病变过程分为卫、气、营、血四个阶段，用以说明病位的深浅、病情的轻重和传变规律，并指导临床治疗。卫气营血辨证就其病变部位和病情轻重而言，卫分证主表，病在肺与皮毛，多为温热病的初期，病势较轻；气分证主里，病在肺、胸膈、胃、肠等，多为温热病的热盛期，病势较重；由气入营，是热邪侵犯心与心包，多为温热病的严重阶段，病势已属深重；若出现血分证候，表示热已深入肝肾，多为温热病的危重阶段。

外感温热病多起于卫分，渐次传入气分、营分、血分。但由于四时气候不同，邪气性质的差异，以及患者体质的强弱等因素的影响，外感温热病也有起病即从气分或营分开始，或病虽入气分，而卫分之邪仍未解除的；还有不仅气分有热，而血分同时受到热灼的，酿成气血两燔等。因此，在临床辨证时，必须根据证候的不同表现，进行具体分析，灵活运用，才能作出正确的判断。

知识拓展

> 温邪上受，首先犯肺，逆传心包，肺主气属卫，心主血属营。
>
> 大凡看法，卫之后方言气，营之后方言血。
>
> ——《外感温热篇》

（一）卫分证

卫分证是指温热病邪侵犯肌表，卫外功能失常所表现的证候，一般常见于外感温热病的早期。因为肺主皮毛，卫气通于肺，故卫分证常伴有肺经病变的见症。

1. 临床表现

发热，微恶风寒，舌边尖红，苔薄白或微黄，脉浮数，常伴有头痛、口干微渴、咳嗽、咽喉肿痛。

2. 证候分析

温热病邪，犯于肌表，卫气被郁，故发热、微恶风寒；温为阳邪，所以多发热重恶寒轻；阳热上扰清窍故头痛；卫气被郁则肺气不宣，故咳嗽；邪在卫分，伤津不重，则口干微渴；温热上灼咽喉，气血壅滞，故咽喉红肿热痛；舌边尖红，脉浮数，为温热之邪初犯肺卫之征。

3. 辨证要点

本证以发热、微恶风寒、舌边尖红、脉浮数为特点。

4. 治则

辛凉解表。方选银翘散或桑菊饮加减。

（二）气分证

气分证，是温热病邪内传脏腑，正盛邪实，阳热亢盛为表现的里实热证候。多由卫分病不解，邪热内传于气分所致，或温热之邪直入气分。由于邪所侵犯脏腑部位不同，故反映的证候也有很多类型，常见的有邪热壅肺、热扰胸膈、胃热亢盛、热结肠道、热郁于胆等。

1. 临床表现

发热，不恶寒反恶热，心烦，口渴，小便短赤，舌红苔黄，脉数；热壅于肺见咳喘、胸痛、咯吐黄稠痰；热扰胸膈，兼见心烦，坐卧不安；热结肠腑，兼见日晡潮热、便秘，或下利稀水，腹满硬痛，苔黄燥起，脉沉实有力；热郁于胆，兼见寒热如疟，胁痛，口苦，干呕，脉弦数。

2. 证候分析

热邪入于气分，正邪剧争，阳热亢盛，故发热而恶热；邪已去表，所以不恶寒；热灼津伤，则小便短赤；热盛血涌，则舌红、苔黄、脉数；热盛津伤则口渴；热扰心神则烦躁；热壅于肺，肺失清肃，气机不利，故咳喘胸痛；肺热炼液成痰，所以痰多黄稠；热扰胸膈，郁而不达，故心烦，坐卧不安；热炽阳明，胃热亢盛，蒸腾于外，故壮热不已；热逼津液，故大汗出；热盛津伤，则烦渴引饮；内热充斥，气盛血涌，故脉来洪大；热结肠道，燥热与糟粕相结，腑气不通，故腹满硬痛，大便秘结，或热结旁流，下利清水，燥热内盛，故日晡潮热，苔黄燥起，脉沉实有力；若热郁于胆，胆气上逆则口苦；经气不利则胁痛；胆热犯胃，胃失和降则干呕；脉弦数为胆经有热之象。

3. 辨证要点

本证以发热不恶寒、反恶热、舌红苔黄、脉数有力为辨证要点。再根据兼见症状的特点,判断邪气所侵及的脏腑。

4. 治则

邪热壅肺证治宜清热宣肺平喘,方选麻杏石甘汤;热扰胸膈证治宜清热除烦,方选栀子豉汤;胃热亢盛证治宜清热生津,方选白虎汤;热结肠道证治宜峻下热结,方选大承气汤;热郁于胆证,方选黄连温胆汤。

(三)营分证

营分证,是温热病邪内陷,灼伤营阴所表现的证候。营分证是温热病邪内陷较为深重的阶段。多由气分病不解内传入营,也有从卫气逆传而入营分的。

1. 临床表现

夜身热甚,口渴不甚,心烦不寐,甚或神昏谵语,斑疹隐隐,舌质红绛,脉细数。

2. 证候分析

邪热入营,灼伤营阴,真阴被劫,故身热灼手,入夜尤甚;邪热蒸腾,津液上潮于口,故口渴不甚;营分有热,心神被扰,故心烦不寐,甚则神昏谵语;热窜血络,故斑疹隐现而未全透;舌质红绛,脉细数为邪热入营,营阴劫伤之象。

3. 辨证要点

本证以身热夜甚、心烦神昏、舌红绛、脉细数为特点。

4. 治则

清营泻热,清心开窍。方选清营汤、安宫牛黄丸、至宝丹、紫雪丹等。

(四)血分证

血分证,是卫气营血病变的最后阶段,也是温热病发展过程中最为深重的阶段。心主血,肝藏血,故邪热入于血分,热必影响心、肝两脏。而邪热久羁,以致耗伤真阴,病又多及于肾,所以血分证以心、肝、肾病变为主。临床表现除具有营分证候,且较为重笃外,更以耗血、动血、阴伤、动风为特征。多由营分证不解传入血分,亦由气分邪热直入血分而形成。

1. 血分实热

(1)临床表现。

在营分证的基础上,更见躁扰、谵妄、斑疹透露、色紫或黑、吐血衄血、便血、尿血、舌质深绛或紫;或兼抽搐、颈项强直、角弓反张、两目上视、牙关紧闭、脉弦数。

(2) 证候分析。

血热扰心，则躁扰发狂、谵妄；血分热甚，迫血妄行，故见吐血、衄血、便血、尿血；热灼津伤，血行淤滞，则斑疹紫黑、舌质深绛或紫；实热伤阴耗血，故脉细数；血热内灼肝经，肝风内动，故见抽搐，颈项强直，角弓反张，两目上视，牙关紧闭，脉弦数。

(3) 辨证要点。

本证以身热夜甚、神昏谵语、斑疹紫黑、吐衄、舌质深绛为特点。

(4) 治则。

凉血散淤。方选犀角地黄汤加减，抽搐者加紫血丹。

2. 血分虚热

(1) 临床表现。

持续低热、暮热朝凉、五心烦热、热退无汗、口干咽燥、神倦、耳聋、形瘦、舌上少津、脉象虚细或见手足蠕动、抽搐。

(2) 证候分析。

邪热久羁血分，劫灼肝肾之阴，以致精血耗损，虚热内生，故低热、暮热朝凉、五心烦热；阴精耗竭，不能上承清窍，故口干咽燥，舌上少津；肾开窍于耳，肾阴亏耗则耳聋失聪；阴精亏损，神失所养，故神倦、形瘦；脉象虚细为精亏之征象；若血虚不能养筋，虚风内动，故手足蠕动、抽搐。

(3) 辨证要点。

本证以持续低热、五心烦热或见手足蠕动、抽搐为特点。

(4) 治则。

养阴清热。方选青蒿鳖甲汤加减加减。虚风内动者治以滋阴熄风为法，方选大定风珠加减。

四、六经辨证施护

汉代张仲景著《伤寒论》，将外感疾病演变过程中的各种证候群，进行综合分析，归纳其病变部位，寒热趋向，邪正盛衰，而区分为太阳、阳明、少阳、太阴、厥阴、少阴六经。几千年以来，它有效地指导着中医学的辨证施治。

六经病症，是经络，脏腑病理变化的反映。其中三阳病症以六腑的病变为基础；三阴病症以五脏的病变为基础。所以说六经病症基本上概括了脏腑和十二经的病变。运用六经辨证，不要局限于外感病的诊治，对肿瘤和内伤杂病的论治，也同样具有指导意义。

六经病症从病变部位上讲,太阳病主表,阳明病主里,少阳病主半表半里,而三阴病统属于里。三阳病症以六腑的病变为基础,三阴病症以五脏的病变为基础。所以说六经病症实际上基本概括了脏腑和十二经脉的病变。但由于六经辨证的重点,在于分析外感风寒引起的一系列的病理变化及其传变规律,因而不能等于内伤杂病的脏腑辨证。从病变的性质与邪正的关系看,三阳病多热,三阴病多寒,三阳病多实,三阴病多虚。可见,六经辨证也寓有八纲辨证的思想。

知识拓展

传　经

病邪从外侵入,逐渐向里传播,由这一经的证候转变为另一经的证候,称为传经。传经与否,主要取决于受邪的轻重、病体的强弱和治疗得当与否。传经的一般规律如下。

1. 循经传

循经传是按六经次序相传,如太阳→阳明→少阳→太阴→少阴→厥阴,或太阳少阳→阳明→太阴→少阴→厥阴。

2. 越经传

不按循经次序,而是隔一经或隔两经相传,如太阳病不愈,不传少阳而传阳明或太阴。

3. 表里传

表里传是互为表里的两经相传,如太阳传少阴。

(一)太阳病症治

凡出现发热,恶寒,头痛,项强,脉浮等脉证,就叫太阳病。太阳病分为经证和腑证二类。经证为邪在肌表的病变;腑证是太阳经邪不解而内传于膀胱所引起的病变。

1. 临床表现

《伤寒论》说:"太阳之为病,脉浮,头项强痛而恶寒。""太阳病,发热汗出,恶风,脉缓者,名为中风。""太阳病,或已发热,或未发热,必恶寒,体痛呕逆,脉阴阳俱紧者,名为伤寒。"

2. 病理机制

（1）太阳经证：分为三型。

①其人营卫不和，卫失固外开阖之权，肌表疏泄者为中风（即伤风，不是脑溢血）。发热，汗出，恶风，脉缓（表虚证）。

②其人卫阳被遏，营卫瘀滞不通，肌表致密者为伤寒。发热，无汗，恶寒，脉紧，体痛（表实证）。

③其人外受温邪，津伤内热者为温病。发热，口渴，不恶寒（里热证）。

中风、伤寒、温病，均属表证，所以均有"发热，头痛，脉浮"，但其鉴别点是：中风为脉浮缓，有汗，舌苔薄白。伤寒为脉浮紧，无汗而喘，舌苔薄白。温病为脉浮数，发热，口微渴，微恶寒，舌尖舌质红绛。

（2）太阳腑证：分为二型。

①邪气内入膀胱，影响膀胱气化功能失调，以致气结水停，小便不利，为蓄水证。发热恶风，小便不利，消渴，水入则吐，脉浮数。

②热结下焦，瘀血不行，以致鞭满如狂，小便自利为蓄血证。小腹急结或鞭满，如狂发狂。小便自利，身体发黄，脉沉结。

鉴别点：蓄水是邪入膀胱气分，故只有小便不利而无神志症状。蓄血是邪入膀胱血分，故只有神志症状而无小便不利。

3. 治则方药

（1）太阳经证治法。

①中风：为太阳表虚证，是卫强营弱，营卫不和，治疗中风只需调和营卫，汗出病解，可用桂枝汤。

②伤寒：为太阳表实证，腠理致密不得汗出，非解表发汗不足以祛邪外出，可用麻黄汤。

③温病：为内热津伤，《伤寒论》未出方治，内热原因甚多，凡伤津者，多属阳盛生火而耗阴，加之阴血清凉之性不足，又多从肝、胃初起，固不当外发，发则舍近求远，当以补中填精以充其所耗，凉血泄热为从急治则，表证得平，内耗得充，则人正气不失；并寻六经邪之所凑，佐以攻伐以治之，多收内化之效。而邪之去路，当以寒凉开泄门以泻痢，得泻则中焦轻寒，盖余阳借诸经反归而致，则中焦热可解。

（2）太阳腑证治法。

①蓄水证：为膀胱气化不行而致水气停蓄，五苓散（茯苓、猪苓、桂枝、泽泻、白术）具有化气利水的功能，故为蓄水证主方。

②蓄血证：是瘀血不行，热结下焦，应攻瘀逐血，可根据轻重缓急，选用桃核承

气汤。

(3) 太阳病兼证治法。

①太阳中风兼气逆作喘，用桂枝汤加厚朴、杏仁治之。

②太阳病兼项背强几几（即拘急不舒），有汗属表虚，无汗属表实，虚用桂枝加葛根汤，实用葛根汤。

③太阳病兼热郁于内（内热，烦躁，口渴），有汗属表虚，无汗属表实，虚用桂枝二越婢一汤，实用大青龙汤。

(二) 阳明病症治

凡出现身热，汗自出，不恶寒反恶热，脉大等证，就叫阳明病。阳明病分经证和腑证二类；阳明经证是邪在胃中的病变；阳明腑证是邪在大肠的病变。

1. 临床表现

《伤寒论》说："阳明之为病，胃家实是也。""伤寒三日，阳明脉大。""阳明病外证云何？"答曰："身热，汗自出，不恶寒，反恶热也。""伤寒，若吐若下后不解，不大便五六日，上至十余日，日晡所发潮热，不恶寒，独语如见鬼状。若剧者，发则不识人，循衣摸床，惕而不安，微喘直视，脉弦者生，涩者死。微者，但发热谵语者，大承气汤主之，若一服利，则止后服。""阳明病，汗出多而喘者，不可与猪苓汤，以汗多胃中燥，猪苓汤复利其小便故也。"

2. 病理机制

(1) 阳明经证。

外邪入里化热，热与燥相合于胃中，以致消烁津液，出现身热、汗出、口渴引饮、脉洪大等。

(2) 阳明腑证。

外邪入里化热，与大肠的燥热相合，以致津液被耗，燥结成实，阻滞于中，即产生潮热、谵语、便秘、腹满而痛、脉沉实等证。

3. 治则方药

当其高热散漫之际，则以寒凉药清热为治，所以阳明经证主要用清法，可选用辛寒苦寒清解里热的方剂；若热与实结于大肠则以寒下药为治，急下存阴，争取时间，不使煎熬津液，所以腑证主要用以下方法，亦可选用苦寒泻下的方药。

(1) 阳明经证治法。

阳明经证是里热蒸腾所致，表里俱热，所以治宜石膏汤。

（2）阳明腑证治法。

阳明腑证是邪热已与大肠糟粕搏结成实热证。治疗的目的是排除燥实，清肃里热。由于病变有轻重缓急的不同，所以阳明腑证的治法有三个方子：调胃承气汤为泻下缓剂，是治疗腑实初起，结而未实，或津液受损以燥热为主的证候，小承气汤是治疗腑实以痞满实为主；大承气汤是治疗腑实以痞满燥实为主。

"实则阳明，虚则太阴"，这是一句有实践经验的中医谚语。阳明病可以转变为太阴病，也就是抗病力由强到减弱的表现，预后不良；太阴病也可以转变为阳明病，则表示抗病力由弱转强，预后佳良。

（三）少阳病症治

凡出现口苦、咽干、目眩，往来寒热，胸胁苦满，默默不欲饮食，心烦喜呕，脉弦细等脉证，就叫少阳病。少阳证是邪在肝胆的病变。

1. 临床表现

《伤寒论》说："少阳之为病，口苦，咽干，目眩。""伤寒五六日，中风，往来寒热，胸胁苦满，默默不欲饮食，心烦喜呕，或胸中烦而呕，或渴，或腹中痛，或胁下痞硬，或心下悸，小便不利，或不渴，身有微热，或咳者。""本太阳病不解，转入少阳者，胁下硬满，干呕不能食，往来寒热，尚未吐下，脉沉紧者。"

2. 病理机制

外邪侵犯肝胆，肝胆之气火上逆而亢，以致出现口苦、咽干、目眩。邪在胆而逆（影响）在胃，故有喜呕不欲食等消化功能失常。气机不爽即发生胸胁苦满。邪正相争，正气虚弱不能抗邪外出则往来寒热。

3. 治则方药

（1）少阳正治法。

少阳病无太阳之表证，邪不在表，故不可发汗（若汗则耗伤津液，反使病邪内传）；无阳明之里实证，邪不在里，故不可用下法（若下则阴虚火动而易成惊）；胸中无邪实，邪不在胸膈，故不能吐（若吐则伤阳成悸）。所以少阳有三禁（禁汗、禁下、禁吐）。少阳病的治疗原则，应以和解表里为主（即不发汗的解热法），然而，少阳病多是有兼表兼里，可在和解的基础上，兼用太阳汗法，或兼用阳明下法，随证施治。

因为少阳病是邪居半表半里，有和解表里作用的小柴胡汤为少阳病的主治方。

（2）少阳兼证治法。

①发热微恶寒，肢节烦痛，心下痞结，微呕，是少阳兼太阳病，可用柴胡桂枝汤。

②少阳证而复见腹满痛，郁郁微烦，心以下急，大便不通，舌苔干黄等，是少阳兼阳

明里实证，用大柴胡汤。

③少阳病腹中拘急而痛，脉象浮沉弦，是少阳病兼里气不足，先用小建中汤补虚，服药后里虚得复，而少阳病症不减，再用小柴胡汤和解之。

④胸胁满微结，小便不利，渴而不呕，但头汗出，往来寒热，心烦等，是邪热陷于少阳，水饮不化，当宜柴胡桂枝干姜汤和解宣饮。

⑤胸满烦惊，小便不利，谵语，身痛不可转侧，是邪入少阳正虚神浮，可用柴胡加龙骨牡蛎汤。

⑥热气（胃热）上逆呕吐、寒邪犯胃而腹痛，是上热下寒，用黄连汤清上温中。

（四）太阴病症治

临床上凡是出现腹满而吐，食不下，自利，时腹自痛，脉缓弱等证，就叫太阴病。是脾虚湿盛，病在脾经病变。

1. 临床表现

《伤寒论》说："太阴之为病，腹满而吐，食不下，自利益甚，时腹自痛，若下之，必胸下结硬。"

2. 病理机制

寒湿内阻，损及脾阳，或寒邪直犯脾经，损及脾胃都会影响水谷的消化和排泄，寒湿邪阻运化，故时腹自痛。寒湿犯胃故呕吐。胃气呆滞故食不下。寒湿不化，脾气不升，故见自利。

3. 治则方药

（1）太阴病症治法。

太阴病因属里虚寒证，脾胃虚寒，故其治疗原则，当以温法补法为主，以温中散寒为重点。如表证偏重的，先行解表；里证为急的，先治其里。《伤寒论太阴篇》没有肯定方子，我们根据里虚寒证来看，自当温里为主，以理中汤为太阴病主方。

（2）太阴病兼变证治法。

①既有下利腹胀满（太阴里虚证），又有身体疼痛（太阳表证），是里虚挟表，当先用理中汤温里，然后再用桂枝汤治表。

②表证未解，而又有腹满时痛，用桂枝加芍药汤（桂枝汤加重芍药用量），表未解挟有宿食而里实满痛，用桂枝加大黄汤。

（五）厥阴病症治

1. 临床表现

《伤寒论》说："厥阴之为病，消渴，气上撞心，心中疼热，饥而不欲食，食则吐蛔，下之利不止。""伤寒脉微而厥，至七八日肤冷，其人躁，无暂时安者，此为藏厥。""伤寒发热四日，厥反三日，发热四日，厥少热多者，其病当愈，四日至七日热不除者，必便脓血。""伤寒厥四日，热反三日，复厥五日，其病为进，寒多热少，阳气退故为进也。"

厥阴病在临床上可归纳为四类。

（1）上热下寒证。

消渴，气上冲心，心中疼热为上热证；饥而不欲食，食则吐蛔，下之利不止为下寒证。

（2）厥热胜复证。

厥热胜复证为四肢厥逆与发热交错出现。

（3）厥逆证。

厥逆证就是四肢厥冷，轻者不过腕踝，重者可越过肘膝。

（4）下利吐哕证。

热利下重为湿热下利，下利谵语为实热下利，下利清谷为虚寒下利。干呕、吐涎沫、头痛为寒饮呕吐，呕而发热为发热呕吐，哕而腹满为里实哕逆。

2. 病理机制

病至厥阴，则肝木失调，心包也受邪犯，相火上炎为热，心火不能下达为寒，所以有上热下寒；在正邪交争中，阳盛阴衰则热多寒少；阴盛阳衰则寒多热少，所以有厥逆胜复。病邪内陷，气血紊乱，阴阳不能顺接，所以有各种厥逆证。肝胃气逆或湿热下注或实热壅结或脾胃虚寒，所以有吐利。

3. 治则方药

厥阴病为里虚而寒热错杂之症，其治法：上热下寒者，治宜寒热并用，厥阴寒证则宜温里寒，厥阴热证则宜清下热，厥多热少治宜温阳。厥少热多则自愈。

（1）厥阴病症治法。

①消渴，气上撞心，心中疼热，饥而不欲食，食则吐蛔，下之利不止，是寒热错杂证，治疗也当寒温并施，乌梅丸是厥阴病寒热错杂证的主方，又善治蛔厥证与厥阴久利。

②吐逆自利，食入即吐，气味酸臭浑浊。本证也是上热下寒，证情比较复杂，故也寒热并投。上热宜清，下寒宜温，正虚宜补，用干姜、黄芩、黄连、人参汤（药如方名）治之。

③下利不止，手足厥逆，咽喉不利，唾脓血。邪热当清，寒邪当温，正虚当补，郁阳当宣，寒热杂呈，故用药也当温凉补散兼施，用麻黄升麻汤。

④利下黏腻脓血，腹痛，里急后重，肛门灼热，口渴，脉数有力，是热性下利，故以大苦大寒的白头翁汤治之，有很好的疗效。

⑤血虚受寒，正气被郁，手足厥冷，脉细欲绝，当归四逆汤最为适用。

⑥干呕、吐涎沫、头痛，为寒饮呕吐，用吴茱萸汤。

(2) 厥阴病变证治法。

①呕而发热，是病邪由阴转阳的征兆；法当因势利导，用小柴胡汤和解之。

②下利谵语是实热下利，厥阴邪热外出，与肠胃之热相合，因燥实尚未结鞭，故只宜小承气汤缓攻之。

(3) 厥逆证治法。

①下利厥逆，大汗出，身微热而恶寒，小便利，脉微欲绝，阴盛阳微，阳气有外脱之象，为寒厥证，急当扶阳抑阴，用四逆汤。

②口干、舌燥、烦渴引饮、小便黄赤，属热厥证，用石膏汤。

③肤冷、时静时烦、得食呕吐、常自吐蛔、为蛔厥，乌梅丸具有降逆止呕，温胃安蛔，故为蛔厥主方。

(六) 少阴病症治

少阴病是六经中最后层次和最危重的阶段，多出现精神极度衰惫、欲睡不得，似睡非睡的昏迷状态。少阴病是邪在心肾的病变，分寒化热化两种。

1. 临床表现

《伤寒论》说："少阴之为病，脉微细，但欲寐。""少阴病，恶寒身蜷而利，手足逆冷者，不治。"

2. 病理机制

阴气不足，故脉微。阴血不足，故脉细。虚弱萎靡故但欲寐。心肾水火不济，病邪从水化寒，阴寒内盛，故出现一派寒化症状。若病邪从火化热伤阴而阴虚阳亢，则出现一派热化症状。

3. 治则方药

少阴病的治疗原则，以扶阳，育阴为主法。寒化则扶阳，宜温补法；热化则育阴，宜兼清热法。少阴兼表用温经发汗法；实热内结用急下存阴法。

(1) 寒化证。

本证是少阴病过程中较多见的，其症状是：无热恶寒，脉微细，但欲寐，四肢厥冷，下利清谷，呕不能食，治疗当以回阳救逆为急务，宜四逆汤。

（2）热化证。

以阴虚阳亢和阴虚火热相搏两种为主。

①心烦、不得卧、口燥咽干、舌尖红、脉细数、属阴虚阳亢，宜清热育阴的黄连阿胶汤。

②下利、小便不利、咳嗽、呕吐、口渴、心烦不得眠，用猪苓汤滋阴清热，分利水气。

（3）少阴兼太阳表实证。

发热恶寒无汗、足冷、脉反沉，用麻黄附子细辛汤或麻黄附子甘草汤（药如方名）。

（4）少阴兼阳明里实证。

口燥咽干，腹胀鞕满而痛，不大便或下利清水，宜用大承气汤急下存阴。

六经病症是经络脏腑病理变化的反映，而经络脏腑是相互联系的整体，故某一经的病变，很可能影响到另一经。所以六经病有相互传变的证候。其传变规律有传经、合病、并病、直中等。

运用六经辨证，能正确地掌握外感病发展变化的规律，在治疗上其有重要的指导作用。六经病症的治疗原则，三阳病重在祛邪，三阴病重在扶正。

（宣亚男）

学习任务三　中医护理总则

任务目标

1. 掌握中医护理的预防为主、扶正祛邪、标本缓急、因时、因地、因人制宜的四个总则。
2. 熟悉四个总则的内容及其应用。
3. 学会在实际中应用这四个总则。

中医护理原则是以整体观念和辨证论治的基本理论为指导，以四诊所收集的主观、客观资料为依据，对护理个体进行全面的综合分析，根据护理个体不同的病症制订出各种不同的护理法则。中医护理原则包括预防为主，护病求本，扶正与祛邪，同病异护，异病同护、因时、因地、因人制宜等有关内容。

一、预防为主

（一）未病先防

未病先防，就是在疾病未发生之前，采取各种措施来防止疾病的发生。疾病的发生关系到正邪两个方面。正气不足则是疾病发生的内在根据，邪气入侵是导致发病的重要条件。

因此，要预防疾病，除了要避免病邪入侵之外，更重要的是固护和提高正气，增强抗病能力。

1. 调摄精神

中医学认为精神情志活动与人体的生理、病理变化有密切的关系。突然、强烈或反复持久的精神刺激，可使人体气机逆乱，气血阴阳失调而发病。因此保持精神愉快，心情舒畅，减少不良的精神刺激和过度的情志波动，可以提高机体的抗邪能力而不致发病。

2. 注意饮食的调理

人的饮食要有规律和节制，如果饥饱无常、暴饮暴食、饮食不洁、偏食等，必然导致脾胃功能受损，而影响气血的化生，导致正气虚弱。

3. 起居有常，劳逸结合

起居失常，违背自然规律的生活；或过度安逸或过度持重的劳作，必定会削弱机体的抗病能力而导致疾病的发生。因此，起居有常，劳逸结合才能保持身体健康。

4. 加强锻炼

经常锻炼身体可以通行气血、疏通经络、协调精、气、血的相互关系，增强体质，提高人体的抗病能力，从而达到"正气存内，邪不可干"，提高健康水平的目的。如："太极拳""气功""易筋经""八段锦"等多种健身活动，不仅能增强体质，预防疾病，对许多疾病还有一定的治疗作用。

📖 **知识拓展**

"五禽戏"

"五禽戏"是汉代医学家华佗在气功导引的基础上，模仿虎、鹿、熊、猿、鸟的活动姿势，创立的一套锻炼身体的方法。他的弟子吴普依法坚持锻炼，寿命达到90多岁。

5. 适应四时气候的变化

人类生活在自然界中,与自然界息息相关。自然界的四时气候变化,必然会影响人体,使之发生相应的生理和病理的反应。只有顺应自然规律,采取如:冬季防寒保暖,夏季防暑,春捂秋冻,春夏养阳,秋冬养阴等相应措施来适应自然环境的变化,避免外邪侵袭而发病。

6. 药物预防及人工免疫

适当进行药物预防及人工免疫也是提高人体正气的重要方法。早在《黄帝内经》中就记载用"小金丹"预防疾病传染,16世纪中叶我国发明的人痘接种法预防天花及民间每逢端午节在门口挂菖蒲叶、艾枝条,房屋内洒雄黄酒,用苍术、雄黄等烟熏等都是传统的防病措施。近来运用中医药,如贯众、板蓝根、大青叶等预防流感、流脑,用茵陈、栀子等预防肝炎等,都是简便、行之有效的方法。

(二)既病防变

既病防变,是指疾病已经发生,既要争取早期的积极治疗,又要防止疾病的发展和传变。

1. 早期诊治疾病

早期,外邪初袭人体、病情轻浅,若不及时诊治,病邪就会由表入里,病情由轻变重,给治疗带来困难。强调了防微杜渐、早期诊治的重要性。

2. 防止疾病的传变

疾病的发生发展都有一定的传变途径及发展规律。如《金匮要略》有"见肝之病,知肝传脾,当先实脾"之说,清代医家叶天士提出"务必先安未受邪之地"都是对既病防变法则的应用和发挥。

知识拓展

春秋时期,扁鹊为齐桓公诊病,初诊告之,"君有疾在腠理,不治则深",齐桓公不信;二诊告之,"君有疾在血脉,不治则深",齐桓公不悦;三诊告之,"君有疾在肠胃,不治将深",齐桓公不应;四诊发现齐桓公病入膏肓,已为不治之症,悄然离去。后齐桓公果然病发而身亡。这一医林典故,正说明了疾病预防方面早发现、早治疗的重要性。

二、标本缓急

（一）治病求本

"本"是指疾病的根本、本质。治病求本就是在治疗疾病时，找出疾病的根本原因，并针对其根本原因进行治疗，这是中医学辨证论治的根本原则。

任何疾病的发生和发展，都是通过许多症状表现出来的，但这些症状并不是疾病的本质，必须透过症状现象寻找疾病的本质所在，然后针对其进行治疗。例如，头痛这一症状可由外感、血虚、痰湿、血瘀、肝阳上亢等多种原因引起，治疗时就不能简单地采取止痛的对症治疗，必须通过辨证找出头痛的真正原因，分别选用解表、养血、燥湿化瘀、平肝潜阳等方法进行治疗。这种针对病因、病位和病变性质的治疗，就是治病求本的原则。

在临床运用治病求本这一治则时，必须正确掌握好"治标与治本""正治与反治""病治异同"的关系。

1. 治标与治本

"标"与"本"是一个相对的概念，用以说明疾病过程中各种矛盾双方的主次关系。如从正邪双方来说，正气是本，邪气是标；从病因与症状来说，病因是本，症状是标；从病变部位来说，病在内为本，病在外为标；从疾病先后来说，旧病、原发病是本，新病、发病是标。一般而言，"本"代表疾病过程中占重要地位和起主要作用的方面；"标"代表疾病过程中，由"本"相应产生或居次要地位的方面。但这种主次关系不是绝对的，而是相对的、有条件的。在特殊情况下，"标"也可以转化为主要方面。在复杂多变的病症中，常有标本主次的不同，故在治疗时应掌握先后缓急的区别。临床上常用的标本治则有急则治其标、缓则治其本和标本同治。

（1）急则治其标。

急则治其标就是在标病甚急的情况下，如不先治其标，就会产生严重后果，甚至危及患者生命，或影响对本病的治疗，这时应先治其标而后治其本。例如，大出血的患者，不论属于何种出血，均应采取应急措施，止血治标为先，待血止后，病情得以缓和后，再找出出血的原因进行治疗，即治其本。由此可见，治标只是在应急情况下的权宜之计。但是，它也是对这些疾病求得最后治本的不可缺少的措施和条件。

（2）缓则治其本。

缓则治其本就是在病情较缓的情况下，抓住疾病的本质进行治疗。如对阴虚发热、咳嗽的患者，此时若只用一般的退热、止咳的治法治标意义不大，应采用滋阴治本的方法才能从根本上解决问题。阴虚得以纠正，阴虚所致的发热、咳嗽也就会自然消失。

(3) 标本同治。

在标本俱急的情况下，应采取既治标又治本的"标本同治"法，以提高疗效，缩短疗程。例如，气虚的患者又复感外邪，气虚不足难以驱邪外出，单纯扶正则会留邪，单纯祛邪则可能进一步伤正，这时就应采取扶正与祛邪标本同治的方法，可起到相辅相成的作用。但标本同治并不是不分主次地平均对待，而要根据病症的具体情况有所侧重，才能取得良好的疗效。

（二）正治（护）与反治（护）

在一般情况下，疾病发生发展过程中的现象和本质是一致的，但疾病的变化是错综复杂的，有时也会出现疾病的表象与疾病的性质完全相反的现象。如真热假寒，真寒假热等。因此针对疾病的表象而言，就有正治（护）和反治（护）的区别。

1. 正治（护）

逆其证候性质而治（护）的一种治（护）疗法则，又称"逆治（护）"，如寒证见寒象，热证见热象，虚证见虚象，实证见实象等，分别采用"寒者热之""热者寒之""虚则补之""实则泻之"的原则治（护）疗。

2. 反治（护）

顺从疾病征象（假象）而治（护）的一种治（护）疗法则，又称"从治（护）"。如真热假寒证、真寒假热证、真实假虚证、真虚假实证等，分别采用"寒因寒用""热因热用""通因通用""塞因塞用"等原则治（护）疗。

(1) 寒因寒用。

寒因寒用即以寒治寒，用寒性药物治疗假寒症状的病症。适用于真热假寒证。如阳盛格阴证等。

(2) 热因热用。

热因热用即以热治热，用热性药物治疗假热症状的病症。适用于真寒假热证。如阴盛格阳证等。

(3) 通因通用。

通因通用即以通治通，指用具有通利作用的药物治疗和护理有具有通泻症状的实证。适用于真实假虚的食积腹痛、热结旁流等证。

(4) 塞因塞用。

塞因塞用即以补开塞，指用补益的药物治疗和护理因虚而闭塞不通的真虚假实证。如脾虚失运导致的腹胀满闷等症状，应用补脾益气法治疗和护理。

（三）同病异护，异病同护

1. 同病异护

同病异护指对同一种疾病的发生发展过程中，由于疾病所处阶段的不同，表现出不同的证候，而采取不同的护理方法。如感冒，由于致病因素和机体的反应性不同而表现出风寒、风热的不同，风寒应辛温解表、风热应辛凉解表，即同一种疾病由于证不同而采取不同的治疗和护理方法。

2. 异病同护

异病同护指不同的疾病在发生发展的过程中表现出相同的证候，而采取同样的方法进行治疗和护理。如脱肛、子宫脱垂、胃下垂等疾病，其病机都是气虚下陷、中气不足，故治疗和护理都采用提升中气的方法。

三、因时、因地、因人制宜

因时、因地、因人制宜，又称"三因制宜"，是指治疗和护理疾病时要根据季节气候、地理环境及患者的体质、性别、年龄等不同情况，制定适宜的治疗和护理方法。

1. 因时制宜

因时制宜指按照不同季节、气候特点来考虑治疗和护理的原则。气候的变化，对人体的生理、病理均有重要影响。如春夏季节，气候温热，人体腠理开泄，即使外感风寒，也不宜过用辛温解表药，以免开泄发汗太过而耗伤气阴；而秋冬季节，气候由凉变寒，人体致密，阳气内敛。此时若非大热之证，对寒凉药物又当慎用，以防损伤人体的阳气。暑夏季节多雨，气候潮湿，病多挟湿，治疗和护理应适当加入化湿渗湿的药物。

2. 因地制宜

因地制宜指根据不同地理环境特点来考虑治疗和护理用药的原则。因环境、气候、生活习俗、生活条件等各不相同，因而人的生理活动、病理变化的特点也不尽相同。例如我国西北地区，地势较高，寒冷少雨，病多寒燥，治宜辛润，慎用寒凉。东南地区，地势低，温热多雨，病多湿热或湿温，治宜清热化湿。地区不同，即使患同一种病，治疗用药也有差别。如患感冒，西北地区，人多体质壮实，故多用麻黄、桂枝方能奏效；东南地区，人多腠理疏松，故多用荆芥、防风之品。

3. 因人制宜

因人制宜指要根据患者的年龄、性别、体质、生活习惯等，来指导治疗用药的原则。年龄不同则生理状况及气血盈亏不同，治疗用药应有区别。如老年人，脏腑功能渐减，气血渐衰少，患病多见虚证或虚实夹杂证，治疗偏于补益，即使是邪实，攻之亦要慎重，以防损伤正气。而小儿则生机旺盛，脏腑娇嫩，形气未充，患病易寒易热，易虚易实，病情变化快，故治疗，忌投峻攻，少用补益，药量宜轻。男女性别不同，各有其生理特点，妇女在生理上有经、带、胎、产等情况，用药时应加考虑。对妊娠患者尤要慎用峻下、滑利、破血、破气、走窜伤胎或有毒药物，防止伤胎、堕胎或损伤母体。产后还应考虑气血亏虚及恶露、哺乳等情况。

人的身体素质有强弱之分、寒热之偏及阴阳衰盛之殊等，形体有魁梧、瘦小之别，一般体质强壮、体形魁梧的用药量宜重；体质虚弱、形体瘦小者用药量宜轻。素体阳虚者用药宜偏温；素体阴虚者用药宜偏凉。"肥人多痰，瘦人多火"正是对体质方面的高度概括。

总之，因时、因地、因人制宜的原则，是指在治病时不能孤立地看待病症，要看到人的整体性和不同的特点及与自然环境对人体的影响。三因制宜的原则充分体现了中医治病的整体观念和辨证施治精神，以及在实际应用中的原则性和灵活性。

实践评析

实践内容：

王某，男，20岁，因转移性右下腹痛伴固定压痛点入院。经诊断为急性化脓性阑尾炎，给予急症手术。术后第3天患者出现发热，最高达40 ℃，且刀口疼痛。护理查体：T 39 ℃，P 88次/min，R 20次/min，BP 91/64 mmHg，神志清楚，面色潮红，口齿清楚，应答切题，查体合作，右下腹刀口处发红、肿胀、压痛无波动感，无腹膜刺激征。辅助检查：WBC 12×10^9/L，N 0.90，L 0.10。社会心理状况及日常生活形态：因对病情不了解，担心预后而心情烦躁，睡眠欠佳，大小便均正常。医疗诊断：阑尾炎术后伤口感染。

评析：

根据王某T 39.5 ℃，判断其体温过高，与伤口感染有关。通过其自述伤口疼痛的问诊来看，疼痛与伤口炎症有关。根据其心情烦躁，不能入睡，诊断出患者存在焦虑情绪，这与其不知如何应对疾病有关。根据不同的方法来诊断出患者不同的病症，才能更好地找到护理措施，进行有针对性的治疗。

实践模拟：

以小组为单位，同学们互相利用望、闻、问、切的诊断方式互相观察同学之间的身体状况。

（尹瑞华）

考评自测

一、名词解释

1. 透关射甲　　2. 假神　　3. 三部九侯

二、选择题

1. 湿证常见的面色是（　　）。
   A. 白　　　　B. 黄　　　　C. 赤　　　　D. 青

2. 下列各项中，除哪项外均属切诊所得（　　）。
   A. 脉沉迟　　　　B. 腹有包块
   C. 腹痛拒按　　　D. 得温减痛

3. 气滞血淤的唇色为（　　）。
   A. 口唇青黑　　　B. 口唇色青
   C. 唇色青紫　　　D. 唇淡红而黑

4. 小儿四肢消瘦，肚大脖细，发结如穗常见于（　　）。
   A. 精血不足　　　B. 肾阴亏虚
   C. 心脾两虚　　　D. 脾气虚弱

5. 身热不扬之发热是由于（　　）。
   A. 脾气虚损　　　B. 阴虚有热
   C. 阳明腑实　　　D. 湿遏热伏

6. 偏头痛属于哪经病变（　　）。
   A. 太阳经　　B. 阳明经　　C. 少阳经　　D. 少阴阳

7. 肝阳上亢的头痛特点是（　　）。
   A. 隐痛　　　B. 重痛　　　C. 掣痛　　　D. 胀痛

8. 眩晕、面赤耳鸣，心悸健忘屈膝酸软，见于（　　）。
   A. 心脾两虚　　　B. 心肾不交
   C. 肾精不足　　　D. 肝阳上亢

9. 心脾两虚的患者常见（　　）。
   A. 心悸易醒　　　B. 不易入睡
   C. 夜卧不安　　　D. 易惊胆怯

三、简答题

1. 正常脉象有何特点？
2. 肾气不固的证候主要表现在哪些方面？

四、论述题

1. 何谓三焦辨证？有何临床意义？三焦辨证与卫气营血辨证有何关系？
2. 何谓心脾两虚？其临床表现和病机是什么？

学习单元五 中医一般护理

中医护理和中医治疗一样,都是运用中医的整体观和辨证观,重视邪正消长、阴阳平衡,特别强调"正气"在疾病过程中的主导作用。护理工作的主要任务:一是指导人们在日常生活起居、情志、饮食、环境等各个方面进行养生、保健,增强机体体质,提高其对外界环境的适应能力和抗病能力;二是对已病的患者,密切配合医疗,促进患者康复。中医一般护理与养生涉及的知识范畴包括环境、情志、饮食、药物、运动等多个方面。

导入案例

王楠,女,79岁,患有小脑萎缩5年,2020年病情加重,现在意识状态时而清晰时而糊涂,不能准确回答问题;有阿尔茨海默病症状,对以前的回忆不是很清楚,记忆力下降;患有高血压,收缩压在160~170 mmHg;自理能力较差,左侧肢体不能自由活动;每日排尿5~6次,大便1周1次,尿液基本正常,偶尔出现便秘情况;无药物过敏史、传染病史等,日常生活由护工代替完成。

思考与讨论:

1. 如何对患者进行生活起居护理?
2. 患者饮食应该注意什么?

学习任务一　病情观察

任务目标

1. 了解病情观察的概念、目的和要求。
2. 掌握病情观察的基本方法和内容。

一、病情观察的目的、要求

（一）病情观察目的

1. 为疾病的诊断和施护提供依据

疾病对机体的损害达到一定程度后，机体便会产生一定的反应，这些反应以一定形式表现于外，即症状、体征和证候。由于病性、病位和病因的不同，表现证候亦不一样。护理人员可以通过这些表现及其发展过程的观察、综合分析，判断为何病何证及其病因、病位和病性，为医生诊断和施护提供依据。

2. 判断疾病的发展趋向和转归，做到心中有数

病情的轻重与患者的表现有一定关系，借助于病情观察，可预测疾病的发展趋向和转归。

（1）原有症状减轻说明病情好转，反之为加重。

（2）在原有症状基础上又出现新的症状，常说明病情恶化。如神昏患者出现高热、抽搐、呕血、便血等。

（3）病情变化幅度大，如体温骤降、血压忽高忽低、呼吸时快时慢，常为正气虚衰、病情恶化之兆。

（4）舌象及脉象变化，常表示病情轻重程度。如正常淡红舌转为红色，表示有热，病邪由表入里，苦由红色转为红绛舌，说明邪入营血，病情危重。脉象由浮数转洪数，表示病邪由卫分入气分。反之为病情好转。

(5) 一般情况，特别是患者的精神状态、食欲，常是病情变化的重要标志。精力充沛，常是正气未衰，有抗邪能力；精神萎靡，正气已衰，病情重。食欲是表示"胃气"的强弱、有无的重要指征。食欲佳，说明"胃气"和顺，病情不重；食欲不佳，表示"胃气"已伤，病虽轻痊愈也较慢。重病后渐知饥能食，多表示"胃气"来复，病将向愈。

3. 了解治疗效果和用药反应

在疾病治疗过程中，病情的好转常表示治疗护理有效，反之，为无效。用药后常出现各种反应，有些是正常的，如服解表药后的周身汗出，表示为表解之象；服攻下剂后的腹泻，表示已达良效。但如果超过一定限度，便会损害人体的正气，成为不良反应。如大汗淋漓会使患者气随汗脱，泻下不止会伤津耗气等。尤其是药物的毒性反应，更应仔细观察。

4. 及时发现危重症或发症，防止病情恶化

疾症治疗中可能出现突变或并发症，应严密观察随时捕捉其先兆。例如，高热患者突然出现体温骤降、面色苍白、大汗淋漓、脉微欲绝的亡阳证候；胃脘痛患者出现呕血、便血等症。如观察细致，发现及时，抢救护理得当，可使患者转危为安。否则，后果严重。

（二）病情观察要求

1. 既有重点，又要全面

病情观察应根据不同的病症有不同的重点。如体温变化是外感温热病的重点内容，而对高血压患者来说，一般并不重要。

所谓全面，是指对观察重点的各个方面及其全过程的了解。如对腹泻患者要观察腹泻出现的时间，大便的次数、性状、颜色、量及其伴随症状等。在治疗过程中还应观察效果和用药反应，病情是好转还是恶化等。

2. 细致而准确

对观察项目要细致准确，能用计量表示的一定要提示具体数量，如体温、尿量等。对不能量化的，要表达准确。如对疼痛患者以谈笑如常、蜷卧不动、转侧不安、呻吟呼号等表达疼痛的轻重程度。

3. 排除干扰，获取正确结果

病情观察常可受多种因素干扰影响。

（1）患者的性格不同，可影响观察结果。有人性格内向，不善于表达；有人善于言辞，把病情表达得有条有理；还有患者，诉述症状多而又互相矛盾。因此，护理人员应针

对不同性格，因人而异地取得正确的结果。

（2）患者对疼痛耐受程度不同及某些患者的特殊思想情况造成病情诉说中的差异等，也可影响病情观察的正确性。护理人员则需要经过去伪存真、详加分析、反复印证，以获得正确观察的结果。

4. 认真记录观察

重点扼要进行交班，发现异常和危证要及时通知有关人员。

二、病情观察的基本方法

病情观察是指对患者的病史和现状进行全面系统了解，对病情作出综合判断的过程。是辨证施护的前提和依据。病史方面，包括患者患病前后的精神体质状况、环境及可能引起疾病的有关因素等情况；现状是指患者对当前病状的叙述。护理人员运用望、闻、问、切四种诊法，对患者的精神、音容、举止、言谈等情况进行细致观察，为诊断、治疗和护理提供可靠的依据。

（一）直接观察法

1. 望诊

望诊是运用自己的视觉，观察患者全身和局部情况，以获得与疾病有关的资料，作为分析内脏病变的依据，包括精神、气色、形态的望诊、舌的望诊及排出物的望诊。

（1）望精神。

观察患者的神态包括精神意识活动和人体生命活动的外在表现，通过神志状况、面目表情、语言气息等观察患者精神状况，意识是否清醒，反应是否灵敏、动作是否协调等，以判断机体气血阴阳的盛衰和疾病的轻重。

①患者神志不乱，两眼灵活，明亮有神，语言清楚，声音洪亮，为"有神"或"得神"，表示正气未伤，脏腑功能未衰，疾病轻浅，预后好，多属实证、热证、阳证。

②患者精神萎靡，目光晦暗，反应迟钝，语言无力，声音低微，表示正气已伤，病势较重，多属虚证、寒证、阴证。见于重症及慢性病。

③神志昏迷、谵语、手足躁动，虽表现为阳证、热证、实证，但正气已伤，邪气过盛，病邪深入，预后不良。

（2）望气色。

观察患者皮肤的颜色光泽，它是脏腑气血的外荣。颜色的变化可反映不同脏腑的病症和疾病的不同性质；光泽的变化即肤色的荣润或枯槁，可反映脏腑精气的盛衰。"十二经脉，三百六十五络，其血气皆上注于面"，面部气血充盛，且皮肤薄嫩，色泽变化易于显露，故望气色主要指面部的色泽。通过面部色泽的变化，可以帮助了解气血的盛衰和疾病的发展变化。

①正常人面色微黄，红润而有光泽。

②面色红：为热证。血液充盈皮肤脉络则显红色。血得热则行，脉络充盈，所以热证多见红色。如满面通红，多是实热；若两颧绯红，多为阴虚火旺之虚热。

③面色白：为虚寒证或失血。血脉空虚，则面色多白。寒则凝，寒凝经脉，气血不荣或失则脉空虚。若面色苍白而虚浮多气虚，面色苍白而枯槁多为血虚。

④面色黄：多为脾虚而水湿不化，或皮肤缺少气血之充养。若面目鲜黄为阳黄，多属湿热；面目暗黄为阴黄，多属寒湿；面色淡黄、枯槁无泽为萎黄，多为脾胃虚弱，营血不足；面色黄胖多为气血虚而内有湿。

⑤面色黑：多属寒证；虚证，常为久病、重病、阳气虚。阳虚则寒，水湿不化，气血凝滞，故多见于肾虚及血瘀证。

⑥面色青：多为寒证、痛证和肝病。为气血不通，脉络阻滞所致。

（3）望形态。

外形与五脏相应，一般地说，五脏强壮，外形也强壮；五脏衰弱，外形也衰弱。

①体形结实，肌肉充实，皮肤润泽，表示体格强壮，正气充盛；形体瘦弱，肌肉瘦削，皮肤枯燥，表示衰弱，正气不足。

②形体肥胖，气短无力，多为脾虚有痰湿。

③形体消瘦，多为阴虚有火。

④手足屈伸困难或肿胀，多为风寒湿痹。

⑤抽搐、痉挛，多是肝风。

⑥足膝软弱无力，行动不灵，多为痿证。

⑦一侧手足举动不遂，多为中风偏瘫。

2. 舌诊

舌诊是中医诊断疾病的重要方法。舌通过经络与五脏相连，因此人体脏腑、气血、津液的虚实，疾病的深浅轻重变化，都有可能客观地反映于舌象，通过舌诊可以了解脏腑的虚实和病邪的性质、轻重与变化。其中舌质的变化主要反映脏腑的虚实和气血的盛衰；而舌苔的变化主要用来判断感受外邪的深浅、轻重，以及胃气的盛衰。

中医将舌划舌尖、舌中、舌根和舌侧，认为舌尖属心肺，舌中属脾胃，舌根属肾，舌两侧属肝胆。根据舌的不同部位反映不同的脏腑病变在临床上具有一定的参考价值，但不能机械地看，需与其他症状和体征综合加以考虑。

3. 问饮食口味

问饮食口味包括了解饮水多少，喜冷喜热，食欲与食量，口中异常味觉等方面。

（1）口渴多饮。

口渴多饮多为津液已伤，多见于热证、燥证，或汗、吐、下利太过。如渴喜冷饮，是里热伤津。尿多身瘦为糖尿病。

（2）口不渴与渴不多饮。

口不渴，不欲饮水多属寒证。口渴喜饮，饮水即吐多属水湿内停于胃。口渴不多饮，且喜热饮多属湿证或虚寒证，且喜冷饮者多属湿热证。

（3）不欲进食与厌食。

不想进食或食之无味，食欲低下，为不欲进食。如新病多为伤食或外感发热。久病不欲食则是脾胃虚弱。若厌恶食物，多见于食滞内停，或肝脾湿热。

（4）多食与偏食。

多食易饥，多因胃火盛，胃热则消谷。若久病之人，本不能食，突然暴食多为脾胃之气将绝的征象。偏食生米、泥土异物等是虫积。

（5）口味。

口苦为肝胆有热，口酸有腐味为胃肠积滞，口臭为胃火盛，口淡为胃有湿或虚证，口甜为脾有湿热，口咸为肾虚。

4. 问二便

了解大、小便的性状、颜色、气味、时间、量的多少和次数及排便、排尿感觉等。

（1）便次异常。

排便困难，多日不便，称为便秘。热盛伤津者为热秘，阴寒内结者为冷秘，气机阻滞者为气秘，气虚无力为虚秘。大便不成形或呈水样，便次增多为泄泻。大便稀薄不成形为溏泄，多为脾失健运。腹痛泄泻在黎明者为五更泄，多为肾阳虚。腹痛泄泻，泻后痛减为伤食泄泻。

（2）便质异常。

排便时肛门有灼热感、下坠感为脾虚气陷。排便不爽为肝郁。便泄不爽有未消化食物，泻后腹痛减多为伤食。若便黄黏滞不爽多为湿热结于大肠。腹痛窘迫，时时欲泻多因湿热内阻，肠道气滞所致，是痢疾病的症状。大便不能自控，多因肾阳虚衰。

（3）尿量异常。

尿量增多为虚寒。尿量减少由于热盛、汗多伤津，或因吐泻损伤津液所致。

（4）尿次异常。

小便次数增多，尿短赤，急迫而数，多为湿热。久病尿清长而频数、夜间尿次增多，属肾阳虚。小便不畅，点滴而出，小便不通一般为湿热或瘀血、砂石阻塞所致，属实证，若因肾阳不足属虚证。

(5) 排尿感觉异常。

排尿痛，急迫、灼热感，多为湿热下注膀胱所致。常见于淋病。小便不能控制，睡中不自主排尿为肾气不固。神志昏迷而失禁属危重症。

5. 切诊

切诊是指用手触按患者身体，借此了解病情的一种方法。切脉又称诊脉，是医者用手指按其腕后桡动脉搏动处，借以体察脉象变化，辨别脏腑功能盛衰，气血津精虚实的一种方法。正常脉象是寸、关、尺三部都有脉在搏动，不浮不沉，不迟不数，从容和缓，柔和有力，流利均匀，节律一致，息搏动四至五次，谓之平脉。

(1) 浮脉。

风寒束表，卫气为御邪侵，充于肌表，脉随气浮于外，轻按即得，谓之浮脉。

(2) 沉脉。

病在脏腑，脉位深藏，举之不足，按之有余，谓之沉脉。有力为实，无力为虚。

(3) 迟脉。

阴盛阳衰，心功减退，搏动迟缓，一息三至，去来极慢，谓之迟脉。阴盛为寒，阳衰为虚。

(4) 数脉。

表卫闭郁，气郁化热，或由气入血，气血两燔，心动亢进，一息六至，多于常脉，谓之数脉。亦有心气虚衰，搏动无力，每次输出血量不足，心动加速以求代偿，成为虚数。

(5) 细脉。

气血两虚，气虚则输出量少，加之血虚脉失血充，则脉细如线，谓之细脉。

(6) 微脉。

阳气衰微，气血俱虚，脉细而软，按之欲绝，若有若无，谓之微脉。

(7) 弱脉。

气血两虚，气虚无以鼓动血行，血虚无以充盈于脉，极软沉细，按之乃得，轻取难寻，谓之弱脉。

(8) 实脉。

三焦实热或腑气不通，心动亢进，搏指有力，谓之实脉。

(9) 洪脉。

气郁化热，气分热盛，心功能亢进，按之洪大有力，谓之洪脉。若大而虚，按之无力是壮火食气，心气已虚。

（10）弦脉。

肝肾阴虚，水津亏损，脉失津濡，脉络紧张，脉象端直而长，如按琴弦，谓之弦脉。少阴阳虚，气化失常，水停三焦，充于脉内及其夹层，脉络为之紧张，触之如按琴弦，谓之弦脉。肝胆气郁，脉为气束，不能舒张，如按琴弦，亦可成为弦脉。

（11）紧脉。

风寒束表，脉络收引，脉形如索，轻按即得，谓之浮紧；寒中三阴，脉络收引，其形如索，重按始得，谓之沉紧。

（12）滑脉。

痰食妊娠，停阻经隧，所阻部位脉络紧张，血流受阻，聚集如珠，流于脉内，往来流利，如盘走珠，应指圆滑，谓之滑脉。

（13）涩脉。

气滞、血瘀、痰凝，脉络传导受阻，微挛，血流不畅，按脉犹如轻刀刮竹，谓之涩脉。

（14）濡脉。

水湿阻滞，脉因受湿而弛，按之无力，如帛在水中，轻手相得，按之无有，谓之濡脉。气血阴阳亏损，生化无源，脉无血充，亦呈濡脉。

（15）芤脉。

突然大量失血，脉失血充，形如葱管，按之中空，谓之芤脉。

（16）结脉。

心系阴阳亏损，脉络痉挛，传导阻滞，脉律不匀，时有止歇，谓之结脉。迟止定期，谓之代脉。

（二）间接观察法

（1）通过与医生、患者家属的交流，床边和书面交接班、阅读病历及其他相关资料，获取有关病情的信息。

（2）借助仪器如监护仪，提高观察的效果。

（三）观察的种类

1. 按观察者的活动区分

（1）旁观性观察（非参与性观察）。

观察者不参与被观察者的行动，只是在旁暗中观察其行动，而不使被观察者行动受影响。

（2）参与性观察。

观察者参与被观察者活动中，与其建立良好的人际关系，从中观察患者，了解患者的行为、活动。

（3）内省性观察（自省性观察）。

内省性观察是指护理人员的自我观察。由观察得到的资料，自己运用思维来分析的，且自我反省、检讨如何帮助患者。

2. 按观察对象区分

（1）观察患者。

①患者的情况：包括性别、籍贯、年龄、身材、意识程度、情绪、姿势及身体的对称性、活动（平衡度、耐力）、个人卫生（头发、皮肤、衣着是否整齐清洁）、皮肤情况（伤口、病灶、瘀伤、组织变化）、颜色（指甲床、黏膜、结膜、皮肤）、呼吸（声音、速度、深浅）、温度（肤温、体温）、分泌物及引流物（由伤口引流出的血及尿、粪、呕吐物、痰等的性状）、辅助物（眼镜、义肢、助行器、假发、助器）、不适（疼痛、瘙痒、恶心、眩晕的现象）、气味（呼吸、出汗、尿液、引流物、分泌物）。

②患者周围的设备：装置在患者身体或身旁的设备应时常检查其功能，使患者免受任何伤害或不适，以达到最理想的利益。例如，静脉注射管路是否已过期?伤口引流管是否通畅?保温箱内的温度是否合适?氧气流量表指示的流量是否合适?注射泵的药物剂量是否准确?

③实际或潜在的危机：护理人员在接触患者时，要敏锐地观察出实际及潜在的危机。例如，婴儿床的床栏杆没有拉起来、患者骶骨处有一个发红的受压区、卧床一周的患者今天第一次下床、视力障碍的年迈患者要上厕所、一位心衰患者因口渴而大量摄取水分、一位高血压患者经常便秘及一位分娩后的产妇精神异常等情形。

（2）观察患者周围的环境及其反应。

①患者周围的环境：进入患者的病室时，护理人员应评估其是否安全、清洁，温度、光线是否适当。我们都了解环境对一个人身心健康的影响，护理人员有责任观察患者周围的环境，并采取改善措施。例如，护理人员能够通过调整光线或温度、移开一些不需要的设备及物品而便利患者活动。对于一些免疫系统功能障碍或因化学药物治疗造成白细胞过低的患者，更要给予一个无菌空间保护。总之，会引起意外、感染或疾病的环境情况，均应立即改善。

②患者对周围环境的反应：事实上，每个人都重视他自己的生活空间及领土权。因此，护理人员在安排、清除或改变患者环境中任何危险因子时，应先评估环境因子对患者的意义，才能确保护理措施的合理与适当。例如，朦胧的光线可能会使护理人员感到压

迫，但就一位眼睛对光线敏感的病患而言，放下窗帘使他的房间光线柔和，会让他更舒适。例如，安排同一种患者时，要和手术成功的患者住在一起，这样能增加患者对手术的信心，有利于恢复健康。

（3）观察对患者有重要影响的人。

①对患者有重要影响的人：与患者的主要影响者接触，可使护理人员了解他们对患者的态度、对健康的处理能力及影响患者的程度，更能与其合作，共同为促进患者健康及从疾病中康复而努力。例如，一位不讲卫生的妈妈，孩子可能会经常出现胃肠道的问题；又如：一个贫穷的儿子，可能会因经济问题而影响重病父亲就医的意愿。

②患者对重要影响人的反应：观察患者与其家属、朋友接触前、接触期间或接触以后的情况，将有助于护理人员评估患者的人际关系及他由亲友得到多少的支持。另外，观察患者对健康小组重要成员的反应，也具有同样的重要性。护理人员也许会观察到某个患者对医师或护理人员存有害怕、过度客气或武断固执的态度，如果护理人员的观察认为这可能会干扰到他的健康照顾时，则需要进一步地评估，以探查问题的本质及范围，并采取适当的护理措施。

（四）正确观察的特性

1. 有目的
所观察的事物必须有特定的目的，才能获得观察的效果。

2. 有计划
护理上的观察应该系统化且加以组织整理，每位护理人员可发展出个人的观察模式或系统，按部就班地执行，使观察可以顺利进行。

3. 客观
任何观察均应摒除偏见、刻板印象及主观，才不致使收集的资料有偏差。

4. 有弹性
观察过程中，应有效地灵活运用，以确实发挥观察功效。

（五）护理人员对观察应具备的条件

（1）具备基本的医学知识。

①认识人体解剖构造及生理功能。

②能辨识身心各方面功能正常或异常状况。

③对各种疾病之前驱症状、症状、征象、病程、一般治疗、预后及合并症等，有正确的认识。

④对各种药物的作用、反应及不良反应等，有正确认识。

⑤熟悉各种检查及治疗的目的、过程、效果及反应。

（2）具有科学精神：能根据所学的原理解释并评价所观察的情况。

（3）有经验：经验为判断能力与知识的宝藏。经验可产生敏捷的感官、善于思考的头脑、谨慎真实的态度、坦白谦虚的性情，所以能有充分的准备及警觉性。

（4）对人、事有高度的兴趣及好奇心，有求知欲，以好奇心与兴趣为观察的主要动机。

（5）有同情心，能了解患者并设身处地为患者设想，有服务患者的愿望。

（6）工作必须有计划、有系统、有程序，并有不断充实求新的精神。

三、病情观察的内容

（一）一般状况

一般状况包括神色、精神、体温、脉搏、血压、呼吸、睡眠、饮食等。这些内容虽比较简单易取，但却十分重要。例如，神色的改变，常是反映机体正气的盛衰，对疾病的治疗和预后有较大的意义。体温、脉搏、呼吸、血压被称为生命体征，也说明在病情观察中的重要性。

1. 生命体征

（1）体温。

危重患者的体温常有变化。感染、创伤或术后，患者的体温多有高升，应注意患者的体温升降方式、发热的程度、发热的类型及发热伴随的症状；休克或极度衰竭患者的体温常有下降。体温过高（41 ℃以上）或过低（35 ℃以下）都提示病情严重。

（2）脉搏和心率。

脉搏或心率可以反映患者的心血管功能，心率多于140次/min或少于60次/min，说明病情有变化。手指触脉可直接了解周围血管充盈度，当触不到桡动脉时，往往提示循环血量缺乏较严重。监测心率可以及时发现心跳过速、过缓、早搏和心脏停搏等心律失常表现，发现以上情况时，应立即采取急救措施。

（3）呼吸。

各种原因引起的肺内气体交换障碍，均可使患者发生呼吸改变。主要观察患者的呼吸频率、节律、深浅度、呼吸音调、气味及皮肤、肢端发绀情况。呼吸频率多于40次/min或少于8次/min、出现点头样呼吸或潮式呼吸，都是病情危重的表现。

(4) 血压。

舒张压持续高于 95 mmHg 或收缩压持续低于 90 mmHg，或时高时低均为异常现象。

2. 意识

凡能影响大脑功能的疾病，都会引起不同程度的意识改变，这种状态称为意识障碍。根据意识障碍的程度可分为嗜睡、意识模糊、昏睡和昏迷。也可出现以兴奋性增高为主的高级神经中枢急性失调状态，即谵妄。应注意观察意识障碍的持续时间、程度变化，以判断病情的转归。

3. 瞳孔

瞳孔变化是颅内疾病、药物中毒等病情变化的一个重要指征。如双侧瞳孔散大，常见于一氧化碳、颠茄类、氰化物中毒；双侧瞳孔缩小，常见于有机磷、巴比妥类、吗啡中毒；双侧瞳孔不等或忽大忽小，是脑疝早期征象；一侧瞳孔散大，对光反应消失，多是因脑出血压迫动眼神经所致；双侧瞳孔散大固定，为脑的不可逆损害征象。昏迷患者因昏迷程度不同，其瞳孔对光反应可以表现存在、迟钝或消失。

4. 排泄物、呕吐物及引流物

应观察排泄物和呕吐物的量、次数、气味及排泄或呕吐时伴随的症状，必要时收集标本送检。引流液有胸腔引流液、腹腔引流液、肝胆引流液、胃肠减压吸出液等，应观察各种引流液的量、性质的变化及引流管是否通畅。

5. 面容与皮肤

患者面色潮红、烦躁不安、呼吸急促、痛苦呻吟为急性病容，常见于急性感染性疾病和急腹症等；患者面容憔悴、肤色苍白或灰暗、精神萎靡、消瘦无力为慢性病容，常见于慢性消耗性疾病：肝硬化、肺结核、晚期肿瘤等；患者面容枯槁、肤色苍白或铅灰，表情淡漠、眼窝下陷、目光无神、反应迟钝、唇干舌燥出冷汗为病危面容，多见于严重休克、大出血等危重患者。此外，还应观察和检查患者皮肤黏膜情况，有无瘀斑、出血点、黄疸、水肿、皮疹和发绀等。

（二）围绕主要症状进行观察

病症在其发展的一定时期，常会出现一个或一组主要的、令患者最痛苦的症状。而这些症状的好转与恶化，常反映病情的转变与恶化。主要症状的转移，又常提示病症在质上的变化。所以，围绕主症的观察，应成为病情观察的重点。例如，腹泻患者的主症为大便次数多而稀溏，观察重点应是大便的次数、性状，以及围绕腹泻而出现的腹痛、发热、里急后重等证。这些症状一般可随大便次数减少而减轻。但如出现腹泻突然中止，而主症转为高热、四肢厥冷、出冷汗、面色发灰等证，则是病症转为湿阻热遏、阴阳离决的危症。

（三）舌象和脉象

1. 舌象

舌象是病情观察的重要内容，其在外感热病的辨证施护中尤为重要。它能迅速客观地反映正气盛衰、病邪的深浅、邪气的性质、病情的进展，是判断病情转归和预后的重要依据。

（1）判断正气盛衰。

观察舌质可知正气盛衰，观察舌苔可知邪之出入。如舌质红润为气血旺盛，舌质淡白为气血虚衰；舌苔薄白而润，是胃气旺盛，舌光无苔为胃气衰败或胃阴枯竭。

（2）辨别病位深浅。

如舌苔薄白多为疾病初期，病邪较浅，病位在表；苔厚则病邪入里，病位较深；舌质红绛为热入营血，病情危重。

（3）区别病邪性质。

如黄苔多主热邪，白滑苔多主寒邪，腐腻苔多是食积痰浊，黄腻苔则是湿热。舌偏歪多为风邪，舌有瘀斑或瘀点则为瘀血等。

（4）可推断病情的进展。

舌苔与舌质，往往随正邪的消长和病情的进展有动态的变化，尤其是外感热病中更为显著。如舌苔由薄白转黄，进而变灰黑，说明病邪由表入里，由轻转重，由寒化热；舌苔由润转燥，多为热盛伤津。反之，舌苔由厚转薄，由燥转润，往往是病邪渐退，津液复生，病情好转之象。

所以，护理人员在病情观察中，一定要仔细而认真地观察和记录舌象的变化。

2. 脉象

通过脉象的诊察，也可作为判断疾病的病位、病性和推断疾病预后的重要依据。

（1）了解病例位的深浅。

如浮脉主表，沉脉主里。

（2）推断疾病的性质。

如迟脉多主寒证，数脉多主热证；洪脉多为邪实，脉细数多主正虚；芤脉见于失血，脉微欲绝为阳气衰微等。

（3）推断疾病的进展和转归。

如久病脉见缓和，是胃气渐复、病退向愈之兆，久病虚损，亡血失精而反见洪脉，则多属于阴竭阳脱之危象。外感热病，热退脉见缓和，是病向愈之候，若脉急而数，烦躁者，则病进。战汗时，若汗出脉静身凉，为病情好转，若见脉象急疾，患者又烦躁不安，汗出热不退，为正不胜邪之危候。

但在脉象观察中，要注意病、脉、证合参。在一般情况下，病、脉、证是相符的，但也可出现不相符的特殊情况。因此，在临床运用时需通过四诊合参后再决定是"舍证从脉"还是"舍脉从证。"

总之，病情观察是护理人员必须掌握的基本功，是中医望、闻、问、切四诊方法在护理上的具体运用，一定要认真做好。

（李伟林）

学习任务二　生活起居护理

任务目标

1. 了解生活起居的基本原则。
2. 掌握生活起居的基本方法。
3. 学会调节病患的生活起居。

生活起居护理与养生是指对日常生活中各个方面进行合理安排及采取一系列健身措施，保持机体内外阴阳的平衡，恢复和保养正气，增强机体抵御外邪的能力，达到祛病强身的目的。

知识拓展

导致疾病发生的重要原因有哪些？

导致疾病发生的重要原因：①违逆天时；②感受外邪；③起居无常；④情志过极；⑤饮食不节；⑥劳逸失度。

一、生活起居护理的基本原则

（一）起居有常

起居有常是指作息和日常生活的各个方面适应自然界及人体生理活动的规律，以及采取一系列健身措施，以使机体阴阳两方面始终保持在一个动态平衡的状态。

要按照客观规律规范人的作息起居和日常活动。规律的生活是保证健康的重要条件之一，只有生活规律，起居有常，才能保持良好的身体状态。清代名医张隐庵说"起居有常，养其神也，不妄作劳，养其精也……能调养其神气，故能与形俱存，而尽其天年"。这说明起居有常是调养神气的重要法则。神气在人体中具有重要作用。它是对人体生命活动的总概括。人们若能起居有常，合理作息，就能保养神气，使人体精力充沛，生命力旺盛。面色红润光泽，目光炯炯，神采奕奕。起居作息有规律及保持良好的生活习惯，还能提高人体对自然环境的适应能力。反之，若起居无常，不能合乎自然规律和人体常度来安排作息，天长日久则神气衰败，就会出现精神萎靡，生命力衰退，面色不华，目光呆滞无神，其结果必至加速老化和衰老。

（二）劳逸适度

劳逸适度是指应合理地安排各种活动，包括体力活动、脑力活动和性活动。任何活动均应坚持适中有度的原则，不宜太过和不及。一旦出现太过和不及的因素，就会造成人体阴阳失衡的状态，从而导致疾病的发生。人的体力活动包括劳动和运动两个方面。坚持劳动和运动，可以调畅气机、流通血脉、养脏腑、强筋骨、滑利关节，从而增强机体的抗病能力。但如劳累过度，超出了自身的承受能力，也会引起机体损伤，影响健康，正所谓"久立伤骨，久行伤筋"。过度安逸则易使气血郁滞，从而诱发多种疾病，正所谓"久卧伤气，久坐伤肉"。

人的精神活动也是如此。一定限度内的情志活动包括脑力劳动和娱乐等是正常和必要的，但如果超出限度，出现情志活动过于激烈或持续时间过久，则同样会引发各种疾病。

人的性生活是正常和必要的，但必须适中和有度。肾中精气之盛衰对于人的生老病死起着十分关键的作用，因而应非常重视对肾精的保养。由于过度纵欲将耗竭肾中精气，所以"惜精"和"节欲"是中医养生之道的一个重要原则。而对于患病之人，由于其正气已受损，节欲就尤为重要，如不能自重，一味纵欲，则将耗损其肾中精气，以致给自身健康带来无可挽回的损失。

（三）平衡阴阳

人的生命活动从根本上来说，是阴阳两个方面保持对立统一相对平衡关系的结果。只有阴气平和，阳气秘固，即阴阳协调，人的生命活动才能正常。而患病的最根本原因，则是阴阳失去了平衡。因此，护理疾病和养生，首要的都是调理阴阳，确保机体自身和机体与自然界的阴阳保持动态的平衡。

肾为五脏阴阳的根本，肾中精气，是机体生命活动之本，对机体各方面的生理活动均起着极其重要的作用。包括肾阴和肾阳，两者之间相互制约，相互依存，相互为用，为机体阴阳的根本，维护着各脏阴阳的相对平衡。因此，要使机体处于阴平阳秘的状态关键是在保持肾中阴阳的动态平衡。历代医家也早就认识到了肾中阴阳的偏衰是导致疾病发生及衰老的重要原因。由于肾阴肾阳均是以肾中精气为物质基础，肾的阴虚或阳虚实际是肾中精气不足的表现形式。故使机体阴阳处于动态平衡的关键在于保持肾中精气的充盈，不使其无故流失。

（四）顺应自然

人体与自然界是息息相关的，自然界的各种变化，都会影响人的生命活动，人与自然界实际上是一个整体。在这种"人与天地相应"的整体自然观指导下，顺应自然规律就成为对疾病护理和养生的不可违背的基本法则。

"天人相应"的自然观认为人与自然是和谐统一的，人体的生理活动与自然界变化的周期完全同步。自然界的各种变化，如四时气候的不同、昼夜晨昏的交替、地理环境的改变等，都会直接或间接地影响人体，从而使之产生相应的生理或病理反应。人类必须掌握和了解自然环境的特点，顺乎自然界的运动变化来进行养护调摄。若不顺应其变化，就等于削伐、伤害了生命的根本，对于人的健康极为不利。

一般护理与养生强调从顺应一年四时阴阳的变化规律入手，制定出不同的护理和养生方法。如春夏季节要注意保护人的阳气不要消耗过分；秋冬时节则应注意防寒以积阴精。同样，一日之中人体的生理活动也随着昼夜晨昏而变化。随着阴阳之气的消长，人气也有着朝盛夕衰的规律，从而使疾病出现"旦慧""夜甚"的现象。除此之外，气候、地域和居处等环境的改变，也会引起人体生理、病理方面的变化。因此，必须根据四时阴阳的变化规律从顺应自然的角度来进行护理和指导养生。

（五）慎避外邪

任何疾病的发生过程都是正气与邪气双方斗争的过程，正气虚弱者易于感受六淫和疫疠之气等外邪的侵袭。因此，"虚邪贼风，避之有时"就是中医护理和养生的一个基本原则。人们应根据季节、气候、地域和生活居住环境等各方面的情况而采取相应措施，以避免外界不良因素的影响。在反常气候或遇到传染病流行时，更要注意避之有时，并及时采取各种有效措施提高机体防病能力，以避免外邪的侵袭。

（六）形神共养

人身有"形"有"神"。形是神的物质基础，神是形的外在表现，形神之间有着密切的关系。人不仅应注意形体的保养，而且还应重视精神的摄护，两者不可偏废。要做到形神共养，相辅相成，才能达到形体强健，精力充沛，形神兼备的境地。

所谓养形，主要是指对人的五脏六腑、气血津液、四肢百骸、五官九窍等形体的摄养。应以适当的休息和运动，提供良好的医疗、物质条件等来实现；所谓养神，主要是指人的精神调养，应以各种方式调节人的情志活动，在精神上为其提供愉快的氛围，达到怡情快志、心平气和的境地，从而使其能保持最佳的精神状态，有利于疾病的康复和健康的维持。

二、生活起居护理的基本方法

（一）因人而异调摄

人的个体之间存在很大的差异，体质孱弱的人，腠理疏松，易感受外风等邪气的侵袭，这类患者要特别注意慎避风邪。体质强壮的人适应不同气候的能力较强，相对不易受到外邪的侵犯。但是，若违背自然规律，也会削弱机体的抵抗力而致病。每天工作、休息和运动，也应因人而异，身体孱弱、老年体质较差或慢性病患者，容易感邪患病，宜多休息、少工作，防寒保暖，采取散步、慢跑、太极拳、气功等活动量较少的运动来增强体质。小儿稚阴未冲，稚阳未长，卫外不固，加上冷暖不知自调，易受外邪侵袭，所以穿着不宜过寒过热，要保护背部和腹部不受寒邪侵袭，如可穿戴肚兜，以防寒邪直中内脏。

（二）环境适宜

环境主要包括自然环境和居住、治疗环境。良好的环境，有利于人的健康。而对患者的康复来说，一个安静、整洁、舒适、有利于治疗和休息的环境是至关重要的。

1. 自然环境

良好的自然环境应是气候适宜，阳光充足，空气清新，水源洁净，景色秀美。如绿色的环境能给人以清洁、舒畅、富有生气的感觉，对人的心理能起到调节、镇静作用，有益于人体的新陈代谢活动。空气新鲜，环境美好的山地、海滨、森林、溪流等地方特别能使人与大自然协调一致，是有利于健康的自然环境。

2. 居室环境

居室应保持良好的休息和治疗环境。

（1）居室应保持安静，避免噪声。

噪声可使人产生烦躁、惊悸等不良情绪，对人体的身心健康十分有害，更不利于患者的康复。某些病症甚至可因声响过大而加重病情，或引起抽搐、痉厥等症状。

（2）居室应通风整洁。

保持空气新鲜是居室应有的基本条件之一。室内应经常通风，及时排除秽浊之气。应根据季节和室内的空气状况而决定每日通风的次数和每次持续的时间。但每天至少通风1~2次。阳虚和易受风邪侵袭者，在通风时应注意不使其直接挡风。

居室的整洁有利于患者的康复，室内布置应力求简单、整齐，易于清洁消毒。地面和家具、用品等应每日清洁。患者要注意个人卫生。

（3）居室温湿度应适宜。

适宜的温度和湿度对人体的健康十分重要，室内一般以18~20℃为宜。阳虚和寒证患者多畏寒肢冷，室温宜稍高；阴虚和热症患者多燥热喜凉，室温可稍低。病室的湿度以50%~60%为宜。阴虚证和燥证患者，湿度可适当偏高；阳虚证、湿证患者湿度宜偏低。

（4）居室的光线应适度。

居室要求光线充足，以使人感到舒适愉快。但针对某些患者病情的不同，也应适当调节。如热证、肝阳亢盛、肝风内动的患者，光线宜稍暗；寒证、风寒湿痹证患者，光线就要充足。

知识拓展

顺应天时

起居调护，要适应四时气候变化，遵循"春夏养阳，秋冬养阴"的原则。做到春防风，夏防暑，长夏防湿，秋防燥，冬防寒。

（三）生活规律

保持科学合理的生活规律对人的健康十分重要，患病之人更需要静心修养，以达到培养正气，早日康复的目的。

1. 作息定时

要因时、因地、因人、因病制定不同的作息时间。作息时间多因季节而异：如春季是万物生发的季节，阳气升发，应晚睡早起；夏季是万物繁茂的季节，阳气旺盛，天气炎热，昼长夜短，应晚睡早起，中午暑热最盛之时应适时休息；秋季是万物成熟的季节，阳气始敛，阴气渐长，应早睡早起；冬季是万物收藏的季节，阴寒盛极，阳气闭藏，应早睡晚起。

2. 睡眠充足

健康人和患者均应有充足的睡眠和休息，一般每日睡眠时间不应少于 8 h。患者更应增加睡眠和休息时间，重患者应卧床休息。若睡眠不足，易耗伤正气，故有"服药千朝，不如独眠一宿"之说。应早上按时起床，午间适当休息，晚间按时就寝，形成一定的生活规律。更要避免以昼做夜，阴阳颠倒。同时，睡眠也不宜过长，否则会使人精神倦怠，气血郁滞。

（卢肖霞）

学习任务三　情志护理

任务目标

1. 了解情志护理的基本任务，认识健康的概念。
2. 掌握情志护理的基本原则和方法。
3. 学会针对病患的进行不同情志护理。

情志是指人的情感、精神、思维、心理活动等，是人对客观世界的内在反应。情志护理与养生是在整体观念的指导下通过调摄心神、调摄情志、调节生活等方法来保护和增强人的心神健康，达到形神统一、预防疾病的措施。人的情志状态对健康有着极为重要的影响。

在正常情况下，七情，即喜、怒、忧、思、悲、恐、惊等是人体对外界事物的正常生理反应，且正常的情志精神活动可使人体气血协调，正气旺盛，有利于机体健康及疾病的康复。但异常精神情志活动或精神情志活动超出常度，就会引起气机紊乱，伤及内脏。

中医非常重视人的精神情志调养，《黄帝内经》指出："恬淡虚无，真气从之，精神内守，病安从来。"历代养生家均强调精神情志的调养，既病之后，精神活动更是一直影响着病情的发展。

不同的疾病，有不同的精神改变，而不同的情志，又可以直接影响不同的脏腑功能，从而产生不同的疾病。如何设法消除患者的紧张、恐惧、忧虑、愤怒等情绪因素的刺激，帮助患者树立战胜疾病的信心，积极配合治疗和护理，是情志护理的主要任务。

一、情志与健康的关系

情志是七情和五志的统称，是人对内外环境变化进行认知评价时产生的内心体验。中医学将人的各种正常的情绪体验概括为喜、怒、悲、思、恐五种，并纳入了五脏系统模式，即所谓"五志"。中医学还将影响人体健康的各种情志致病因素概括为喜、怒、忧、思、悲、恐、惊七种，简称"七情"。这七种情志激动过度，就可能导致阴阳失调、气血不周而引发各种疾病。

中医认为，脏腑精气是情志活动的物质基础，人体的生理活动以五脏为中心，因此，情志活动与心、肝、脾、肺、肾五脏关系密切。五脏精气化生五志，情志活动分属于五脏，心在志为喜，肝在志为怒，脾在志为思，肺在志为悲，肾在志为恐。五脏之中，心、肝两脏与情志的关系最为密切。七情分属五脏，如果人的情绪波动过大，就会影响到脏腑的功能。比如说有的人爱生气，那么患上肝病的可能性就会大大增加；有的人精神常处于紧张、恐惧、疲劳的状态，就容易患上胃肠方面的疾病。而相对于男性来说，女性感情更加细腻，心思敏感，情志致病的概率也就更大。

情志活动是人体的生理和心理活动对外界环境刺激的不同反应，适度的情志反应是脏腑功能正常的表征，一般情况下不会导致或诱发疾病。情志和悦、心情舒畅可以缓和紧张的情绪，使气血畅达，维持脏腑功能正常。适度的情感反应不仅是身心机能正常的表现，而且能发泄不良情绪，解除气血郁结，有助于维持和恢复脏腑功能的协调和平衡，是身心健康的重要保证。

当人们对认知对象采取否定或反对态度时，可引发愤怒、悲哀、忧郁、思虑、恐惧等情志反应。如果情志变化超越了人体的生理和心理的适应调控能力，会产生一些难以排解的负面影响。其结果会造成阴阳气血异常，脏腑功能失常，气血津液损伤，从而诱发或导致疾病的产生，中医称之为"七情内伤"。

情志致病还与其刺激的程度强弱有关。根据情志刺激可分为突发性刺激性和渐进性两大类。突发性刺激多指突如其来的情志刺激，如意料之外的巨大打击、重大收获、巨大的事变或灾难、难以忍受的伤痛等，这些突发性的、强烈的刺激，使人气血逆乱，导致暴病、急病的发生。渐进性刺激，多是指某些问题在很长一段时间内未获得解决或实现，而在这一段时间内保持着持续性的异常精神状态，如精神紧张、思虑忧愁、悲伤不已等，这类精神刺激伤人精气，引起气机失调，致人疾病。

因此，情志和悦，动静和谐，则气血调和、脏腑生机盎然，百病不生；情志变动，过激过久，则气血异常，脏腑功能失常，疾病丛生。中医养生主张调摄精神情志、保持形神和谐统一，养生必先治神。

二、情志护理的基本原则和方法

（一）情志护理的基本原则

1. 耐心细致，诚挚体贴

患者的心理状态和行为不同于常人，常常会产生寂寞、苦闷、忧愁、悲哀、焦虑、恐惧等不良情绪。故护理人员应"视人犹己"，满腔热情地对待患者，全面关心患者，同情体谅患者，以取得患者的信任。对患者的态度和语言要和蔼、亲切、温和，讲文明礼貌。同时还应当注意自身的衣着打扮、举止、行为和病室内外环境的安静、舒适、美化等。从而使患者从思想上产生安全感和安定、乐观的情绪，保持良好的精神状态，增强战胜疾病的信心。

2. 因人因病施护

患者由于出身、家庭、性格、职业、文化、生活阅历等各方面的情况，以及情感、意志、需要、兴趣、能力、气质的不同和病情的差异，其心理状态也不同。护理人员要因人制宜，对不同的患者采取不同的方法，有针对性地做好耐心细致的情志护理。

3. 清净养神，宁心寡欲

七情六欲是人之常情，过激则可引起人体气机的紊乱导致各种疾病的发生。中医认为养生的根本首先是养心，而养心之要是静养，情志安定、心静神清，才能气血和调，有益于健康。而患病之人对于情志刺激尤为敏感，调摄精神就更为重要。只有将"静"融于患者的日常生活中，精气才能见充实，形体亦可随之健壮。古人云："静者寿，躁者夭。"说的就是这个道理。

4. 怡情畅志，乐观愉快

乐观愉快的情绪能使人体的气血调和，脏腑功能正常，从而有益于健康。对于患者来说，不管其病情如何，乐观的心情均可以促使其病情好转。反之，则可使病情加重。

（二）情志护理的基本方法

1. 言语开导

通过正面的疏导，取得患者的信任，了解患者的心理状态，来开导和引导患者自觉地戒除不良心理因素，调和情志，从而改变患者的精神和身体状况。要帮助患者多了解一些医学知识，及时地解除患者对病情的各种疑虑，丢掉思想包袱，树立战胜疾病的信心。对于患者遇到的困难，应积极帮助解决。患病之人，容易出现焦虑、沮丧、恐惧、愤怒等情绪，这些反映和变化，均可加重患者的病情，如不及时化解，将延误疾病的治疗，甚至产生严重后果。护士应适时地"告之以其败，语之以其善，导之以其便，开之以其所苦"，帮助患者从各种不正常的心态中解脱出来，以加速康复的过程。

2. 清静养神

清静，是指思想清静，即精神情志淡泊、宁静。首先，应提醒患者保持清静的心态，使其少思少虑，排除杂念，做到精神内守，心平气和。其次，要给患者创造能够清静养神的客观条件，避免外界条件对心神的不良刺激，如提供安静的居住环境，避免过强的噪声，制定合理的探视制度等。要使患者了解少私寡欲，随和乐观是静神的主要手段，学会"节喜怒、静六欲"，做到宁静、豁达、乐观，避免情绪波动。

气功疗法在调摄精神中可以起到重要的作用，指导患者进行气功锻炼能加速疾病的康复，从气功的本质来说，调神起着主导作用。它所强调的"入静"，实际上就是使人能排除各种干扰，用意志来调整控制体内的生理活动，从而抵御情绪因素的干扰，达到《黄帝内经》所说的"恬淡虚无，真气从之，精神内守，病安从来"的境界。从现代医学角度看，气功锻炼过程中，调心、意守入静时可调节大脑皮质，使大脑皮质细胞得到充分的休息，也能防御外感性的有害刺激；调息可通过调整呼吸按摩内脏，增进脏器功能；调身可使全身肌肉骨骼放松，有助于交感神经系统紧张性下降，诱使情绪得到改善。因此，坚持习练气功可以防治心、脑血管疾病、糖尿病等，培补真气，增强体质，健壮体魄，延年益寿。

3. 移情易性

移情，是转移内心情绪的指向；易性，是更易心志，指的是改变不良的情绪和习惯。"移情易性"是中医传统的心理保健法。《临证指南医案》说"情志之郁，由于隐情曲意不伸……郁症全在病者能移情易性"。《北史·崔光传》说"取乐琴书，颐养神性"，《理瀹骈文》也说"七情之病者，看书解闷，听曲消愁，有胜于服药者矣"。可见古人对如何转移情志、陶冶性情早有认识。在护理工作中，要将患者精神注意力转移到其他方面，排除或改变患者的某些不良情绪、习惯或错误认识，使其能恢复正常心态或习惯，以有利于疾病的康复。有些患者，其注意力往往在疾病上，或是没有脱离其他情志因素，整天胡思乱想，陷入忧愁烦恼之中而不能自拔。这就要求将患者的精神注意力予以转移，使其忘却病痛，克服紧张、烦闷之感，自我解脱，达到心态平衡。移情易性的方法很多，音乐歌舞，琴棋书画，交友览胜，种花垂钓等，都可以起到培养情趣，陶冶情操的作用。在护理中应根据患者自身的素质、爱好、环境与条件等决定具体方法。

4. 情志制约法

思虑太过的人，要用过激的语言触怒之，以畅达气机；过于悲伤忧愁的人，要以高兴的事情开导之，使其振作精神；过分恐惧的人，要劝其动脑思考，分析致恐原委，以战胜恐惧心理。在运用此方法时，要注意体现"胜"字，即情志刺激的强度应超过致病的情志因素，才能够起到制约的作用。情志五行相胜的理论尽管朴素，但在心理保健上具有一定的借鉴意义。

运用情志之间阴阳属性的对立制约关系，对情志进行调节，也是为情志制约法的一种。人类的情志活动虽然复杂，但可用阴阳属性来分类，这就是现代心理学所说的"情感的两极性"。七情所致的气机异常，具有两极倾向的特点，如：喜与怒、怒与恐、怒与思、惊与思、喜与忧、爱与恨、喜与恶等，均可用阴阳来分类。对于性质彼此相反的情志，对人体气血阴阳的影响也正好相反，因而可以相互调节控制，使情志的阴阳复归于平衡。从这一理论讲，喜可胜怒、怒也可胜喜；喜可胜恐、恐也可胜喜；怒可胜恐、恐也可胜怒等。

由此可见，情志制约法，实际上是一种通过相反的情志变动，调节整体气机的方法。人们切不可机械地按图索骥，拘泥于五行相生相克或阴阳制约，滥用以情胜情，只有掌握其精神实质，方法运用得当，才能真正起到心理保健。

知识拓展

精神内守

提高患者"独立守神"的自我情感控制能力，保持情定神安，做到精神内守，不受疾病的困扰，勇敢面对现实，善于顺应自然规律，保持乐观情绪，使其变悲伤为喜悦（平静），变怯懦为坚强，变失望为希望，变被动为主动，使身心处于最佳状态。

5. 顺情解郁

顺情解郁指把积聚、压抑在心中的不良情感，通过适当的方式疏导、发泄出去，以尽快恢复正常情志活动。对于某些患者，特别是精神状态忧郁和感到压抑的患者，应尽量满足其合理的要求，以顺从其意志和情绪，满足其身心需要。要积极鼓励甚至引导患者将郁闷的心情诉说或发泄出来，以化郁为畅，疏泄情志。故对悲郁者，当鼓励其扩展心胸，开阔眼界，提高其对不良刺激的耐受性。此外，哭诉宣泄也是化解悲郁的方法之一。对于确有悲郁之情的患者，不要压抑其感情，应允许甚至引导其向医护人员哭诉倾泻苦衷，借此使其悲郁之情得以发泄而舒展，使气调而复原。但哭泣不应过久、过重，以免伤身。

三、情志的自我调节

（一）清静养神

静，主要指心静，具体指心无邪思杂念、心态平静。神是生命活动的主宰，它统御精气，是生命存亡的根本和关键。清静养神，是指采取各种措施使精神不断保持淡泊宁静的状态，不为七情六欲所干扰。我国历代医家均认为神气清静，五脏安和，可致健康长寿。而患病之人对于情志刺激尤为敏感，调摄精神就更为重要。只有将"静"融于人的日常生活中，做到精神内守，心平气和，精气才能日见充实，形体亦可随之健壮，从而达到《黄帝内经》所说的"恬淡虚无，真气从之，精神内守，病安从来"的境界。

清静养神的方法很多，精神内守为清静养神的主要方法。只有屏除杂念，心境安宁，神气方可清静。要树立清静为本的思想，不过分劳耗心神，乐观随和，做到静神不用，劳神有度，用神不躁。还可以用"意守"的方法将注意力完全专注于机体或外界的某一特定事物或概念，以帮助达到静神的目的。如意守丹田，意守外景，数息，默念词句，默想词义等法。此外，还要努力减少外界对神气的不良刺激，创造清静养神的有利条件。气功疗法在调摄精神中可以起到重要的作用。从气功的本质来说，"调神"是最主要的。它所强调的"入静"，实际上就是用意念来调整控制体内的生理活动，使人排除情绪因素的干扰，从而达到"静"的境界。

（二）养性修身

古人把道德和性格修养作为养生的一项重要内容，认为养生和养德是密不可分的，甚至把养性和养德列为摄生首务。道德和性格良好的人，待人宽厚，性格豁达，志向高远，对生活充满希望和乐趣。他们一般均具有良好的心理素质和精神状态，能够较好地控制和调节自己的情绪。养德可以养气、养神，有利于神定心静，气血调和，精神饱满，形体健壮，使"形与神俱"，从而健康长寿。如道德低下，个性狭隘，则会常常用神不当。长期或突然剧烈的情志活动，超过了人体适应能力，便会耗伤精气，导致气行紊乱，阴阳失调，脏器受损而发病。

（三）怡情悦性

经常保持积极、乐观、愉快、舒畅的心情是情志养生的重要方法。善于摄生的人会创造健康的精神生活，在工作、学习和劳动之余往往有自己习惯的赋闲消遣方式，如游行于田园山水之间，往来于长幼亲朋之中，沉浸于欢歌笑语，闲情于琴棋书画，安心于居家操持等，从而得到精神满足和充分的休息与调整。

（四）平和七情

1. 以理胜情

以理胜情即考虑问题要符合客观规律，能用理性克服情志上的冲动，使情志活动保持在适度状态而不过激，思虑有度，喜怒有节。

2. 以耐养性

以耐养性即有良好的涵养，遇事能够忍耐而不急躁、愤怒，日常生活中能淡泊名利，淡忘烦恼。

3. 以静制动

神静则宁，情动则乱，应倡导清静少欲，避大喜大怒，常保平和心情。静神之法很多，如练气功、书法、绘画等皆能怡神静心。

4. 以宣消郁

悲哀忧伤的最佳消除方法，就是及时用各种方法宣泄情绪，以免气机郁遏而生疾病。宣泄的方法很多，如向亲朋好友倾诉，用个人喜欢的方法发泄情绪，避免寂寞独处等。

5. 思虑有度

思虑过度可致心脾损伤。对于力所不及、智所不能之事，不要空怀想象过于追求，以免导致疾病的发生。整日伏案劳神者，要合理用脑，节制心劳。用心思虑的时间不宜太长，工作 1~2 h 后应适当活动，以解除持续思虑后的紧张和疲劳。平常应坚持体育锻炼，晚间不宜熬夜太过，要养成按时作息的好习惯。实践证明，对于脑力工作者，适当活动和体育锻炼是解除精神疲劳的最好方式，也是防止心劳最积极有效的措施。

6. 慎避惊恐

惊恐对人体的危害极大。过度的惊恐可致气机紊乱，心神受损，肾气不固。要有意识地锻炼自己，培养勇敢坚强的性格，以预防惊恐致病。此外，还应避免接触易导致惊恐的因素和环境。

（李新芳）

学习任务四　饮食护理

任务目标

1. 了解关于饮食的一些基本概念。
2. 掌握饮食护理的基本原则和方法。
3. 学会针对病患的进行不同饮食护理。

饮食护理，是指在治疗疾病的过程中，根据食物的性味、归经及其功能作用，合理的调配及摄取食物，注意饮食宜忌，对患者进行护理和指导。饮食是维持人体生命活动必不可少的物质基础，是人体五脏六腑，四肢百骸得以濡养的源泉。中医学十分重视饮食与人体健康的关系，认为科学的食谱和良好的饮食习惯，是健康长寿的关键之一。而对于患病之人，饮食的调护更是疾病治疗中必不可少的辅助措施。《黄帝内经》指出："大毒治病，十去其六……谷肉果菜，食养尽之。"并认为若能合理地选择饮食，将十分有利于疾病的治疗。康复食物与中药同源，也同中药一样，具有四气五味和升降沉浮的特性，因而许多食物具有治病、补体的作用。利用饮食调护配合治疗，是中医学的一大特色。饮食调护得当，可以缩短疗程，提高疗效，反之则可以导致病情加重。尤其是慢性疾病和重病恢复期的饮食调护，对于疾病的康复更是具有举足轻重的作用，许多疾病后期，只要饮食调护得当，不必投药，其病便能自愈。

> **知识拓展**
>
> 安生之本，必资于食，不知食宜，不足以存生。
>
> ——孙思邈
>
> 饮食之味，有与病相宜，有与病为害，若得宜则益体，害则成疾。
>
> ——张仲景

一、饮食概述

（一）食物的性味和功效

食物同药物一样，具有寒、凉、温、热四性，辛、甘、酸、苦、咸五味和升、降、浮、沉的作用趋向，只是其性能不如药物强烈。在饮食调护中，一般按照下列方法将常用食物分类，以便辨证选用。

1. 热性食物

热性食物具有温里祛寒、益火助阳的作用，适用于阴寒内盛的实寒证。热性食物多辛香燥烈，容易助火伤津，凡热证及阴虚者应忌用。如白酒、葱、生姜、蒜、花椒等。

2. 温性食物

温性食物具有温中、补气、通阳、散寒、暖胃等作用，适用于阳气虚弱的虚寒证或实寒证较轻者。这类食物比热性食物平和，但仍有一定的助火、伤津、耗液倾向，凡热证及阴虚有火者应慎用或忌用。如羊肉、狗肉、桂圆肉等。

3. 寒性食物

寒性食物具有清热、泻火、解毒等作用，适用于发热高，热毒重的里实热证。寒性食物易损伤人体阳气，故阳气不足、脾胃虚弱患者应慎用。如苦瓜、绿豆、莴苣、茶叶等。

4. 凉性食物

凉性食物具有清热、养阴等作用，适用于发热、痢疾、痈肿及目赤肿痛、咽喉肿痛等里热证。凉性食物较寒性食物平和，但久服仍能损伤阳气，故阳虚、脾气虚弱患者应慎用。如李子、柠檬、芒果、梨等。

5. 平性食物

平性食物没有明显的寒凉或温热偏性，具有健脾和胃，平补气血的作用，可供各种体质的人四季食用，也是患者饮食调养的基本食物，适用于脾胃虚弱者的保健。由于性味平和，不致生寒或积热，故寒证、热证亦可使用。但因其味有辛、甘、酸、苦、咸之别，因而其功效也有不同，应根据患者的病情和体质灵活选用。如大豆、鸡蛋、玉米、豆浆、猪肉、花生等。

6. 补益类食物

补益类食物具有益气、养血、滋阴、壮阳作用，可分为温补、清补和平补3类。

（1）清补类食物。

清补类食物一般适用于阴虚证或热性病症，如寒证和素体阳虚者糖等。

（2）温补类食物。

温补类食物一般适用于寒证、阳虚证、久病体弱或禀赋不足者，如狗肉、核桃、桂圆肉、杏子、樱桃等。

（3）平补类食物。

平补类食物没有明显的寒凉或温热偏性，适用于各类患者，尤其常用于疾病的恢复期，也适用于正常人的补益。如鸡蛋、猪肉、鸡肉等。

7. 发散类食物

易于诱发旧病，尤其是诱发皮肤疾病，或加重新病的食物，称为发散类食物。如禽畜类中的猪头、鸡头，蔬菜类的蘑菇、芫荽、香椿，水产品类的虾、蟹等。

（二）饮食调护的种类

食物的种类很多，除某些干鲜果品和蔬菜可以直接食用外，大部分食品均须经过加工和烹调后才宜食用，从而形成了种类繁多的食品制作方法和丰富多彩的饮食品种。在中医临床中，主要使用以"汤羹"类为主，结合其他种类来进行饮食调护。

1. 汤羹类

以水和食物一同煎煮或蒸炖而成，可根据食物的滋味、性能加入适当的佐料，食用时除饮汤外，同时吃其中的食物。汤羹有汤和羹之分，较稠厚的为羹，清稀的为汤。

所用食物主要是有滋补作用的肉、蛋、鱼、海味、银耳等，如海参瘦肉汤、银耳羹。以补益为主要作用。

2. 粥食类

以米、麦、豆等富含淀粉的粮食单独或同时加入其他食物煮成，为半流质食品。粥食是常用的饮食之一，对脾胃虚弱者尤为适宜。

3. 主食类

以米、面、豆等富含淀粉的食物为主要原料做成的各种食物，如米饭、糕点和小吃等。

4. 膏滋类

以补益性食物加水煎煮，取汁液浓缩至一定稠度，然后加入蜂蜜、白糖或冰糖，再浓缩成半固体状，一般以补益为主要用途。

5. 散剂类

将食物晒干或烘干，研磨成细粉末。以沸水调食或用开水送服。

6. 菜肴类

菜肴类是指具有治疗作用的各类荤素菜肴的总称，其种类繁多，制法各异。有蒸、煮、煎、炒、炸、烩、炖别，而有不同的作用。

7. 饮料类

常见的饮料除汤饮外，还有酒浆、乳、茶、露、汁等。酒浆是将某些食物或药物加酒浸泡过滤后制成，如《食鉴本草》中的猪肾酒；乳品则常用牛、羊、马等动物乳及酥酪等乳类制品；茶类为单独用茶叶或与某些食物、药物混合制成，如《饮膳正要》中的枸杞茶，现代所制减肥茶、降压茶等皆属此类；若将菜果草木花叶诸含水之物，取其鲜品，蒸馏得水，则为露；汁则是新鲜多汁的植物果实、茎叶或块根，捣烂绞取汁或压榨取汁制成。

> **知识拓展**
>
> **常见的主要谷类食品功能及适应证**
>
> 1. 粳米
>
> 粳米具有补中益气、除烦、止泻等功能，适应于脾虚腹泻、烦渴、自汗者。
>
> 2. 糯米
>
> 糯米具有补脾益气、温中、止泻功能，适应于脾虚泄泻、胃脘痛、消渴、自汗者。
>
> 3. 小麦
>
> 小麦具有养心安神、清热、除烦的功能，适应于脏躁、心悸失眠、盗汗、腹泻者。

4. 大麦

大麦具有健脾消食、回乳的功能，适应于食积、腹泻、水肿、乳胀者。

5. 黍米

黍米具有健脾益气、除烦、止渴的功能，适应于胃脘痛、烦渴、吐泻者。

6. 玉米

玉米具有和中开胃、清热利湿的功能，适应于食少纳呆、水肿、高血压者。

（三）保养身体

我国人民在长期使用的保养身体的方法，常用有以下几种。

1. 汗法

汗法是一种通过发汗以疏散外邪，解除表证的方法，又称"解表法"。主要适用于外感初起，病邪侵犯肌表所表现出的一系列病症，症见恶寒发热，头身疼痛等。常用食物有葱、姜等。

2. 下法

下法是用具有通便作用的食物通泻大便或祛除肠内积滞的方法，又称"泻下法"。主要适用于病后、产后和年老体虚，气血不足，肠燥便秘者。常用食物有蜂蜜、香蕉、桑葚、植物果仁、菜泥等。

3. 温法

温法是用温热食物温补阳气，祛除里寒的一种方法，又称"温里法"。多用于里寒证或素体阳虚者。症见肢体倦怠、四肢不温、腹痛吐泻等。常用食物有花椒、姜、辣椒、酒、羊肉等。

4. 清法

清法是用寒凉性食物清除内热，泻火解毒的一种方法，又称"清热法"。多用于实热证或素体阳盛者。症见发热、烦渴、口舌生疮、小便短赤等。常用食物有西瓜、黄瓜、梨、藕、苦瓜、绿豆、茶等。

5. 消食法

消食法是用具有消食健胃作用的食物开胃消食的一种方法，也称"消导法"。适用于脾胃升降失调，饮食不化之证。症见嗳腐吞酸、脘痞胀满、厌食呕恶等。常用食物如萝卜、山楂、大蒜、醋等。

6. 补法

补法是用具有补益作用的食物以补气养血，滋阴助阳，强身健体的一种方法，也称"补益法"。适用于气虚、血虚、阴虚和阳虚等病症。根据病情的不同需要，分为适用于阳虚、气虚的温补，适用阴虚的清补和通用于各类虚证及正常人进补的平补3类。常用食物有羊肉、桂圆肉、甲鱼、鸡、鸭、木耳、海参等。

二、饮食护理的基本原则

（一）饮食有节，按时定量

饮食要有节制，不可过饥过饱，过饥则气血来源不足，过饱则脾胃之气受损。进食要有规律，应养成良好的饮食习惯，三餐应定时、定量，遵循"早吃好，午吃饱、晚吃少"的原则，切忌暴饮暴食，以免伤及脾胃。

（二）调和四气，谨和五味

首先，饮食应多样化，合理搭配，不可偏食。《素问·藏气法时论》中说："五谷为养，五果为助，五畜为益，五菜为充，气味合而服之，以补精益气"。也就是说人体的营养应来源于粮、肉、菜、果等各类食品，所需的营养成分应多样化。其次，应谨和五味。食物的酸、苦、甘、辛、咸滋味不同，对人体的营养作用也不一样，五味对人体的五脏有特定的亲和性，只有五味调和，才能对五脏起到全面的补益作用，使五脏之间的功能始终保持相对的平衡协调，正如《素问·至真要大论》所说："五味入胃，各归其所喜攻，故酸先入肝，苦先入心，甘先入脾，辛先入肺，咸先入肾。久而增气，物化之常也。"五味调和，则五脏精气生成有源，有助于人体的消化吸收，使人体的脏腑得到合理的补益，有利于健康；若五味不和，食物太偏，则有损于人体健康。只有做到饮食的多样化和合理搭配，才能摄取到人体必需的各种营养，维持气血阴阳的平衡。若对饮食有所偏嗜或偏废，易使体内营养比例失调，从而影响健康，发生疾病。

（三）食宜清淡，吃忌厚味

荤素搭配，是饮食的重要原则，也是健康长寿的秘诀之一。饮食应以谷物、蔬菜、瓜果等素食为主，辅以适当的肉、蛋、鱼类，不可过食油腻厚味。由于各种性味的食物过食之后都会引起体内阴阳平衡的失调，所以，应注意饮食性味不要过重，尤其应避免过度嗜咸和嗜甜。

（四）饮食卫生，习惯良好

饮食卫生，也是养生防病的重要内容。归纳而言，一是饮食宜新鲜。新鲜的食品，营养充足，其营养成分易于消化、吸收，有益于人体，反之，则对人体有害无益，正如《金匮要略》所说："秽饭、馁肉、臭鱼，食之皆伤人。"可见食品新鲜，能避免被细菌或毒素污染，防止病从口入。二是以熟食为主，应软硬恰当、冷热适宜。大部分的食品在烹调加热后食用，更利于机体的吸收，且加工的过程，本身就能清洁、消毒，去除一些致病因素。三是注意饮食禁忌。几千年前，古代医家就提出了饮食禁忌的问题，在长期的养生实践中，人们也逐步对某些动、植物有害于人体的问题有了认识，如发芽的土豆、海豚等有毒，误食会影响健康，甚至危及生命，这些经验至今仍有现实意义。四是进食时宜细嚼慢咽，不可进食过快或没有嚼烂就下咽；食后不可即卧，应做散步等轻微活动，以帮助脾胃的运化；晚上临睡前不要进食。

（五）辨证施食，相因相宜

饮食调护，应注意患者的体质、年龄、证候的不同和季节、气候、地域的差异，把人与自然有机地结合起来进行全面分析，做到因证施食、因时施食，因地施食和因人施食。

知识拓展

> **辨证用膳**
>
> 在饮食调护中既要了解食物的性味归经及功能，又要考虑到患者的身体健康状态，因人而异、因症而宜辨证用膳。如阴虚发热者，应指导患者多食具有滋阴生津作用的清补食物，忌食香燥温热、助火生热的温补食品。

三、饮食宜忌

疾病有寒热虚实之分，阴阳表里之别。食物也多有偏性，有于病相宜，有于病为害，得宜则补体，为害则成疾。加之患病后所服药物也各具性味，所以，护理疾病强调饮食宜忌是十分重要的。中医认为饮食宜忌是养生防病的重要环节，特别是在疾病治疗过程中的食物选择，更是既要知其所宜，也要知其所忌。应根据患者的病情、体质、服药、季节、气候、饮食习惯等诸方面的因素，合理选择饮食。只有把握住饮食宜和忌这两个方面，才能使饮食与治疗相配合，达到有效的治疗和康复目的。

（一）饮食宜忌的基本原则

1. 辨证施食

辨证施食即食物的性味应适应于病情的需要。食物有寒热温凉补泻之分，病情也有虚实寒热之别。饮食护理要做到：虚证应补益，实证宜疏利，寒证应温热，热证宜寒凉。

2. 辨药施食

不同患者所服药物性味、功效均各异，为有利于更好地发挥药效，患者饮食的性味，一般应与所服药物的性味一致，忌与所服药物的性能拮抗，以免降低药效。如食物与所服药物的性味相同，甚至还可增强药物的效能，加速病情的康复。

3. 因人施食

人的体质有强弱不同，年龄有老少之分，故饮食宜忌也应有区别。如体胖之人多痰湿，宜食清淡，忌肥甘厚腻之物，以免助湿生痰；体瘦之人多阴虚，宜多食滋阴生津、养血补血之物，忌辛辣动火之品，以免伤阴；老年人脾胃虚弱，食宜清淡，忌油腻、硬固、黏腻食物，以免伤及脾胃；妇女妊娠期和哺乳期忌辛辣温燥食品，以免助阳生火，影响胎儿和乳儿；小儿气血未充，脏腑娇嫩，尤应注意饮食的调理。

4. 因时施食

四时季节的变化，对人体的生理功能产生不同的影响，因此，饮食宜忌也有所不同。春季气候由寒转暖，阳气生发，食宜清温平淡；夏季阳气亢盛，天气炎热，食宜甘寒，但应忌生冷不洁食物；秋季阳收阴长，燥气袭人，食宜滋润收敛，忌辛燥温热；冬季阳气潜藏，阴气盛极，最宜温补，忌生冷寒凉。

5. 特殊宜忌

某些疾病和药物要求有特殊的饮食禁忌，此类禁忌在各科病症护理和服药护理中作专门介绍。

（二）饮食宜忌的主要方法

1. 不同病症的饮食禁忌

（1）热证。

热证是机体感受热邪，或阳盛阴虚所引起的一类病症。阳热偏盛，伤阴耗液，故宜清热、养阴、生津，食寒凉性及平性食物，忌辛辣、温热之品。

（2）寒证。

寒证是机体感受寒邪，或阳虚阴盛所引起的一类病症。阴寒偏盛，阳气亏虚，故宜温里、散寒，助阳，宜食温热性食物，忌寒凉、生冷之品。

（3）虚证。

虚证是指阴阳气血虚损。宜补虚益损，食补益类食物。阳虚者宜温补，忌用寒凉；阴虚者宜清补，忌用温热；气血虚者可随病症的不同辨证施食，然虚证患者多脾胃虚弱，进补时不宜食用滋腻、硬固之品，食物以清淡而富于营养为宜。

知识拓展

> 肾虚者应忌食大小茴香、胡椒、辣椒、洋葱、丁香、薄荷等食品。肾阳虚者应忌食柿子、生萝卜、生菜瓜、生黄瓜、生地瓜、西瓜、菊花等食品。

（4）实证。

实证是指邪气亢盛。饮食宜疏利、消导。应根据病情之表里寒热和轻重缓急辨证施食，采取急则治标，缓则治本和标本兼治的总体原则进行饮食调护，一般不宜施补。

（5）外感病症。

饮食宜清淡，可食葱、姜等辛温发散之品，忌油腻厚味。

（6）其他。

各类血证、阴虚阳亢证、目疾、皮肤病、痔瘘、疮疖、痈疽等病症忌辛热类食物，如葱、生姜、蒜、胡椒、花椒、辣椒、白酒等；肝阳上亢和动风患者忌吃鹅、公鸡、鲤鱼、猪头等；患有疔、疮、忌食发散类、海腥类食物，如带鱼、黄鱼、免诱发旧病，加重新病。

（7）某些药物有特别的饮食禁忌要求。

如萝卜可降低补药的补性，故服人参等滋补药时忌食，服荆芥时忌吃鱼蟹等。

2. 服药饮食禁忌

服药饮食禁忌是指服药期间对饮食的禁忌，又称"忌口"。患者服中药时有些食物会对所服之药产生不良影响，故应拒服。古代文献中有甘草、黄连、桔梗、乌梅忌猪肉；茯苓忌醋；薄荷忌鳖肉；天门冬忌鲤鱼；白术忌大蒜、桃、李；土茯苓忌茶；人参忌白萝卜；蜜忌葱的记载。此外，《伤寒论》《金匮要略》中还提出服药时忌生冷、黏腻、肉、面、五辛、酒、臭物等，临床护理时不能绝对化，但可作为参考。

3. 孕期和产后饮食禁忌

孕期及产后是母体特殊的生理阶段，饮食调养与饮食禁忌都十分重要。

（1）孕期母体的气血注于冲任，充养胎元，故多表现为阴虚阳亢的状态。进食宜用甘平、甘凉、补益之品，应避免食用辛辣、腥膻等易耗伤阴血之品，以免影响胎儿。妊娠恶阻孕妇宜食用有健脾、和胃、理气功效的食物，忌食油腻之品。孕后期，增大的胎儿容易影响母体气机升降，而出现气滞现象，故应慎食涩肠或胀气类食物，如高粱、荞麦、芋头等。

（2）产妇在产后容易表现为阴血亏虚或瘀血内停的征象，且考虑到产妇还要哺乳。因此，产后的饮食调补的原则是平补阴阳气血，尤以补血养阴为主，宜进食甘平、甘凉类粮食、禽肉、畜肉和蛋乳类食品，慎食或忌食寒凉生冷、辛燥伤阴类的食物或发散类食物。

实践评析

实践内容：

刘某，男，65岁，因肺癌入院。患者入院以来主诉胸痛，睡眠质量差，入睡困难，平均每晚睡眠5 h，且常被病区声响吵醒。这种状况持续了1月余，患者出现头晕、体倦乏力、急躁易怒。请问：患者可能出现了什么状况？试分析影响该患者失眠的主要因素？护士应采取哪些措施促进患者睡眠？

评析：

（1）该患者可能出现了失眠。

（2）影响其睡眠的主要因素

①生理因素，肺癌导致胸痛。

②心理因素，担心疾病治疗、预后，感到焦虑。

③环境因素，对病区环境不适应。

（3）促进患者睡眠的护理措施

①控制生理失调，增进舒适，如采取帮助患者缓解疼痛的措施而改善其睡眠。

②减轻患者的心理压力的措施。

③创造良好的睡眠环境。

④指导患者合理使用药物辅助睡眠。

⑤帮助患者建立良好的睡眠习惯。

⑥做好晚间护理。

⑦给予正确的睡眠卫生指导。

实践模拟：

同学们根据自己所学，调整自己的生活起居规律和饮食习惯，以达到身体最佳的状态。

（李新芳）

考评自测

一、名词解释

1. 得神　2. 闻诊　3. 秋冬养阴　4. 七情　5. 饮食有时　6. 烊化

二、选择题

1. 以下不是一般护理的内容是（　　）。

   A. 病情观察　　　　　B. 生活起居护理

   C. 精神护理　　　　　D. 疾病护理

2. 许多危重患者的险情，常发生于（　　）。

   A. 季节转换时　　　　B. 冬季

   C. 深夜　　　　　　　D. 午后

3. 患者目光呆滞，面色晦暗，表情呆板，语无伦次，循衣摸床，撮空理线，手撒肢冷，动作失灵，呼吸异常，大肉已脱等，称为（　　）。

   A. 得神　　　B. 假神　　　C. 失神　　　D. 无神

4. 以下不属常见病色之列是（　　）。

   A. 赤　　　　B. 橙　　　　C. 黄　　　　D. 青

5. 病室湿度一般应在什么范围（　　）。

   A. 20%～30%　　　　B. 30%～40%

   C. 40%～50%　　　　D. 50%～60%

6. 患者出院后被褥应怎样处理？（ ）
   A. 日光暴晒   B. 高压灭菌
   C. 焚烧   D. 浸泡

7. 以下不属室内环境的要求之列是（ ）。
   A. 病室安静   B. 病室通风
   C. 病室的室温   D. 病室的光线

8. 以下护理措施没有做到动静结合的是（ ）。
   A. 高热患者适度运动
   B. 实证患者症减，即可正常活动
   C. 肾结石患者适当活动
   D. 心衰患者避免剧烈活动

9. 给患者床上擦浴的水温是（ ）。
   A. 37～38 ℃   B. 38～39 ℃
   C. 39～40 ℃   D. 42～44 ℃

10. 以下不属食物的性能归类的是（ ）。
    A. 辛辣类   B. 生冷类
    C. 发物类   D. 瓜果类

11. 甲鱼属于下列哪一类食品（ ）。
    A. 清补类   B. 温补类
    C. 平补类   D. 畜类

12. 以下不是饮食调养的原则的是（ ）。
    A. 饮食适量   B. 时荤时素
    C. 饮食定时   D. 不宜偏嗜

13. 下列食物具有降糖止渴的作用的是（ ）。
    A. 苦瓜   B. 番茄   C. 木耳   D. 绿豆

三、简答题

1. 哪些患者需要重点观察?
2. 时间因素对疾病发生发展有何影响?
3. 为什么提倡春夏养阳?
4. 简述辛、甘、酸、苦、咸食物的作用及适应证。
5. 简述煎药的火候。

四、论述题

1. 试叙述情志护理的临床意义。
2. 试述饮食调养的原则。

学习单元六 方药基本护理

方药是中医治病的主要手段，中药的用药护理是护理工作的重要内容。护士必须了解中药的基本知识，掌握中药的给药途径、用法、剂量、时间、服药禁忌等内容，为患者提供正确的用药护理。

导入案例

刘某，男，58岁，农民，2021年9月20日就诊。患者肢体关节疼痛13年。13年前因冒风淋雨后出现肢体关节酸痛不适，屈伸不利，时而肩、腕关节疼痛，时而膝关节疼痛，经服"阿司匹林"症状缓解，但一遇气候变化又发作。近半年来，身体渐瘦，时感头晕目眩，关节疼痛，游走不定，通时灼热感，外表不红肿，苔薄黄，脉弦数。近一周患者肢体关节红肿热痛，痛势较急，呈游走性疼痛，关节屈伸不利，伴身热、口渴、烦躁、舌红、苔黄、脉数。

思考与讨论：

中医诊断、证型、治法、主方及主要药物是什么？

学习任务一　中药的基本知识

任务目标

1. 掌握中药的性能、毒性、禁忌。
2. 了解中药性能功用。
3. 认识常用中药，并学会针对不同的病症灵活使用。

我国地大物博，药材资源丰富，中医古籍所载已超过3000种，经目前整理的则达8000种左右，仅中华人民共和国成立后出版的第一部大型中药专业工具书——《中药大辞典》中所记载的已达5767种之多。但由于社会的进步和中医药的不断发展，药物的需求量日益增加，中药的来源也逐渐从自然野生发展到人工栽培或驯养，并有一定数量的人工制品。此外，1975年，人民卫生出版社出版的《全国中草药汇编》也吸纳了2200余种疗效确切的民间草药，从而大大地丰富了中药的来源。

一、中药性能功用

（一）中药的性能

中药的性能是指中药的性质和作用，简称药性。中药的性能主要包括四气五味、升降浮沉、归经及毒性等。

中药的性能，是指药物的性味和功能。四气五味包括药物的药性和滋味两个方面。

(1) 四气。

四气就是寒、热、温、凉四种药性，故也称四性，是从药物作用于人体所发生的反应概括出来的。凡具有清热、泻火、凉血、解毒等作用，能减轻或消除热证的药物，均属于寒凉药；凡具有温中、助阳、散寒等作用，能减轻或消除寒证的药物，均属于温热药。寒凉药与温热药是两种相反的药性，而寒性与凉性、热性与温性之间仅是程度的差异，凉次于寒，温次于热。此外，还有一些寒热属性不甚明显的药物，药性平和，称为"平性"

药。而这些药物实质上仍有偏温或偏凉的不同，没有超出四性的范围。

（2）五味。

其分为辛、甘、酸、苦、咸五种，故称五味。有些药物具有淡味和涩味，但通常以淡附于甘，涩味与酸味功效相似，故习惯仍用五味来概括。药味的确定最初是依据药物的真实滋味，随着用药实践的发展，对药物作用的认识不断丰富，有些药物的作用就很难用药味的真实滋味来解释，因此味的主要依据，一是药物的滋味，二是药物的作用。

①辛味：有发散、行气、活血等作用，常用于表证、气滞、血瘀等证。如麻黄、木香、红花等都有辛味。

②甘味：有补益、和中、缓急止痛、调和药性等作用，常用于虚证、胃不和、挛急疼痛等证。例如，党参、饴糖、甘草等。淡味：有渗湿、利尿等作用，常用于水肿、小便不利等证。如茯苓、薏苡仁等。

③酸味（涩味）：有收敛、固涩等作用，常用于虚汗、久泻、久咳、遗尿、滑精等证。例如，五倍子、金樱子、乌梅、五味子等都有酸（涩）味。

④苦味：有泻火、燥湿、泻下等作用，常用于里热、痰湿、热结便秘等证。如黄连、苍术、大黄等，都有苦味。

⑤咸味：有软坚散结、泻下等作用，常用于瘰疬、痞块、燥结便秘等证。如昆布、瓦楞子、芒硝等都有咸味。

每一种药物既有气也有味，性和味分别从不同角度说明药物的作用，因此，二者必须综合起来理解才能反映药物的性能。一般来说，性味相同的药物（个别药物除外）其作用也大致相同，性味不相同的药物其作用有明显的差异。味愈多，其功效往往也愈多。总之，只有掌握和认识每一药物的全部性能，才能准确地使用药物。

知识拓展

辛甘发散为阳，酸苦涌泻为阴，咸味涌泻为阴，淡味渗泄为阳。

——《素问·至真要大论》

（二）升降浮沉

升降浮沉是指药物作用于机体后的四种趋势。升，即上升、升提，趋向于上；浮，即轻浮、发散，趋向于表。升浮药物的作用趋势是向上向外的，大多具有升阳、举陷、催吐、发散等作用。沉，即沉降、泄下，趋向于里；降，即下降、降逆，趋向于下。沉降药物的作用趋势是向下向里的，大多具有泻火、降逆、通便、平喘、潜阳等功效。故病位于上、在表者，病势下陷者，如久泻、脱肛等证，宜用升浮药；病位在下、病势上逆者，如便秘、呕吐等证，宜用沉降药。

药物的升降浮沉与下列因素有关系。

1. 与药物气味的关系

大凡气属温、热，味属辛、甘、淡的药物，多为升浮之品；凡气属寒、凉，味属酸、苦、咸、涩的药物，多为沉降之品。

2. 与药物质地的关系

一般来说，质轻的花、叶类药物大多有升浮作用，质重的种子、果实、矿物、介壳类药物都具有沉降的作用。但也有例外，如旋覆花药性沉降，蔓荆子药性升浮。

3. 与药物炮制、配伍的关系

药物通过炮制后，可以改变其升降浮沉的趋向，如经酒炒则性升（向上），姜汁炒则性散（向外），醋炒则能收敛（向内），盐水炒则能下行（向下）。另外，药物的升降浮沉趋向还受配伍的影响，如升浮药在大剂的沉降药中其性也随之下行，沉降药在大剂的升浮药中其性也随之上升。

（三）归经

归经是指药物对机体脏腑经络病变的治疗具有选择性。药物主要对某经（脏腑及其经络）或某几经发生明显的作用，而对其他经则作用较小，或没有作用。归经理论是从疗效观察中总结出来的，明确指出了药效的所在。如：桔梗、杏仁能治疗胸闷、喘咳，则归肺经；猪苓、茯苓能治疗水肿、小便不利，则归肾经等。

（四）毒性

有毒与无毒关于毒的含义，在医籍中，常指药物的偏性而言。所谓"毒药攻邪，五谷为养"，其中"毒药"一词，就是药物的总称。有毒与无毒是指药物的毒性。毒性有广义和狭义之分。广义的毒性指代药物的偏性，是古代对于"毒"的概念。如《神农本草经》按有毒无毒把药物分为上、中、下三品，把攻病愈疾的药物称为有毒，把久服补虚的药物看成无毒。狭义的毒性指药物具有一定的不良反应，会对人体产生损害，是现代意义上的"毒"的概念。中药的毒性除了和药物本身有关外，还与剂量过大、服用太久、炮制不当、配伍失度、剂型失宜、煎服法错误、误食误用、药不对证、个体差异等多种因素有关。因此，对于药物毒性，应借鉴现代药理学研究成果，重视临床报道，以便更好地认识中药的毒性。

（五）中药的应用

中药的应用主要包括药物的配伍、剂量、禁忌及煎服方法等内容。

1. 配伍

配伍就是根据病情的需要和用药法度，有选择地将两种以上药物配合使用的方法。前人把单味药物的应用和药与药之间的配伍关系归纳为七个方面，称为药物"七情"。"七情"除单行者外，其余六个方面都是讲配伍关系的。

（1）单行。

单行指用单味药物治疗疾病，有药力专一、简便立验的优点。如独参汤用一味人参救治气虚欲脱的危证。

（2）相须。

相须就是将性能功效相类似的药物配合应用，可以增强原有疗效。如党参配伍黄芪能明显增强其补中益气作用。

（3）相使。

相使就是将性能功效有某些共性的药物，或性能功效虽异但治疗目的一致的药物配合使用，以其中一味为主，另一种药物为辅，能提高主药的功效。如补气利水的黄芪配伍健脾利水的茯苓，能提高黄芪补气利水的功效。

（4）相畏。

相畏就是一种药物的毒性或不良反应，能被另一种药物减轻或消除。如生南星的毒性能被生姜减轻或消除，故生南星畏生姜。

（5）相杀。

相杀就是一种药物能减轻或消除另一种药物的毒性反应或不良反应。如生姜杀生南星之毒。

（6）相恶。

相恶就是一种药物能使另一种药物原有功效降低，甚至丧失。如莱菔子能削弱人参的补气作用，故人参恶莱菔子。

（7）相反。

相反就是两种药物配伍后，能产生或增强毒性反应或不良反应。如"十八反""十九畏"中的若干药物。

以上药物"七情"除单行外，在临床应用时，应充分利用相须和相使，以提高临床疗效。相畏和相杀能减轻或消除药物的毒性反应或不良反应，使用毒性或烈性药物时必须考虑使用。相恶和相反因产生或增强药物的不良反应，属于配伍禁忌，原则上应避免使用。

2. 剂量

剂量即用药量。剂量的大小，应根据药物的性能、剂型的种类、处方用药的多少、病情的轻重及体质的强弱等来确定。

（1）根据药物的性能确定剂量。

一般来说，花叶类质轻的药物用量宜轻，金石贝壳类质重的药物用量宜重；药性平和的药物药量可稍重，药性峻烈的药物药量宜轻，有毒的药物用量应严格控制在安全范围内。

（2）根据配伍、剂型确定剂量。

大方用量宜小，小方用量可大，君药可较其他药用量为重，汤剂比丸、散剂用量可大。

（3）根据病情、体质、年龄确定剂量。

急病、重病用量可大，慢性病、轻病用量宜小。体质壮实者用量可大，年老体弱者用量宜小。小儿5岁以下通常用成人量的1/4；5~6岁以上，可用成人量的1/2；16岁者，可用成人量。中药的计量单位古代众多，明清以来普遍采用十六进位制，即1斤=16两=160钱。现中药已统一采用以g（克）为单位计量。为了配药换算的方便，按规定以如下近似值进行换算：1两（十六进位制）=30 g，1钱=3 g，1分=0.3 g，1厘=0.03 g；个别也有以数量、容量计算的，如蜈蚣2条，生姜3片，大枣5枚等。中草药的常用内服剂量约为5~15 g。

3. 禁忌

用药的禁忌主要包括以下三个方面。

（1）配伍禁忌。

配伍禁忌即上述药物"七情"中的相恶和相反的药物。古代医家将"十八反"和"十九畏"编成歌诀，以利习诵。十八反，《珍珠囊补遗药性赋》曰："本草明言十八反，半蒌贝蔹及攻乌，藻戟遂芫俱战草，诸参辛芍叛藜芦。"即甘草反甘遂、芫花、大戟、海藻，乌头反贝母、栝楼、半夏、白蔹、白芨，藜芦反人参、沙参、玄参、丹参、细辛、芍药。十九畏，《珍珠囊补遗药性赋》曰："硫黄原是火中精，朴硝一见便相争。水银莫与砒霜见，狼毒最怕密陀僧。巴豆性烈最为上，偏与牵牛不顺情。丁香莫与郁金见，牙硝难合荆三棱。川乌、草乌不顺犀，人参最怕五灵脂。官桂善能调冷气，若逢石脂便相欺。大凡修合看顺逆，炮煿炙煿莫相依。"即硫黄畏朴硝，水银畏砒霜，狼毒畏密陀僧，巴豆畏牵牛，丁香畏郁金，川乌、草乌畏犀角，牙硝畏三棱，官桂畏赤石脂，人参畏五灵脂。"十八反"和"十九畏"中所说的配伍禁忌，系前人临床经验的总结和结晶，古代有些处方虽与此相悖，目前仍应慎重对待，不可盲目配用。

> **知识拓展**
>
> 大黄救人无功，人参杀人无过。
>
> ——《医学源流论》

（2）妊娠禁忌。

妇人妊娠期间，禁用毒性强、药性猛烈的药物，如巴豆、牵牛、甘遂、大戟、芫花、斑蝥、麝香、虻虫、莪术、三棱等；慎用通经祛瘀、破气消积及辛热等药物，如桃仁、红花、大黄、枳实、附子、肉桂等。

（3）饮食禁忌。

古称"忌口"，指服药期间禁忌同时进食的食物，如常山忌葱，茯苓忌醋，薄荷忌鳖肉，鳖甲忌苋菜，蜜忌生葱，人参忌萝卜等。另外，根据病情需要，还应避免生冷、油腻、腥臭、不易消化及有刺激性的食物。

（六）用药护理

1. 容器

通常选择以带盖的陶瓷砂锅、瓦罐为佳。

2. 用水

煎药用水必须洁净澄清，无异味，含矿物质及杂质少。

3. 泡药

煎药前多数药物宜用冷水浸泡，一般可浸泡 0.5～1 h 为宜，夏季气温高，浸泡时间不宜过长，以免变质。

4. 煎药

一般药宜先武火后文火，即未沸前用大火，沸后用小火保持微沸状态，以免药汁溢出或过快熬干。解表药及芳香性药物等，一般武火迅速煮沸，改用文火维持 10～15 min 即可。

（七）中药中毒的解救

1. 一般处理原则

快速排除尚未吸收的毒物；促使已吸收毒物排泄和解毒；对症处理。处理步骤：清洗、洗胃、催吐、导泻或灌肠，服用吸附、沉淀和保护剂，肾脏排毒等。

（1）快速排除尚未吸收的毒物。

①清水洗涤：清水充分洗涤中毒部位，如皮肤表面或黏膜；对于非水溶性的毒物，可选用适当溶剂。

②催吐：对毒物入口 2~3 h 内，神志清醒，能配合的患者可用压舌板或手指等机械法刺激喉壁，引起呕吐，反复几次。也可令其口服催吐剂催吐。若患者不易灌服任何催吐剂时，即可遵医嘱皮下注射阿扑吗啡 5~10 mg 催吐，但惊厥或高抑制状态患者慎用。

③洗胃：口服药物中毒首选洗胃。除腐蚀性药物中毒外，对服药未超过 4~6 h 患者，都应及时、彻底地予以洗胃。

④导泻：迅速排出已经进入肠道或残留于肠道的毒素，采用 25%~50% 的硫酸钠或硫酸镁溶液口服导泻或用生理盐水或肥皂水高压灌肠（备：硫酸镁有被肠道吸收的可能，故中枢抑制性中毒者慎用）。

⑤洗胃或催吐后服用炭粉 20~30 g，吸附生物碱及金属等毒物，减少毒物经消化道吸收。

⑥喝浓茶，茶叶中含有大量鞣酸，可与部分有毒生物碱或重金属结合形成沉淀物，阻止人体对毒素吸收。

⑦如果有毒中草药腐蚀肠黏膜时，应先让患者服下植物油、牛奶、蛋清、豆浆、淀粉等，以保护肠黏膜。

（2）解毒。

常用中药解毒剂如绿豆、甘草、生姜、蜂蜜等。如知道中毒药物名称者，可据中药"相杀""相畏"配伍原则，使用中药解毒。利用药物药性的相互对峙解除其中一种药物毒性和不良反应，如半夏中毒可用生姜汁 5 mL，明矾 3 g，调匀内服；或用醋 30~60 mL，加姜汁冷漱和内服。乌头中毒可用肉桂泡水催吐；或用生姜 200 g、甘草 50 g 煎服；或用绿豆 200 g、甘草 100 g 煎服。洋金花中毒可多吃红糖，口含米醋；或甘草 120 g 煎服。或频服浓茶水。巴豆中毒可迅速给牛奶、豆浆、蛋清；若见腹泻不止者，用花生油 60~100 mL 灌服；或给黄连水、冷水、大豆汁解之。白果中毒可用生甘草 100 g 煎服。

（3）加速已吸收毒物排出。

有毒药物部分已被肠黏膜吸收进入血液和组织时，必须进行解毒和加速已吸收毒物排出处理。如应用利尿剂、解毒剂等。

（4）对症处理。

由于中药种类多、成分复杂及中药中毒剂量、中毒方式、处理时间等差异对预后均有影响，再者，药物不同成分对不同组织、不同器官、不同系统的亲和力不同，出现症状也有不同，特别是无特效解救办法时，更应及时予以支持疗法和对症处理。

2. 护理

（1）严密观察病情。

①护士应严密观察患者神志、瞳孔、体温、脉搏、呼吸、血压等生命体征变化并及时记录。同时，应记录中毒时间、中毒后出现症状、毒物种类、处理过程等。

②配合医生询问服药史、有无家族过敏史、既往史等，留取血、尿标本。尤其是中毒药物不明时，针对可疑药物，取呕吐物、胃内洗出物等送做毒物定性或定量分析、鉴定。

③观察其他伴随症状，如有无呕吐、腹痛、血便、血尿等。有呕吐、腹泻症状者，观察呕吐物、排泄物性状；有脱水，适量输液，维持水与电解质的平衡。

④出现心血管系统损害症状的患者，如心律失常、血压下降等应给予心电监护，及时发现和报告异常情况，遵医嘱应用抗心律失常及其他血管活性药物，观察用药效果。

⑤呼吸困难者及时给氧，呼吸衰竭者遵医嘱给予呼吸兴奋剂，有呼吸窒息和衰竭危险时应准备气管切开包于床旁，配合医师做好抢救准备。

（2）催吐、洗胃时注意避免异物吸入气管，造成窒息或肺部感染。虚脱和休克患者洗胃时应严密观察患者心率、脉搏的变化。肝硬化等易出现上消化道出血的患者应随时观察患者洗出的胃内容物，了解患者有无心慌、烦躁、反应淡漠等休克前期表现。

（3）早期宜进食流质，恢复期宜进营养丰富、易于消化的食物；少食多餐，不宜过饱。同时，应遵守不同药物中毒的饮食宜忌，如雷公藤中毒者还应注意给予低盐饮食。

（4）卧床休息，保持室内空气清新、室温及湿度适宜。惊厥患者宜安置于安静的单人房间，光线宜暗。各项检查、治疗尽量集中处置，保持轻快，避免声响。烦躁不安者给予半衰期较短的镇静剂，必要时加床头护栏，防止坠床。

（八）中草药中毒的预防

（1）坚持辨证施护，在中医理论指导下正确用药，合理配伍降低药物的毒性反应和不良反应，严格掌握适应证、禁忌证。

（2）根据患者的病情、年龄、体质，季节气候，所处地理环境等因素严格掌握使用剂量。

（3）注意标明药物名称、药性、严格管理。

（4）严格执行国家有关毒性、限制性中药、中成药管理规定，遵守炮制工艺，注意正确用法。

（5）加强健康宣教，防止盲目用药。

二、常用中药

（一）表药

凡以发散表邪、解除表证为主要作用的药物，称解表药。根据药物的性能和临床的需要，一般分为辛凉表药和辛温表药。

1. 辛凉表药

性味多辛，发汗力弱，有发散风热的功效，适用于风热表证。症见发热、恶寒、汗出、咽喉肿痛、口渴、苔薄黄、脉浮数等。

常用药物有薄荷、桑叶、菊花、柴胡、牛蒡子、葛根、蝉蜕、升麻、蔓荆子、浮萍、木贼等。

2. 辛温表药

性味多辛温，发汗力强，有发散风寒的作用，适用于风寒表证。症见恶寒、发热、无汗、头身痛、口不渴、苔薄白、脉浮紧等。常用的药物有麻黄、桂枝、紫苏、白芷、羌活等。

此外，部分表药还兼有透疹、消肿、平喘和祛风止痛的作用。应用本类药物时，应注意根据表证的类型、患者体质的强弱选用适宜的药物。发汗不可过量，以微汗为度；对于体虚多汗，热病津伤，久疮痈、失血、淋病等患者，虽有表证，也应慎用。此类药物大多气味芳香，不宜久煎，以免药效失散。

（二）清热药

凡以清解里热为主要作用的药物，称清热药。本类药物性多寒凉，具有清热泻火、解毒、凉血、燥湿和退虚热等功效，主要用于里热证。症见高热、烦渴、汗出、小便色黄、大便干结、舌红苔黄、脉数等。也可用于治疗热痢、热泻、目赤肿痛和疮痈肿毒等证，根据功效的不同，大致可分为五类。

1. 清热泻火药

清热泻火药主要以清气分火热之邪为主，适用于温病初期邪入气分所导致的高热、汗出、烦渴、舌苔黄燥、脉洪数有力等证。

常用药物有石膏、知母、栀子、芦根、天花粉、竹叶、夏枯草、决明子等。

2. 清热解毒药

清热解毒药以清热、解毒、疗疮为主，适用于咽喉肿痛、热毒发斑、痈肿疮疡、热毒泻痢等热毒证。

常用药物有金银花、连翘、穿心莲、蒲公英、紫花地丁、大青叶、板蓝根、射干、鱼腥草、白头翁、贯众、土茯苓、山豆根等。

3. 清热凉血药

清热凉血药以清解营分、血分热邪为主，适用于斑疹隐现、出血、躁狂、神昏谵语、舌质红绛等血热证。

常用药物有生地黄、玄参、牡丹皮、赤芍、紫草、水牛角等。

4. 清热燥湿药

清热燥湿药以清热、燥湿、解毒为主，适用于热痢、热泻、黄疸（阳黄）、湿疹等湿热证，如黄连、苦参、黄柏等。

5. 清虚热药

清虚热药以清退虚热为主，适用于热病后期、余热留扰，伤阴耗液或其他疾病引起阴血不足所致的骨蒸潮热、五心烦热或暮热早凉、虚烦不寐、盗汗舌红、少苔、脉细数等证。

常用药物有地骨皮和青蒿、白薇等。

（三）泻下药

凡以通利大便、排除肠内积滞和体内积水为主要功效的药物，统称泻下药。根据其泻下程度的大小，一般可分为峻下逐水药、攻下药和润下药三类。

1. 峻下逐水药

本类药物作用峻猛，有强烈的泻下作用，又称逐水药，能使体内的积水通过二便排出体外。适用于胸腹积水、水肿及痰饮积聚、喘满壅实等证，如甘遂。

2. 攻下药

本类药物泻下作用较强，有攻下通便、降火泄热之功效，适用于燥热便秘、宿食停积、里热内炽等里实证，如大黄和芒硝。

3. 润下药

本类药物泻下作用缓和，有润肠通便作用，适用于年老体弱、产后血虚、病后津伤等肠燥便秘证，如火麻仁和郁李仁。应用本类药物时应注意里实兼表者，宜先解表而后攻里。根据病情选择不同的泻下药，孕妇忌用，中病即止。

常用药物有大黄、芫花、牵牛子等。

（四）祛风湿药

凡能祛除肌肉、筋骨、关节的风寒湿邪，解除痹痛为主要功效的药物，统称为祛风湿药。本类药物具有祛风除湿、散寒通络止痛的功效，适用于风寒湿痹、关节不利及风寒湿邪流窜经络所导致的肢体重痛、麻木不仁、筋脉拘急等证。部分药物尚具舒筋活络、强筋健骨等作用。

使用本类药物时，应根据痹证的类型、邪犯部位的不同，选择适当的药物，进行相应的配伍。例如，风邪偏盛的行痹，应选用祛风为主的祛风湿药；寒邪偏盛的痛痹，应选用辛温性质的祛风湿药；湿邪偏盛的着痹，应选择燥湿为主的祛风湿药；病邪在表者，应配合解表药；病邪在络者，应配合活血通络药；久病气血虚弱者，应配合补气养血药。本类药物性多辛温燥烈，易耗阴血，故阴血不足者应慎用。

常用药物有独活、威灵仙、川乌、乌梢蛇、防己、秦艽、木瓜、豨莶草、桑枝、五加皮、桑寄生等。

知识拓展

独　活

独活（《本经》），别名：独摇草（《别录》），独滑（《本草蒙筌》），长生草（《纲目》）。性味归经：辛、苦，微温，归肝、肾、膀胱经。功能主治：祛风胜湿，散寒止痛。用于风寒湿痹，腰膝疼痛，头痛齿痛，为治风湿痹痛主药。现代研究，独活有抗炎、镇痛及镇静作用；对血小板聚集有抑制作用；并有降压作用，但不持久；有抗肿瘤作用。

（五）芳香化湿药

凡以芳香醒脾、化湿辟浊为主要功效的药物，均称芳香化湿药。本类药物气具芳香，性属温燥，能开启脾胃，疏通气机，运化湿浊，主要适用于脾为湿困、运化失司所导致的脘腹痞满、厌食体倦、呕吐泛酸、大便溏薄、舌苔白腻等证。此外，痰湿壅滞及湿温、暑湿等证，也可以选用。应用本类药物时，要根据病情做适当配伍。例如，寒湿者，宜配温里药；湿温、暑湿者，宜配清热、解暑药；湿阻气滞者，宜配行气药；脾虚生湿者，宜配健脾药。本类药物辛温香燥，易耗气伤阴，对气虚津少者应慎用。又因其芳香，含挥发油，入煎剂宜后下，不宜久煎，以免降低药效。

常用药物有藿香、佩兰、苍术、厚朴、砂仁、白豆蔻等。

（六）利水渗湿药

凡以利尿渗湿为主要功效的药物，均称利水渗湿药，又称"利尿药"。

本类药物能使小便通畅，尿量增多，将体内水湿从小便排出，有消肿、通淋、退黄作用。主要适用于小便不利、水肿及湿邪、湿热所致的病症，如淋证、黄疸、腹泻、痰饮等。应用本类药物时，须根据不同的病症选择药物，并做适当配伍。例如，湿热淋证当配清热药，脾肾阳虚者当配温肾健脾药，水肿兼表者当配发汗解表药等。利水渗湿药易耗伤阴液，故阴虚津少而小便不利者应慎用。

常用药物有茯苓、猪苓、车前子、薏苡仁、泽泻、滑石、关木通、茵陈蒿、金钱草、瞿麦、粉草薢等。

（七）温里药

凡温里祛寒、解除里寒证为主要作用的药物，均称温里药。

本类药物禀性温热，能温中祛寒，温肾助阳，适用于里寒证，包括寒邪内侵、中阳受困所致的脘腹冷痛、吐逆泻痢等脏寒证，以及肾阳不足、寒从内生所致的面色㿠白、汗出肢冷、下利清谷、小便清长，甚至四肢厥冷，脉微欲绝等亡阳证。使用温里药时，应酌情做适当配伍。例如，兼表证者，配以解表药；寒凝气滞者，配合理气药；寒湿内蕴者，配合健脾化湿药；亡阳气脱者，配合补气固脱药。温里药多具辛热燥烈之性，阴虚证、虚热证，暑天及孕妇均忌用或慎用。

常用药物有附子、干姜、肉桂、高良姜、吴茱萸、小茴香、花椒、川楝子、丁香。

（八）行气药

凡以疏通气机、消除气滞为主要作用的药物，统称行气药，又称理气药，其中功效特强者又称破气药。

行气药大多辛温芳香，具有行气宽中、疏肝解郁或宣通肺气的功效，主要适用于中焦气滞、肝气郁结、肺气郁闭等证。运用本类药物时，应根据气滞的成因选择适当的药物，并进行配伍。例如，湿壅气滞者，应配合温中燥湿或芳香化湿药；食停气滞者，应配合消食药或泻下药；脾虚气滞者，应配健脾药；气滞而致瘀血者，又应配合活血化瘀药。本类药物辛温芳香，易耗气伤阴，故阴虚、气虚者慎用。

常用药物有沉香、乌药、川楝子、薤白、檀香。

（九）消食药

凡能消食导滞的药物，统称消食物，又称消导药。

消食药具有化食消滞、促进消化的功效，部分药物尚具健脾益胃、疏肝解郁之功，主要适用于宿食不化所致的脘腹胀痛、嗳腐吞酸、恶心呕吐、大便不爽等证。应用本类药物时，需根据病情分别配合健脾益气药、理气药、泻下药、温里药或清热药等。

常用药物有山楂、神曲、麦芽、谷芽、鸡内金、莱菔子等。

（十）驱虫药

凡以杀灭或驱除肠内寄生虫为主要功效的药物，统称驱虫药。此药主要适用于肠内寄生虫病，如蛔虫、钩虫、绦虫等所致的绕脐腹痛、嗜食异物、形体消瘦等证。应用时，多配伍泻下药或止痛药。以晨起空腹服用最好，必须严格注意剂量，孕妇或老弱者慎用。

常用药物有使君子、槟榔、苦楝皮、雷丸等。

（十一）止血药

凡具有制止体内外出血药物，统称止血药。此药主要适用于出血病症，如咯血、吐血、便血、尿血、衄血、崩漏及创伤出血等。根据止血的特点，可分为凉血止血、收敛止血、温经止血、化瘀止血等不同作用。应用止血药时，必须根据出血原因、出血部位和具体病症，从整体出发选择药物，并进行适当配伍。例如，由血热妄行所致者，应配合清热凉血药；由气不摄血所致者，应配补气药；阴虚火旺者，应配滋阴降火药；瘀血阻滞者，应配活血化瘀药。若是大出血不止，有气随血脱倾向者，又宜配合大补元气药以益气固脱。若是瘀血不去、出血不止者，不宜过早止血，以免留瘀之弊。

常用药物有大蓟、小蓟、地榆、槐花、侧柏叶、白茅根、三七、白及、苎麻根、茜草、蒲黄、仙鹤草、棕榈炭、血余炭、藕节、炮姜、艾叶等。

（十二）活血祛瘀病

凡以疏通血脉、消散瘀血为主要作用的药物，统称活血祛瘀药。

本类药物多具辛味，有行血、通经、散瘀、利痹、止痛等功效，主要适用于血滞、瘀血证，如闭经、痛经、癥瘕肿块、痈疽肿痛、跌打损伤、血痹等。本类药物常与理气药配合使用，并根据瘀血的部位、成因配合适当的药物，如寒凝者配温里药，痈疽疮肿者配清热解毒药，癥瘕肿块者配软坚散结药。月经过多者和孕妇应慎用或忌用本类药物。

常用药物有川芎、丹参、红花、益母草、郁金、乳香、延胡索、五灵脂、鸡血藤、桃仁、牛膝、骨碎补、莪术、水蛭、穿山甲等。

（十三）化痰止咳平喘药

凡能祛痰、消痰和制止咳嗽、平定喘息的药物，统称化痰药和止咳平喘药。因咳喘每多有痰，痰饮多致咳喘，故二类药物常配合使用。

根据功用的偏重不同，又可将化痰止咳平喘药分为以下两类。

1. 化痰药

化痰药主要适用于咳嗽痰多或痰饮喘逆，以及由痰邪导致的癫痫、惊厥、痰核、瘰疬、阴疽流注、半身不遂等证。根据痰的性质，临床上可分别选用温化寒痰药或清化热痰药。

常用药物有竹沥、天竺黄、海蛤壳等。

2. 止咳平喘药

止咳平喘药主要适用于咳嗽、气喘等证，有镇咳、祛痰、降逆、平喘之功。使用本类药物时，应根据病因和证型的不同适当配伍，如兼表证者配解表药，兼里热证者配清热药，兼里寒证者配温里药，因虚劳致咳喘者配合补虚药，癫痫、惊厥者配安神药和镇肝熄风药，瘰疬、痰核者配软坚散结药，半身不遂者配祛风活血通络药。应用本类药物时要注意：咳嗽兼有咳血者忌用有刺激性的化痰药，以免加剧咳血；麻疹初期，虽有咳嗽，也不宜止咳，更不宜使用收敛止咳药，以免麻毒内伏，疹出不透。

常用药物有杏仁、紫菀、款冬花、枇杷叶、百部、桑白皮、葶苈子等。

（十四）安神药

凡能安定神志的药物，统称为安神药。安神药一般可分为重镇安神药和养血安神药两类。

1. 重镇安神药

重镇安神药以矿物、化石、介壳类质重的药物为主，具有镇定神志的作用，适用于阳热内盛所致的躁动不安、心神不宁的实证。

2. 养血安神药

养血安神药以质润性补的植物种子类药物为主，具有养心滋阴的功效，适用于心血不足所致的心悸、多梦、失眠、健忘的虚证。应用本类药物尚需根据病因及病症特点选择、配伍有关药物，如心、肝火盛者宜配合清心泻火或平肝潜阳药物，心血不足者应配伍养血补血药。矿石类药物易损胃气，不宜外服、多服；朱砂难溶于水，不入汤剂，需用火煅。

常用药物有朱砂、酸枣仁、龙骨、磁石、琥珀、柏子仁、远志等。

（十五）平肝熄风药

凡以平肝阳、熄肝风为主要作用的药物，称为平肝熄风。

本类药物具有平肝潜阳、镇肝熄风的功效，主要适用于肝阳上亢的头目眩晕等证和肝风内动的惊痫抽搐等证。使用本类药物时，要根据病因和证候适当配伍，如热极生风者配清热泻火药，痰阻神昏者配化痰药，肝肾阴虚者配养阴药，血不养筋者配补血药。本类药物多以动物、介壳、虫类为主。介壳类药质重，用量宜大；虫类药多毒，用量宜小。阴血亏虚者慎用。

（十六）开窍药

凡以开窍醒神为主要功效的药物，统称开窍药。此类药因多具辛香走窜之性，故又称芳香开窍药。

本类药物具通关开窍、启闭醒神之功效，主要用于热陷心包或痰浊闭阻神窍所致的神昏、惊痫，以及卒中、昏厥、口噤等内闭实证。临床应用时，应当先辨清寒闭与热闭，寒闭者面青、身冷、苔白、脉迟，宜温开水，应配祛寒药；热闭者面赤、身热、苔黄、脉数，宜凉开，配伍清热药。

注意事项：本类药物忌用于虚证、脱证；本类药物为救急治标之品，不宜久服；本类药气具芳香，易于挥发，不作汤剂，宜入丸散。

常用药物有麝香、冰片、苏合香、石菖蒲等。

（十七）补虚药

凡能补益正气，并以治疗各种虚证为主要作用的药物，统称补虚药。虚证是指人体气、血、阴、阳不足的病症。因此，补虚药根据其治的不同病症，可分为补气药、补血药、补阴药、补阳药四类。

1. 补气药

重在补益脾、肺之气，适用于脾气虚弱的神倦乏力、纳差、便溏，甚至水肿、脱肛等证和肺气不足所致的少气、汗出、动则喘促等证。

2. 补血药

重在补心、肝之血，适用于血虚证，如面色萎黄、唇甲色淡、头晕眼花、心悸不寐，以及妇女经少、经闭、经淡或月经愆期等证。

3. 补阴药

重在补肺、胃、肝、肾之阴，适用于阴虚证，如肺阴虚的口干咽燥、干咳少痰等证，胃阴虚的口渴、干呕等证，肝阴虚的目干目涩、筋脉挛急及肾阴虚的腰膝酸软、潮热盗汗等证。如鳖甲、枸杞子、石斛等。

4. 补阳药

重在补肾、脾、心之阳，适用于阳虚证，如肾阳虚的畏寒肢冷、尿频便稀、阳痿遗精等证；脾阳虚的脘腹冷痛、口冒清水、食少便溏，以及心阳虚的胸闷心痛、喘满、汗冷、脉结代等证，如杜仲、山茱萸等。

临床应用补虚药时，应了解人体内气、血、阴、阳之间相互依存、相互转化的关系，注意气虚者易导致阳虚，阳虚者多兼有气虚；血虚者易导致阴虚，阴虚者多兼有血虚；气血相生，阴血互补，应统筹兼顾，不可偏颇。使用补虚药时，应注意有虚方补，不可以补为常。邪未尽者，补虚尚须祛邪，以免关门留寇。滋阴补血药物，多属甘腻之品，有滞胃之弊，应配少许行气药。温补肾阳药物，性多温燥，易伤阴液，应配滋肾阴药。

（十八）固涩药

凡以收敛固涩为主要功效的药物，统称固涩药。

本类药物味多酸涩，分别具有敛肺、止汗、涩肠、缩尿、固精、止带、止血等作用，适用于久病体虚，元气不固的久咳、虚喘、自汗、久泻、脱肛、遗精遗尿、带下崩漏等证。固涩药是应急治标之品，应用时要根据体虚的性质配合相应的补虚药以固其本，才能提高疗效。本类药物有敛邪之弊，凡外感实邪未解，应忌用或慎用，对虚极欲脱之证，应配以固本救脱之品，非独用本类药物所能取效。

常用药物有五味子、山茱萸、麻黄根、浮小麦、乌梅、五倍子、诃子、肉豆蔻、赤石脂、覆盆子、金樱子、莲子、芡实、桑螵蛸、海螵蛸等。

（十九）外用药

凡以在患者体表施用为主的药物，统称外用药。

外用药分别具有解毒消肿、化腐排脓、杀虫止痒、生肌敛疮等作用，适用于疮疡肿痛、疥癣虫蚀、瘰疬痰核、跌打损伤、虫蛇咬伤及五官疾病等，根据病情和病位的不同，外施药物的形式有多种多样，如敷、涂搽、熏洗、点眼、滴鼻、吹喉等。本类药物多具剧毒，即使外用，用量也不宜过大，涂敷以创面为主，避免损害正常皮肤。若可内服者，不作汤剂，宜入丸散，但不宜久服，必须严格掌握剂量。

（李晓菊）

学习任务二　中药用药"八法"及护理

任务目标

1. 了解中药用药"八法"定义、内容。
2. 掌握中药用药"八法"的护理方法。
3. 学会灵活运用中药用药"八法"来解决实际问题。

中医用药"八法"是清代程钟龄根据历代医家对治法归类总结而得来,"八法"通常是指汗法、吐法、下法、和法、温法、清法、消法、补法。每一种治法都是经过四诊合参、审证求因，辨明证候、病因、病机之后，有针对性地采取的治疗方法。中医护理人员掌握用药"八法"有助于辨证施护顺利进行。

知识拓展

> **"八法"**
>
> 论治病之方，则又以汗、和、下、消、吐、清、温、补八法尽之。
>
> ——《医学心悟》

一、汗法及护理

汗法，亦称解表法。是通过宣发肺气，调畅营卫，开泄腠理等作用，促使人体微微出汗，将肌表的外感六淫之邪随汗而解的一种治法。早在《黄帝内经》中已有记载，如《素问·生气通天论篇第三》："……体若燔炭，汗出而散。"意为身体发热如同焚烧的炭火，汗出之后，热随汗外散。又如《素问·阴阳应象大论第五》："其在皮者，汗而发之。"再如《素问·热论篇第三十一》："三阳经络皆受其寒，而未入藏者，故可汗而已……其未满三日者，可汗而已。"因阳经属腑，阴经连脏；未入于脏，说明邪气未及于三阴，仍在肌表，故可以用发汗的方法来治疗；而未满三日，则指病程较短，邪气仍在肌表，亦可以用汗法治疗。这些都是汗法的理论依据。但汗法不是以使人出汗为目的，主要是汗出标志着腠理开，营卫和，肺气畅，血脉通，从而能祛邪外出。所以，汗法除了主要治疗外感六淫之邪的表证外，凡腠理闭塞，营卫不通而寒热无汗者皆可以用汗法治疗。例如：外感风寒、风热；疹未透或疹发不畅的外邪束表；头面部及上肢水肿的水肿兼表证；疮疡初期兼有表证的红、肿、热、痛；风湿痹痛等。

护理方法如下。

（1）病室安静、空气新鲜。

（2）饮食宜清淡，忌黏腻、肉面、五辛、酒酪、酸性和生冷食物。因酸性食物有敛汗作用，而生冷食物不易散寒。

（3）药宜武火快煎，麻黄煎煮去上浮沫，芳香药宜后下；服药时温度适宜；服药后卧床加盖衣被，保暖以助发汗，并且在短时间内大口喝下热稀粥约200 mL或给予开水、热饮料、热豆浆等，以助药力，促其发汗；若与麻黄、葛根同用时，则一般不需啜热粥。因药细需助，药重不需助，以防出汗过多。

（4）观察出汗特点，有汗、无汗、出汗时间、遍身出汗还是局部出汗等。在一般情况下，汗出热退即停药，以遍身微微汗出最佳，忌大汗。若汗出不彻，则病邪不解，需继续用药；而汗出过多，会伤津耗液、损伤正气，可给予患者口服糖盐水或输液；若大汗不止，易导致伤阴亡阳，应立即通知医师，及时采取措施。

（5）汗出热退时，应及时用干毛巾或热毛巾擦干，忌用冷毛巾擦拭，以防毛孔郁闭，不利病邪外达；大汗淋漓者，暂时不要给予更衣，可在胸前、背后铺上干毛巾，汗止时再更换衣被，注意避风寒，防止复感。

（6）病位在表者服药后仍无出汗，纵然热不退，也不可给予冷饮和冷敷，避免"闭门留寇"，使邪无出路，而入里化热成变证，热反更甚；可以针刺大椎、曲池穴位达到透邪发汗目的。

（7）对表证兼有风湿者，须用数次微汗，以达祛风除湿之功效。由于风湿互结，湿性重浊，黏滞不爽，要使其遍身微似汗出，缓缓蒸发，则营卫畅通，风湿才能俱去。忌大汗，因风为阳邪，其性轻扬，易于表散；湿为阴邪，其性濡滞，难以速去，若大汗而出，则风气随去而湿邪仍在，不仅病不能愈，还使卫阳耗伤。

（8）发汗要因人因时而异，如暑天炎热，汗之宜轻；冬令寒冷，汗之宜重；体虚者，汗之宜缓；体实者，汗之宜峻等。

（9）服发汗解表药时，禁用或慎用解热镇痛药，如阿司匹林、必理通等，防止汗出太过。

（10）服用含有麻黄的药物后，要注意患者的血压及心率变化。

（11）注意不可妄汗。凡淋家、疮家、亡血家和剧烈吐下之后均禁用汗法。病邪已经入里或麻疹已透，疮疡已溃，虚证水肿，吐泻失水等，也不宜应用汗法。

二、吐法及护理

吐法亦称涌吐法，是通过涌吐，使停留在咽喉、胸膈、胃脘等部位的痰涎，宿食或毒物从口中吐出的一种治法。张仲景在《金匮要略》中以"呕家有痈脓，不可治呕"，"患者欲吐者，不可下之"为例，阐明审因论治，因势利导的治疗原则。由于吐法可以引邪上越，宣壅塞而导正气，所以在吐出有形实邪的同时，往往汗出，使在肌表的外感病邪随之而解。常用于中风、痰涎壅盛、癫狂、宿食、食厥、气厥、胃中残留毒物及霍乱吐泻不得等。

护理方法如下。

（1）病室清洁、光线充足，空气新鲜无异味。

（2）服药应小量渐增，以防中毒或涌吐太过。药物采取二次分服，一服便吐者，需通知医生，决定是否继续二服。

（3）服药后不吐者可用压舌板刺激上腭咽喉部，助其呕吐。呕吐时协助患者坐起，并轻拍患者背部促使胃内容物吐出。不能坐起者，协助患者头偏向一侧，并注意观察病情，避免呕吐物吸入呼吸道，须保持患者呼吸道通畅。

（4）吐后给温开水漱口，及时清除呕吐物，撤换被污染的衣被，并整理好床单。

（5）服药得吐者，叮嘱患者坐卧莫当风，以防吐后体虚，复感外邪。

（6）吐而不止者，一般可以服用少许姜汁或服用冷粥、冷开水解之。若吐仍不止者，可根据给药的种类分别处理；因服巴豆吐泻不止者，可用冷粥解之。因服藜芦呕吐不止者，可用葱白汤解之。因服稀涎散呕吐不止者，可用甘草、贯众汤解之因服瓜蒂散剧烈呕吐不止者，可用麝香 0.03～0.06 g 开水冲服解之。误食其他毒物，可用绿豆汤解之。若吐后气逆不止，宜给予和胃降逆之剂止之。

（7）严重呕吐者应注意体温、脉搏、呼吸、血压及呕吐物的量、气味、性质、性状并记录。必要时给予补液、纠正电解质等对症处理。

（8）患者吐后暂给予禁食，等胃肠功能恢复后再给少量流质饮食或易消化食物以养胃气。忌食生冷、肥甘油腻之品。

（9）涌吐药作用迅速凶猛，宜伤胃气，应中病即止。对年老体弱、婴幼儿、心脏病、高血压及孕妇慎用或忌用。

（10）使用涌吐药应注意用量、用法和解救方法。

（11）食物中毒或服毒患者，可根据需要保留呕吐物，以便化验。

三、下法及护理

下法，亦称泻下法，是通过运用泻下药，荡涤肠胃，通利大便，使停留在肠胃中的宿食、燥屎、冷积、瘀血、结痰、停水等从下窍而出，以驱邪除病的一种治疗方法。主治邪正俱实之证。《素问·至真要大论》中说道，"其下者，引而竭之""中满者，泻之于内"，就是下法的理论依据之一。由于邪在肠胃以致大便不通，燥屎内结，或热结旁流，以及停痰留饮，瘀血积水等邪正俱实之证，均可使用。由于病性有寒热，正气有虚实，病邪有兼夹，所以下法又有寒下、温下、润下、逐下、攻补兼施之别，以及与其他治法的配合使用。

护理方法如下。

1. 寒下

适用于里实热证，高热烦渴，大便燥结，腹胀疼痛，腑气不通，脉沉实；或热结旁流，下利清水，腹胀疼痛，按之坚硬有块，口舌干燥，脉滑实；或里热实证之高热不退，谵语发狂；或咽喉、牙龈肿痛及火热炽盛等证。代表方有大承气汤、增液承气汤等。

①患者有高热、烦躁不安、口渴舌燥等表现，应安排在调节温湿度方面良好的病室，使患者感到凉爽、舒适，有利于静心养病。

②大承气汤，应先煎方中的枳实和厚朴，大黄后下，芒硝冲服，以保其泻下之功效。

③服药期间应严密观察病情变化及生命体征，观察排泄物性质、量、次数、颜色、腹痛减轻的情况，若泻下太过出现虚脱，应及时配合救治。

④在服药期间应暂禁食。待燥屎泻下后再给以米汤、面条等养胃气之品，禁食3~5日后给予清淡、易消化饮食，忌油腻、辛辣食物及饮酒，以防热结再作。

⑤服药期间不可同时服用辛燥、滋补药。

⑥表里无实热者及孕妇忌用。

2. 温下

适用于因寒成结之里实证，脐下硬结，大便不通，腹痛喜温，手足不温，脉迟。代表方有大黄附子汤、温脾汤等。

①温下病症，宜住向阳病室，注意保暖，使患者感到温暖舒适。

②同时，在饮食方面应注意给予温热性味之食品。

③温脾汤，方中大黄应先用酒洗后再与其他药同煎，药宜饭前温服。

④服药后亦应观察腹部冷结疼痛减轻情况，宜取连续轻泻。服药后，如腹痛渐减，肢温回缓，为病趋好转之势。

3. 润下

适用于热盛伤津，或病后津亏未复，或年老津涸，或产后血枯便秘，或习惯性便秘等。代表方有五仁汤、麻子仁丸等。润下药一般宜早、晚空腹服用。在服药期间应配合食疗以润肠通便。对习惯性便秘患者应养成定时排便习惯，也可在腹部进行按摩疗法。

4. 逐水

适用于水饮停聚体内，或胸胁有水气，或腹肿胀满，凡脉证俱实者，皆可逐水。代表方有十枣汤、舟车丸、甘遂通结汤等。

①逐水药多用于胸水和腹水病症，服药后要注意心下痞满和腹部胀痛情况。

②逐水药泻下作用峻猛，能引起剧烈腹泻，使体内潴留的水液从大便排出，部分药兼有利尿作用。适用于水肿、胸腹积水、痰饮之症。由于此药有毒而力峻，易伤正气，所以体虚、孕妇忌用，有恶寒表证者不可服用。

5. 攻补兼施

适用于里实证虚而大便秘结者。代表方有新加黄龙汤、增液承气汤。

①患者多属里实便秘而兼气血两虚、阴液大亏者，用药中病即止，不可久服。

②服用新加黄龙汤需加姜汁冲服，既可以防呕逆拒药，又可以借姜振胃气。

四、和法及护理

和法，亦称和解法。是通过和解或调和的作用，以祛除病邪为目的的一种治法。主要适用于和解少阳，和中益气、调和肝脾、调理胃肠，是专治病邪在半表半里的一种方法。《伤寒明理论》说："伤寒邪在表者，必渍形以为汗；邪气在里者，必荡涤以为利。其于不内不外，半表半里，既非发汗之所宜，又非吐下之所对，是当和解则可以矣。"和解是专治病邪在半表半里的一种方法，它既没有明显的祛邪作用，也没有明显的补益作用，而是通过缓和和解与调和疏解而达到气机调畅，使表里寒热、虚实的复杂证候、脏腑阴阳气血的偏盛偏衰。症见寒热往来、胸胁苦满、心烦喜呕、默默不欲饮食、口苦咽干等。调和指治肝脾不和，肝胃不和等症。在太阳病中，和法首推桂枝汤。

护理方法如下。

1. 少阳药

服小柴胡汤时忌食萝卜，因方中有人参，而萝卜可破坏人参的药效；服截疟药应在疟疾发作前2~4 h服用，并向患者交代有关事项，鼓励多饮水。服和解少阳药后，要仔细观察患者的体温、脉象及出汗情况。

2. 调和肝脾药

适用于肝气郁滞而导致胁肋胀痛，食欲不振等证，配合情志护理，使患者心情舒畅可以收到事半功倍的效果。可适当开展文体活动，以达怡情悦志，精神愉快，气机调畅，有利于提高治疗效果。

3. 调和肠胃药

适用于邪犯肠胃，寒热夹杂，升降失常，致心下痞满，恶心呕吐，脘腹胀痛，肠鸣下利等证。服后应注意观察腹胀及呕吐情况，并注意排便的性质和量。

服药期间宜清淡易消化的饮食，以健脾行气消食，忌食生冷瓜果、肥腻厚味及辛辣之品。

病在表未入少阳，或邪已入里之实证及虚寒证，原则上不用和法。

因方中以柴胡为主药，服药时忌同时服用碳酸钙、维丁胶性钙、硫酸镁、硫酸亚铁等西药，以免相互作用产生不良反应。

五、温法及护理

温法，亦称温阳法。温法是通过温中、祛寒、回阳、通络等的作用，使寒气去，阳气复，经络通，血脉和，适用于脏腑经络因寒邪为病的一种治法。《素问·至真要大论》说"寒者热之""治寒以热"，就是温法的理论依据之一。寒病的成因，有外感、内伤的不同，或由寒邪直中于里，或因治不如法而误伤人体阳气，或其人素体阳气虚弱，以致寒从中生。寒病部位，也有在中、在下、在脏、在腑，以及在经络的不同。所以，温法又有温中祛寒、回阳救逆和温经散寒的区别。还由于寒病的发生，常常是阳虚与寒邪并存，所以又常与补法配合运用。另外寒邪伤入肌表的病症，当用汗法治疗，不在此例。

护理方法法：

1. 辨别寒热真假

必须辨别寒热证，以免妄用温热护法，导致病势逆变。

2. 生活起居、饮食、服药等护理

均以"温"法护之,宜保暖,进热饮,忌生冷寒凉,饮食宜给性温的狗肉、羊肉、桂圆等,以助药物的温中散寒之功效。

3. 温中祛寒药

主治中焦虚寒证,如脘腹胀痛,肢体倦怠,手足不温,或恶心呕吐,或腹痛下利,舌苔白滑等,可选用理中丸、建中汤等。在服理中丸时要求服药后饮热粥一升许,有微汗时避免揭衣服。

4. 温经散寒药

适用于阳气不足,阴血亦弱,复有外寒伤于经络,血脉不利所致诸证,所以不宜单纯用辛热之品,要与养血通脉药组合来用。代表方有当归四逆汤,主治血虚受寒、手足厥冷之证,服药后应注意保暖。

5. 回阳救逆药

主治阳气衰微,内外俱寒,阳气将亡之危证。昏迷患者可给鼻饲法用药,服药期间应严密观察患者神志、面色、体温、血压、脉象及四肢回温的病情变化。如服药后,患者汗出不止,厥冷加重,烦躁不安,脉细散无根等,为病情恶化,应及时与医生联系,并积极配合医生抢救。方中有附子需久煎。

六、清法及护理

清法,亦称清热法。是通过清热泻火,使邪热外泄,以清除里热证的一种方法。《素问·至真要大论》"热者寒之""温者清之""治热以寒",就是清法的理论依据之一,对于由温、热、火所致的里热证皆可适用。由于里热证有热在气分、血分、脏腑等不同,因此清法之中,又相应分为清气分热、清营凉血、气血两清、清热解毒、清脏腑热及清虚热等六类。清法的运用范围较广,尤其治疗温热病中更为常用。火热最易伤津耗液,大热又能伤气,所以清法中常配伍生津益气之品。若温病后期,热灼阴伤,或久病阴虚而热伏于里的,又当清法与滋阴并用,更不可纯用苦寒直折之法,热病必除。至于外感六淫之邪的表热证,当用辛凉解表法治疗,不在此例。

护理方法如下。

(1) 清法用于热证,饮食、室温、衣被、服药等均宜偏凉,病室空气新鲜,光线柔和,环境安静,可根据病情调节室温。

(2) 煎服药护理。清热之剂,因药物不同,煎药方法亦应有区别,如白虎汤中的生石膏应打碎,用武火先煎15分钟,后入其他诸药,改用文火,煎至粳米熟;普济消毒饮中的薄荷气味芳香，含挥发油，应后下以减少有效成分挥发或分解破坏而损失药效。凡清热解毒之剂，均以取汁凉服或微温服。

（3）服药后需观察病情变化，如服白虎汤后，患者体温渐降，汗止渴减，神清脉静，为病情好转。若患者服药后壮热烦渴不减，并出现神昏谵语，舌质红绛，提示病由气分转为气营两燔；若药后壮热不退而出现四肢抽搐或惊厥者，提示热盛动风，应立即报告医师采取救治措施。对疮疡肿毒之证，在服药过程中若肿消热退，为病退之象。若已成脓，则应切开排脓；对热入营血者，要观察神志，出血及热极动风之兆，一旦发现，立即处理。

（4）饮食上应给予清淡易消化的流质或半流质，多食蔬菜水果类及维生素食物，鼓励患者多饮水、西瓜汁、梨汁、柑橘等生津止渴之品。

（5）苦寒滋阴药久服伤胃或内伤中阳，必要时添加醒胃、和胃药；年老体弱、脾胃虚寒者慎用，或减量服用；孕妇忌用。

七、消法及护理

消法，亦称消导法。即通过消食导滞和消坚散结作用，对气、血、痰、食、水、虫等积聚而成的有形之邪逐渐消散的一种治法。由于消法治疗的病症较多，病因也各不相同，所以消法又分消导食积、消痞化症、消痰祛水、消疳杀虫、消疮散痈等。消法与下法虽然同是治疗蓄积有形之邪的方法，但在具体运用中各有不同。下法所治病症，大抵病势急迫，形证俱实，邪在脏腑之间，必须速除，可以从下窍而出。消法所治，主要是病在脏腑、经络、肌肉之间，邪坚病固而来势较缓，而且大多是虚实夹杂，尤其是气血积聚而成之症块，不可能迅速消除，必须渐消缓散。消法也常与补法或下法配合运用，但仍然是以消为目的。

> **知识拓展**

坚者削之，结者散之。

——《素问·至真要大论》

消者，去其壅也，脏腑、经络、肌肉之间，本无此物而忽有之，必为消散，乃得其平。

——《医学心悟》

护理方法如下。

（1）消导之剂，要根据其方药的气味清淡、重厚之别，采用不同的煎药法。如药味清淡，临床取其气者，煎药时间宜短；如药味重厚，取其质者，煎药时间宜延长。

（2）消食导滞剂常用于食积为病，服药时饮食宜清淡，给予易消化食物，勿过饱，婴幼儿应注意减少乳食量，必要时可暂时停止喂乳。

（3）加强病情观察。应用消食导滞剂，应观察患者大便的性状、次数、质、量、气味、腹胀、腹痛及呕吐情况等。如果治疗因湿热滞食，内阻肠胃的患者，在选用枳实导滞丸治疗下利时，属"通因通用"之法，须特别注意排便及腹痛情况，若泻下如注，次数频繁或出现眼窝凹陷等伤津脱液表现时，应立即报告医生；应用消痞化积药，应注意患者的局部症状，如疼痛、肿胀、包块等，详细记录包块大小、部位、性质、活动度、有无压痛、边缘是否光滑。此类药常以行气活血、软坚散结等药组方，如果患者突然腹部疼痛、恶心、吐血、便血、面色苍白、汗出厥冷、脉微而细，则病情加重，已变生他证，立即报告医生，并给予吸氧，做好输液、输血、手术准备工作。

（4）消导类药物有泻下或导滞之功效，只作暂用，不可久服，中病即止。

（5）凡消导类药物，均宜在饭后服用。与西药同服时，应注意配伍禁忌，如山楂丸此药味酸，忌与胃舒平、碳酸氢钠等碱性药物同服，以免酸碱中和，降低药效。

（6）该类药一般不与补益药和收敛药同用，以免降低药效。

（7）本类药对于年老、体弱者慎用；脾胃虚弱或无食积者及孕妇禁用。

八、补法及护理

补法，亦称补益法。是通过滋养、补益人体气血阴阳，适用于某一脏腑或几个脏腑，或气、血、阴、阳之一，或全部虚弱的一种治疗方法。《素问·三部九候论》说："虚则补之。"又如《素问·至真要大论》："损者益之。"再如《素问·阴阳应象大论》："形不足者，温之以气；精不足者，补之以味。"都是指此而言。补法的目的，在于通过药物的补益，使人体脏腑或气血阴阳之间的失调重归于平衡，同时，在正气虚弱不能祛邪时，也可用补法扶助正气，或配合其他治法，达到扶正祛邪的目的。所以，补法一般是在无外邪时使用，以避免"闭门留寇"之弊。补法的内容很多，既有补阴、补阳、补血、补气、补心、补肝、补脾、补肺、补肾之分，又有峻补、平补之异，更有兼补、双补、补母生子之法。

护理方法如下。

（1）由于阳虚多寒，阴虚多热，病室的温度、湿度可根据患者的临床症状进行调整，合理安排生活起居。

（2）引导患者注意生活有规律，做到起居有常，保持充足睡眠，适当锻炼身体，提高抗病能力，避免劳累。

（3）补益药大多质重味厚，煎药时宜文火久煎才能出汁，阿胶需烊化，贵重药品应另煎或冲服，采用空腹或饭前服下。

（4）饮食调护。由于虚证有阴、阳、气、血之别，饮食上应对证进补，阳虚者，可选用牛、羊肉和桂圆等温补之品，忌生冷瓜果和凉性食品；阴虚者应选用银耳、木耳、甲鱼等清补食物，忌烟、酒，辛温香燥，耗津伤液之品；气虚者可选用山药、母鸡人参汤、黄芪粥等健脾、补肺、益气之品，忌生冷饮食；血虚者可选用动物血、猪肝、大枣、菠菜等补血养心之品；冬季宜温补，夏季宜清补。

（5）情志护理。虚证患者大多处在大病初愈或久病不愈等情况，易产生悲观、紧张、焦虑不安等情绪，护理人员应做好患者的心理疏导工作，给予精神上的安慰和鼓励，引导患者正确对待疾病，保持乐观情绪，树立战胜疾病的信心。

（6）若遇外感，应停服补药以防"闭门留寇"。

（7）虚盈不足之证，多病势缠绵，久治不愈，病程较长，需指导患者坚持用药，正确用药。

（8）凡丸剂、膏剂药品宜密封，干燥保存，防止虫蚀霉变等影响药物疗效。

（李晓菊）

学习任务三　方剂的基本知识

任务目标

1. 了解方剂的组方原则、方剂组成变化及常用剂型。
2. 掌握常用的方剂及治法。
3. 学会针对实际问题给出药物组方。

方剂是理、法、方、药的一个组成部分，是在辨证要领基础上选药配伍组成的，所以，最先要理会方剂与治法的联系，才能精确而缜密地遣药用方。从祖国医学的形成和成长来看，治法是在积累了相当医疗体会的基础上总结出来的，是后于方药的一种理论。但是当治法已由体会总结上升为理论之后，就成为指导遣药组方和运用成方的指导原则。比方一个感冒患者，经历四诊合参，审证求因，确定为外感风寒表实证时，根据表证当用汗法，寒者热之的原则，决定用辛温解表法治疗，并且按法选用相应的有效成方，或自行选药组成辛温解表剂，如法煎服，便能汗出表解，邪去人安。否则，治法与辨证不符，组方与治法脱节，必然治疗无效，甚至反使病情恶化。由此可见，治法是指导遣药组方的原则，方剂是体现和完成治法的首要手段。所以咱们常说"方以药成"，却又最先是"方从法出，法随证之"，二者之间的联系是互相为用，密不可分的。

一、组方原则

方剂的组成不是单纯药物的堆积，而是有必需的原则和次序。古人用"君、臣、佐、使"四个部分加以概括，用以表明药物配伍的主从联系。一个疗效确实的方剂，必须是针对性强，组方严谨、方义明确、重点突出、少而精悍。现将"君、臣、佐、使"的意思分述如下。

（一）君药

君药是针对病因或主证起首要治疗作用的药物，通常效力较强，药量较大。

（二）臣药

臣药是指方中能够协助和增强主药作用的药物。

（三）佐药

佐药是指方中另一种性质的辅药。它又分：①正佐，协助主药治疗兼证。②反佐，对主药起抑制作用，减轻或消除主药的不良反应。

（四）使药

1. 引经药

引经药指能引方中诸药至病所的药物。

2. 调和药

调和药指既具有调和方中诸药作用的药物。

比如一患者恶寒发热、无汗而喘、头痛、脉浮紧。其辨证是风寒表实证。择用麻黄汤治疗，方中之麻黄，辛温，发汗解表，以除其病因（风寒）而治主证为主药；桂枝，辛甘温,温经解肌,协助麻黄增强发汗解表之功,为辅药;杏仁,甘苦温,助麻黄宣肺平喘,以治咳喘之兼证为佐药;甘草,甘温,调和诸药为使药。基本的方剂,除了主药外,其他成分不必须都具备。如芍药甘草汤,只有主、辅药;左金丸,只有主药黄连和佐药吴茱萸;独参汤,只有主药人参,庞杂的方剂主药可有两味或两味以上,辅、佐、使药也可有两味或多味。

二、方剂组成变化及常用剂型

方剂的组成既有严格的原则性,又有极大的灵活性。

(一)药味加减的改动

在主证未变的情况下,随着兼证的改动,参加或免去某些药物,使之更合乎治疗的需要,也叫"随症加减"。比方麻黄汤主治风寒表实证,假如外感风寒所伤在肺,症见鼻塞声重、咳嗽痰多、胸闷气短、苔白脉浮者,当以宣肺散寒为主,在麻黄汤中易去炙甘草,加上生姜组成三拗汤,使肺气宣畅,自然诸证皆除。

(二)药量加减改动

这种改动是指组成之方剂的药物不变,但药量有了改动,因而改动了该方功用和主治证的首要方面。例如,四逆汤和通脉四逆汤,二方都由附子、干姜、炙甘草三味组成,但前方中姜、附用量较小,主治阴盛阳微而致四肢厥逆、恶寒倦卧,下利脉微细的证候,有回阳救逆的功用。后方中姜、附用量较大,主治阴盛格阳于外而致四肢厥逆,身反不恶寒,下利清谷,脉微欲绝之证候,有回阳逐阴、通脉救逆的功用。

(三)剂型更换的改动

中药制剂种类较多,各有特征。同一方剂,由于剂型不一样,其治疗作用也不相似,例如,理中丸由干姜、白术、人参、甘草等量组成丸剂,治中焦虚寒、自下利、呕吐腹痛、舌淡苔白、脉沉迟之证。若治上焦阳虚而致胸痹,证见心中痞闷、胸满、胁下有气上逆抢心、四肢不温、脉沉细等,即用上四味药煎成汤剂分三次服(即人参汤)。这是根据病位有中上之别,病势有轻重之异,所以一取丸剂缓治,一取汤剂急治,临床上时常将汤剂改成丸、散、膏剂,或将丸、散方药改为汤剂,首要是取缓急不一样之意。

（四）常用剂型（制剂）

剂型是根据临床运用中草药治疗各种疾病的需要，将药物制成各种各样的制剂，中草药剂型许多，并随着中西医结合的不断成长，中草药的剂型日益增多，传统的剂型在质量上、工艺上也有许多改革，现将常用剂型推选如下。

1. 汤剂

把药物配齐后，用水或黄酒，或水酒各半浸泡后，再煎煮必须时间，然后去渣取汁，称为汤剂，通常作内服用，如麻黄汤、归脾汤等。汤剂优点是吸收快，疗效快，并且便于加减运用，能较完全地照顾到每一个患者或各种病症的特殊性，是中医临床最广泛运用的一种剂型。

2. 散剂

散剂是将药物研碎，成为均匀混合的干燥粉末，有内服与外用两种。内服散剂末细量少者，可直接冲服，如七厘散；亦有粗末，临用时加水煮沸取汁服的，如香苏散。外用散剂通常作外敷、掺散疮面，或患病部位，如生肌散、金黄散；亦有做点眼、吹喉外用的，如冰硼散。散剂有打造简便，便于服用携带，吸收较快，节省药材，不易变质等优点。

3. 丸剂

丸剂是将药物研成细末，以蜜、水或米糊、面糊、酒、醋、药汁等作为赋型剂制成的圆形固体剂型。丸剂吸收缓慢，药力持久，并且体积小，服用、携带、贮存都比较方便，也是一种常用的剂型。通常适用于慢性、虚弱性疾病，如归脾丸、人参养荣丸等；亦有用于急症，如安宫牛黄丸、苏合香丸等。临床常用的丸剂有蜜丸、水丸、糊丸、浓缩丸等数种。

4. 片剂

将中药加工或提炼后与辅料混合，压制成圆片状剂型。片剂用量精确，体积小。味很苦的，具恶臭的药物经压片后再包糖衣，使之易于吞服；如需在肠道中起作用或遇胃酸易被破坏的药物，则可制成肠溶片，使之在肠道中崩解。片剂运用较广，如银翘解毒片、桑菊感冒片等。

5. 冲剂

冲剂是将中药提炼成稠膏，掺加部分药粉或糖粉制成颗粒散剂干燥而成。用开水冲服，甚为方便。由于含糖较多，小儿易于接受。

6. 膏剂

将药物煎煮取汁浓缩成半固体叫膏剂。有内服及外用两种，内服的如雪梨膏等；外用的如风湿膏、狗皮膏药等。

7. 丹剂

丹剂通常是指含有汞、硫黄等矿物，经历加热升华提炼而成的一种化合制剂。具有剂量小、作用大、含矿物质之特征。此剂多外用，如红升丹、白降丹等。此外，习性上把某些较贵重的药品或有特殊功效的药物剂型叫作丹，如至宝丹、紫雪丹等。所以，丹剂并非一种固定的剂型。

8. 针剂

针剂是根据中草药有效成分不一样，用不同方法提取、精制配成灭菌溶液供皮下、穴位、肌肉、静脉等注射用的一种剂型，具有作用快速等优点，故对急症或口服药有难处患者尤为适宜。针剂是今后需大力研制的一种剂型，以适应中医急症之需要。

9. 酒剂

酒剂俗称药酒，是将药物浸泡入酒中，经历一时间后，去渣取汁供内服或外用。

三、常用的方剂及治法

历代医家鉴于具体治法内容的丰富多彩，又具有归属不同治法体系的特点，为了能执简御繁地把握治法共性，多次作过分类归纳。我们现在常引用的"八法"，就是清代医家程钟龄从治疗大法的角度，根据历代医家对治法的归类总结而来的。程氏在《医学心悟·医门八法》中说："论病之源，从内伤外感四字括之。论病之情，则以寒热虚实表里阴阳八字统之。而治病之方，则又以汗、和、下、消、吐、清、温、补八法尽之。"现将常用的八法内容，简要介绍如下。

（一）汗法

汗法是通过开泄腠理，调畅营卫，宣发肺气等作用，使在表的外感六淫之邪随汗而解的一类治法。汗法不是以使人汗出为目的，主要是通过汗出，使腠理开，营卫和，肺气畅，血脉通，从而能祛邪外出，正气调和。所以，汗法除了主要治疗外感六淫之邪所致的表证外，凡是腠理闭塞，营卫郁滞的寒热无汗，或腠理疏松，虽有汗但寒热不解的病症，皆可用汗法治疗。例如，麻疹初起，疹点隐而不透；水肿腰以上肿甚；疮疡初起而有恶寒发热及疟疾、痢疾而有寒热表证等，均可应用汗法治疗。然而，由于病情有寒热，邪气有兼夹，体质有强弱，故汗法又有辛温、辛凉的区别，以及汗法与补法、下法、消法等其他治疗方法的结合运用。

1. **表寒**

(1) 表寒实证。

麻黄汤（麻黄、桂枝、杏仁、炙甘草）、大青龙汤、麻黄加术汤、午时茶、感冒清热冲剂、川芎茶调丸等。

(2) 表寒虚证。

桂枝汤（桂枝、芍药、生姜、大枣、炙甘草）、桂枝加桂汤、桂枝加芍汤等。

2. **表热**

(1) 轻证。

桑菊饮（桑叶、菊花、杏仁、连翘、薄荷、桔梗、甘草、苇根）、桑菊感冒片、感冒宁等。

(2) 平证。

银翘散（银花、连翘、桔梗、薄荷、竹叶、荆芥、淡豆豉、牛蒡子、甘草、苇根）、银翘解毒片、感冒退热冲剂、复方柴胡注射液等。

(3) 重证。

麻杏石甘汤（麻黄、生石膏、杏仁、炙甘草）、清瘟解毒丸、羚翘解毒丸、荆防败毒散等。

3. **正虚外感**

(1) 气虚外感。

人参败毒散（柴胡、前胡、川芎、枳壳、羌活、独活、茯苓、桔梗、人参、甘草）等。

(2) 气虚外感、内有痰饮。

参苏饮（人参、苏叶、葛根、半夏、前胡、茯苓、木香、枳壳、桔梗、陈皮、炙甘草）、参苏丸等。

(3) 阳气虚少、外感寒证。

再造散（黄芪、人参、桂枝、甘草、熟附片、细辛、羌活、防风、川芎、煨生姜）、再造丸等。

(4) 阴虚外感。

加减葳蕤汤（生葳蕤、生葱白、桔梗、白薇、淡豆豉、薄荷、红枣）等。

(二) 吐法

通过涌吐的方法，使停留在咽喉、胸膈、胃脘的痰涎、宿食或毒物从口中吐出的一类治法。适用于中风痰壅、宿食壅阻胃脘、毒物尚在胃中、痰涎壅盛之癫狂、喉痹，以及干霍乱吐泻不得等，属于病位居上，病势急暴，内蓄实邪，体质壮实之证。因吐法易伤胃气，故体虚气弱、妇人新产、孕妇均应慎用。

（三）下法

通过荡涤肠胃，泻出肠中积滞，或积水、血，使停留于胃肠的宿食、燥屎、冷积、瘀血、结痰、停水等从下窍谷道而出，以祛邪除病的一类治法。凡邪在肠胃，而致大便不通，燥屎内结，或热结旁流，以及停痰留饮，瘀血积水等邪正俱实之证，均可使用。由于病情有寒热，正气有虚实，病邪有兼夹，所以下法又有寒下、温下、润下、逐水、攻补兼施之别，以及与其他治法的结合运用。

1. 寒下

（1）大承气汤（大黄、芒硝、枳实、厚朴）。

（2）小承气汤（大黄、枳实、厚朴）。

（3）调用胃承气汤（大黄、芒硝、炙甘草）。

2. 温下

（1）温脾汤（大黄、干姜、附子、芒硝、人参、甘草）。

（2）大黄附子汤（大黄、附子、细辛）。

（3）半硫丸（半夏、硫黄）。

3. 润下

（1）胃肠燥热。

麻子仁丸（脾约麻仁丸）（麻子仁、杏仁、芍药、大黄、枳实、厚朴），麻仁丸，麻仁滋脾丸，更衣片。

（2）津液虚少。

五仁丸（桃仁、杏仁、柏子仁、松子仁、郁李仁、陈皮）、五仁润肠丸。

4. 攻逐水饮

十枣汤（大戟、芫花、甘遂、大枣）、十枣丸、舟车丸、五皮丸。

（四）和法

和法是通过和解与调和的方法，使半表半里之邪，或脏腑、阴阳、表里失和之证得以解除的一类治法。《伤寒明理论》说："伤寒邪在表者，必渍形以为汗，邪在里者，必荡涤以为利，其于不内不外，半表半里，既非发汗之所宜，又非吐下之所对，是当和解则可以矣。"所以，和解是专治邪在半表半里的一种方法。至于调和之法，戴北山说："寒热并用之谓和，补泻合剂之谓和，表里双解之谓和，平其亢厉之谓和。"

总之，和法是一种采用双向调节的方法以祛邪调正的治法。适用于邪犯少阳，肝脾不和，肠寒胃热，气血营卫失和等证。和法的范围较广，分类也多，其中主要有和解少阳，透达募原，调和肝脾，疏肝和胃，分消上下，调和肠胃等。至于《伤寒论》中对某些经过汗、吐、下，或自行吐利而余邪未解的病症，宜用缓剂或峻剂小量分服，使余邪尽除而不重伤其正的，亦称为和法，是属广义和法的范围，与和解、调和治法之所指含义不同，不属治法讨论之例。

（1）和解少阳。

典型少阳证：小柴胡汤（柴胡、黄芩、人参、炙甘草、半夏、生姜、大枣）。

（2）调和肝脾。

阳郁厥逆：四逆散（柴胡、白芍、枳实、炙甘草）。

（五）温法

通过温热药治疗里寒证的一类治法。里寒证的形成，有外感内伤的不同，或由寒邪直中于里，或因失治误治而伤损人体阳气，或因素体阳气虚弱，以致寒从中生。同时，里寒证又有部位浅深、程度轻重的差别，因此，温法又有温中祛寒、回阳救逆和温经散寒的区别。由于寒证形成和发展过程中，往往阳虚与寒邪并存，所以温法又常与补法配合运用。至于寒邪伤入肌表的表寒证，已在汗法中讨论，不在此列。

1. 温中祛寒

（1）理中丸（干姜、人参、白术、炙甘草）、附子理中丸、桂附理中丸、良附丸、温胃舒、胃痛宁。具有温中散寒，健胃的作用。适用于脾胃虚寒、呕吐泄泻、胸满腹痛、消化不良者。

（2）吴茱萸汤（吴茱萸、人参、大枣、生姜），十香止痛丸。具有温中补虚，降逆止呕之功效。适用于肝胃虚寒，浊阴上逆证。食后泛泛欲吐，或呕吐酸水，或干呕，或吐清涎冷沫，巅顶头痛，畏寒肢冷，甚则伴手足逆冷，大便泄泻，烦躁不宁，舌淡苔白滑，脉沉弦或迟。

2. 回阳救急

回阳救急汤（附子、干姜、肉桂、人参、白术、茯苓、陈皮、炙草、五味子、半夏、生姜、麝香）。具有回阳固脱，益气生脉之功效。适用于寒邪直中三阴，真阳衰微证。四肢厥冷，神衰欲寐，恶寒蜷卧，吐泻腹痛，口不渴，甚则身寒战栗，或指甲口唇青紫，或吐涎沫，舌淡苔白，脉沉微，甚或无脉。

3. 温经散寒

（1）当归四逆汤（当归、桂枝、芍药、细辛、炙草、通草、大枣）。具有温经散寒，养血通脉之功效。适用于血虚寒厥证。手足厥寒，或腰、股、腿、足、肩臂疼痛，口不渴，舌淡苔白，脉沉细或细而欲绝。

（2）黄芪桂枝五物汤（黄芪、桂枝、芍药、大枣、生姜）。具有益气温经，和血通痹之功效。适用于血痹，肌肤麻木不仁，脉微涩而紧。

（六）清法

通过清热、泻火、凉血等作用，以解除里热之邪的一类治法。适用于里热证、火证、热毒证及虚热证等里热病症。由于里热证有热在气分、营分、血分、热壅成毒及热在某一脏腑之分，因而在清法之中，又有清气分热、清营凉血、清热解毒、清脏腑热等不同。热证最易伤阴，大热又易耗气，所以清热剂中常配伍生津、益气之品。若温病后期，热灼阴伤，或久病阴虚而热伏于里的，又当清法与滋阴并用，更不可纯用苦寒直折之法，热必不除。至于外感六淫之邪所致的表热证，当用辛凉解表法治疗，不在此列。

1. 清气分

白虎汤（石膏、知母、甘草、粳米）、白虎加人参汤、白虎加桂枝汤、白虎加苍术汤。

2. 清营凉血

（1）清营汤（犀角、地黄、元参、竹叶、麦冬、丹参、黄连、银花、连翘）。具有清营解毒，透热养阴之功效。适用于热入营分证，身热夜甚，神烦少寐，时有谵语，目常喜开或喜闭，口渴或不渴，斑疹隐隐，脉细数，舌绛而干。

（2）犀角地黄汤（犀角、地黄、芍药、丹皮）、神犀丹、犀黄丸。具有清热解毒，凉血散瘀之功效。适用于热入血分证，热扰心神，身热谵语，舌绛起刺，脉细数；热伤血络，斑色紫黑，吐血、衄血、便血、尿血等，舌绛红，脉数；蓄血瘀热，喜妄如狂，漱水不欲咽，大便色黑易解等。

3. 清热解毒

（1）黄连解毒汤（黄连、黄芩、黄柏、栀子）、黄连解毒丸、牛黄上清丸。具有清热解毒之功效。适用于三焦火毒证。大热烦躁，口燥咽干，错语不眠；或热病吐血、衄血；或热甚发斑，或身热下利，或湿热黄疸；或外科痈疡疔毒。小便黄赤，舌红苔黄，脉数有力。

（2）仙方活命饮（白芷、贝母、防风、赤芍、归尾、皂角刺、穿山甲、天花粉、乳香、没药、金银花、陈皮）、蒲公英片、连翘败毒丸、醒清丸、消肿片、小金丸、穿心莲片。具有清热解毒，消肿散结，活血止痛之功效。适用于阳证痈疡肿毒初起。红肿焮痛，或身热凛寒，苔薄白或黄，脉数有力。

4. 清脏腑

（1）导赤散（生地、木通、生草梢、竹叶）。具有清脏腑热，清心养阴，利水通淋之功效。适用于心经火热证。心胸烦热，口渴面赤，意欲冷饮，以及口舌生疮；或心热移于小肠，小便赤涩刺痛，舌红，脉数。

（2）龙胆泻肝汤（龙胆草、黄芩、栀子、泽泻、木通、当归、生地、柴胡、甘草）、龙胆泻肝丸。龙胆草片、当归龙荟丸）。具有清脏腑热，清泻肝胆实火，清利肝经湿热之功效。适用于肝胆实火上炎证。头痛目赤，胁痛，口苦，耳聋，耳肿，舌红苔黄，脉弦细有力；肝经湿热下注证。阴肿，阴痒，筋痿，阴汗，小便淋浊，或妇女带下黄臭等，舌红苔黄腻，脉弦数有力。

（七）消法

通过消食导滞、行气活血、化痰利水，以及驱虫的方法，使气、血、痰、食、水、虫等所结聚而成的有形之邪渐消缓散的一类治法。适用于饮食停滞，气滞血瘀，癥瘕积聚，水湿内停，痰饮不化，疳积虫积及疮疡痈肿等病症。消法与下法虽同是治疗内蓄有形实邪的方法，但在适应病症上有所不同。

下法所治病症，大抵病势急迫，形证俱实，邪在脏腑之间，必须速除，而且可以从下窍而出者。消法所治，主要是病在脏腑、经络、肌肉之间，邪坚病固而来势较缓，属渐积形成，且多虚实夹杂，尤其是气血积聚而成之症瘕痞块，痰核瘰疬等，不可能迅即消除，必须渐消缓散。消法也常与补法、下法、温法、清法等其他治法配合运用，但仍然是以消为目的。

1. 理气

（1）气滞。

柴胡疏肝散（柴胡、香附、枳壳、芍药、川芎、陈皮、炙草）、逍遥丸、香附丸、舒肝调气丸、疏肝丸。

（2）行气。

1）肝郁，是指肝失疏泄，气机郁滞，以情志抑郁、胸胁或小腹胀痛等为主要表现的证候，又称肝气郁结证。

2）痰气郁结。半夏厚朴汤（半夏、厚朴、茯苓、生姜、苏叶）蔻、炙甘草、良附丸。

（3）降气。

1）肺气，肺之精气，表现为肺主气、司呼吸、主宣发肃降、通调水道、朝百脉而主治节的功能活动。

2）痰热壅肺。定喘汤（白果、麻黄、黄芩、桑白皮、苏子、款冬花、杏仁、半夏、甘草）、平喘片、复方咳喘片。

2. 理血（活血）

（1）下焦蓄血。

桃核承气汤（大黄、芒硝、桃仁、桂枝、炙草）。

（2）胸部。

血府逐瘀汤（桃仁、红花、赤芍、川芎、牛膝、柴胡、桔梗、枳壳、生地、当归、甘草）。

3. 祛湿（燥湿和中）

（1）平胃散（苍术、厚朴、陈皮、炙草、生姜、大枣）、平胃丸、香砂养胃丸。具有燥湿运脾，行气和胃之功效。适用于湿滞脾胃证。脘腹胀满，不思饮食，口淡无味，恶心呕吐，嗳气吞酸，肢体沉重，怠惰嗜卧，常多自利，舌苔白腻而厚，脉缓。

（2）藿香正气散（藿香、苏叶、白芷、大胶皮、茯苓、白术、陈皮、半夏曲、厚朴、桔梗、炙草、生姜、大枣）、藿香正气丸、藿香正气液。具有解表化湿，理气和中之功效。适用于外感风寒，内伤湿滞证。恶寒发热，头痛，胸膈满闷，脘腹疼痛，恶心呕吐，肠鸣泄泻，舌苔白腻，以及山岚瘴疟等。

（八）补法

通过补益方药治疗人体气血阴阳不足或脏腑功能衰退，适用于各种虚弱证候的一类治法。补法的目的，在于通过药物的补益，使人体气血阴阳或脏腑之间的失调状态得到纠正，复归于协调平衡。此外，在正虚不能祛邪外出时，也可以补法扶助正气，并配合其他治法，达到助正祛邪的目的。补法的具体内容甚多，既有补益气、血、阴、阳的不同，又有分补五脏之侧重，但较常用的治法分类仍以补气、补血、补阴、补阳为主。在这些治法中，已包括了分补五脏之法。

1. 补气

四君子汤（人参、白术、茯苓、炙草）、四君子丸、异功散、六君子汤、香砂六君子丸、补中益气丸等。

2. 补血

（1）四物汤（熟地、当归、白芍、川芎），最早记载于唐朝蔺道人所著的《仙授理伤续断秘方》，应用较为广泛的药方则是取自《太平惠民和剂局方》的记载。一般来说，它具有补血调经的效果，可减缓女性的痛经。

（2）归脾丸（人参、黄芪、白术、炙甘草、当归、酸枣仁、龙眼肉、远志、茯神、木香、生姜、大枣）、归脾丸。具有益气补血，健脾养心之功效。适用于心脾两虚和脾不统血所致心悸怔忡，失眠健忘，面色萎黄，头昏头晕，肢倦乏力，食欲不振，崩漏便血。

3. 气血双补

八珍汤（四君十四物）、十全大补丸、人参养荣丸、人参归脾丸等。

4. 补阴

六味地黄丸、知柏地黄丸、杞菊地黄丸、麦味地黄丸、健步丸、左归丸。

5. 补阳

（1）肾气丸（生地、山萸肉、山药、泽泻、丹皮、茯苓、附子、桂枝），具有补肾助阳之功效，主治肾阳不足证。

（2）右归丸（熟地、山萸肉、山药、枸杞、菟丝子、鹿胶、杜仲、当归）、参茸片、补肾强身片、桂附地黄丸、金鹿丸、龟龄集。具有温补肾阳，填精止遗之功效。适用于肾阳不足，命门火衰，腰膝酸冷，精神不振，怯寒畏冷，阳痿遗精，大便溏薄，尿频而清。

上述八种治法，适用于表里寒热虚实不同的证候。对于多数疾病而言，病情往往是复杂的，往往不是单一治法能够符合治疗需要的，常需数种治法配合运用，才能治无遗邪，照顾全面，所以虽为八法，配合运用之后变化多端。正如《医学心悟》中说："一法之中，八法备焉，八法之中，百法备焉。"因此，临证处方，必须针对具体病症，灵活运用八法，使之切合病情，方能收到满意的疗效。

实践评析

实践内容：

患者，男，15岁，学生。患者自幼偏食，经常饮食不调，两年来常感头晕，神疲乏力，心慌气短，四肢倦怠，多梦，夜寐不安。近一周因复习应考而头晕加重，遂来就诊。查体：T 37 ℃，P 70次/min，R 21次/min，BP 90/60 mmHg，神志清，精神可，形体偏瘦，面色苍白，唇颊色淡，心肺未见异常，腹平软，无触痛，二便正常，舌质淡红，苔薄白，脉细弱。西医检查：轻微缺铁性贫血，其余正常。

中医诊断、证型、治法、主方及主要药物是什么及其功用禁忌？

评析：

中医诊断：眩晕。

证型：气血亏虚，心失所养。

治法：健脾养心，益气补血。

主方：补中益气汤。

主要药物：黄芪、白术、人参、当归、木香、炙甘草、茯苓、远志、橘皮、升麻、柴胡（《内外伤辨惑论》）。

分类：补益剂-补气。

组成：黄芪（18 g）、炙甘草（9 g）、人参（6 g）、当归（3 g）、橘皮（6 g）、升麻（6 g）、柴胡（6 g）、白术（9 g）。

功用：补中益气，升阳举陷。

主治：①脾虚气陷证。饮食减少，体倦肢软，少气懒言，面色萎黄，大便稀溏，舌淡脉虚；以及脱肛、子宫脱垂、久泻久痢、崩漏等。②气虚发热证。身热自汗，渴喜热饮，气短乏力，舌淡，脉虚大无力（本方常用于内脏下垂、久泻、久痢、脱肛、重症肌无力、乳糜尿、慢性肝炎等；妇科之子宫脱垂、妊娠及产后癃闭、胎动不安、月经过多；眼科之眼睑下垂、麻痹性斜视等属脾胃气虚或中气下陷者）。

用法：为粗末，都作一服，水二盏，煎至一盏，去滓，食远稍热服（现代用法：水煎服。或作丸剂，每服10～15 g，2～3次/日，温开水或姜汤下）。

禁忌：阴虚发热及内热炽盛者忌用。

方解：本方治证是因饮食劳倦，损伤脾胃，以致脾胃气虚、清阳下陷所致。脾胃为营卫气血生化之源，脾胃气虚，纳运乏力，故饮食减少、少气懒言、大便稀薄；脾主升清，脾虚则清阳不升，中气下陷，故见脱肛、子宫下垂等；清阳陷于下焦，郁遏不达则发热，因非实火，故其热不甚，病程较长。时发时止、手心热甚于手背，与外感发热之热甚不休、手背热甚于手心者不同。气虚腠理不固，阴液外泄则自汗。治宜补益脾胃中气，升阳举陷。方中重用黄芪，味甘微温，入脾、肺经，补中益气，升阳固表，为君药。配伍人参、炙甘草、白术补气健脾为臣，与黄芪合用，以增强其补益中气之功。血为气之母，气虚时久，营血亦亏，故用当归养血和营，协人参、黄芪以补气养血；陈皮理气和胃，使诸药补而不滞，共为佐药。并以少量升麻、柴胡升阳举陷，协助君药以升提下陷之中气，《本草纲目》谓："升麻引阳明清气上升，柴胡引少阳清气上行，此乃禀赋虚弱，元气虚馁，及劳役饥饱，生冷内伤，脾胃引经最要药也。"共为佐使。炙甘草调和诸药，亦为使药。诸药合用，使气虚得补，气陷得升则诸症自愈。气虚发热者，亦借甘温益气而除之。

实践模拟：

根据所学的药方药剂的知识，自己针对自己或者身边的一些身体不适的状况自己写一剂药方，同学之间互相检查可行性。

（李晓菊）

考评自测

一、名词解释

1. 中药的性能　2. 归经　3. 配伍禁忌　4. 臣药　5. 开窍剂

二、选择题

1. 老年体弱者用药量宜（　　）。
   A. 大　　　　B. 小　　　　C. 少　　　　D. 多

2. 妊娠禁用中药是（　　）。
   A. 莪术　　　B. 甘草　　　C. 人参　　　D. 大枣

3. 凡以利尿渗湿为主要功效的药物，均称为（　　）。
   A. 行气药　　B. 消导药　　C. 泻下药　　D. 利水渗湿药

4. 温里药多具辛热燥烈之性，应忌用或使用于（　　）。
   A. 寒证　　　B. 湿证　　　C. 虚证　　　D. 虚热证

5. 固涩药能（　　）。
   A. 止汗　　　B. 清热　　　C. 泻下　　　D. 芳香化湿药

6. 补益药宜什么时间用为佳（　　）。
   A. 饭前　　　B. 饭后　　　C. 早饭　　　D. 中饭

7. 具有作用迅速，服用方便的剂型是（　　）。
   A. 汤剂　　　B. 片剂　　　C. 丸剂　　　D. 冲剂

8. 发汗要因时因人而异，暑天炎热应（　　）。
   A. 汗之宜重　　　　B. 汗之宜缓
   C. 汗之宜峻　　　　D. 汗之宜轻

9. 丸剂常用于（　　）。
   A. 急病　　　B. 慢性病　　C. 重病　　　D. 轻病

10. 凡以杀灭或驱除肠道内寄生虫为主要功效的药物是（　　）。
    A. 消导药　　B. 清热药　　C. 驱虫药　　D. 止血药

三、简答题

1. 什么是中药的升降沉浮?
2. 服药温度应如何掌握?
3. 解表类药的服法与护理?

四、论述题

1. 试述方剂组成的特点。
2. 确定药物用量的一般原则是什么?

学习单元七 针灸、推拿疗法

导入案例

魏子芳，女，72岁，主诉"反复腰部及右下肢疼痛八年"收入院。患者入院后主诉八年前，患者无明显诱因出现腰部及右下肢疼痛，呈胀痛，伴有右下肢麻痛，在当地医院输液、针灸、口服药物（具体不祥）治疗后无明显缓解。在我院门诊口服药物（具体不详）后无好转。4月前，患者无明显诱因出现腰腿部疼痛加重，呈刺痛，日轻夜重，在我院住院治疗后症状缓解，但不久后疼痛反复。查体：T 36.4 ℃，P 74次/min，R 20次/min，BP 118/70 mmHg。疼痛评分：3分。生活自理能力评分：5分。

思考与讨论：

1. 列出患者的主要诊断方法。
2. 应该对患者进行何种治疗手段？

学习任务一 针灸疗法

任务目标

1. 了解腧穴的概念、分类和作用和针灸治病的原则。

2．掌握针灸治病的具体操作、注意事项和出现问题的解决办法。

3．学会针对不同的病症进行不同的针灸疗法。

针灸疗法是祖国医学的重要组成部分，以中医理论为指导，运用针刺和艾灸而达到防病治痛的方法。由于两种方法在临床上常配合应用，故合称为针灸疗法。二者所应器材和操作方法虽然不同，但同属外治法，其内容包括经络腧穴、针灸方法及临床治疗三部分。针灸疗法由"针"和"灸"两种疗法组成。它是通过针刺与艾灸调整经络脏腑气血功能，而达到预防和治疗疾病目的。

一、针灸疗法概论

腧穴又称穴位，是人体脏腑经络之气输注于体表的部位。"腧"有转输、输注的含义；"穴"有孔隙的意思。腧穴不是体表上孤立存在的刺激点，更重要的是它与体内的经络、脏腑息息相关。生理上，腧穴是经络、脏腑之气输注于体表的部位；病理上，腧穴又是经络、脏腑之病理反应点；临床上，这些出现反应的腧穴，可以作为疾病诊断的重要依据。

（一）腧穴的分类

人体的腧穴很多，根据其特点可分为十四经穴、经外奇穴及阿是穴三类。

1. 十四经穴

十四经穴是指具有固定的位置及名称，又归属于十二经脉和任、督二脉的腧穴，简称"经穴"，现有360余个。这些腧穴具有主治本经病症的共同作用，是腧穴的主要部分。

2. 经外奇穴

经外奇穴是指十四经穴以外，既有一定的名称，又有明确位置的穴，简称"奇穴"。这类腧穴主治范围较单纯，但对某些病症有特殊的治疗作用。

3. 阿是穴

阿是穴是指既无固定名称，又无固定位置，而是"以痛为腧"或以异常反应点、敏感点作为针灸施术的部位。古典医籍称阿是穴为"天应穴""不定穴""压痛点"等，这些腧穴仅适宜于治疗局部筋肉关节之浅在病症。

（二）腧穴的作用

腧穴的主治作用虽然很多，但都与腧穴所属的经络、脏腑及所属的部位密切相关。

1. 近治作用

所有腧穴均能治疗该穴所在部位及邻近部位组织、器官的病症。这是一切腧穴主治作用所具有的共同特点，如眼区的睛明、承泣、四白各穴均能治疗眼病；耳周的耳门、听宫、听会均能治疗耳疾；胃脘部及其周围的中院、建里、梁门等穴位均可治疗胃痛；膝关节及其周围的鹤顶、膝眼、梁丘、阳陵泉等穴位均能治疗膝关节疼痛。

2. 远治作用

在十四经腧穴中，尤其是十二经脉在四肢肘膝关节以下的腧穴，不仅能治疗局部病症，而且还能治疗本经循行所涉及的远隔部位的组织、器官、脏腑的病症，有的甚至具有影响全身的作用。例如，足三里穴，不仅能治疗下肢病症，而且能治疗胃肠、胸腹等方面的病症，又为保健要穴。

3. 特殊作用

临床实践证明，刺激某些腧穴还具有特殊治疗作用，如大椎穴退热，至阴穴矫正胎位，四缝穴治疗食积疾病等。另外针刺某些腧穴，对机体的不同状态可起着双向的良性调整作用。例如，泄泻时针刺天枢能止泻，便秘时针刺天枢又可通便。

（三）腧穴的定位方法

在临床上，腧穴定位的准确与否，直接影响到治疗效果。因此，学习掌握腧穴的定位方法至关重要。常用的定位方法，可分为体表解剖标志定位方法、骨度折量定位法、指寸定位法和简便定位法四种。

1. 体表解剖标志定位法

以体表解剖学的各种体表标志为依据确定经穴位置的方法。可分为固定标志和活动标志两大类。

（1）固定标志。

固定标志指利用五官、毛发、爪甲、乳头、脐窝及骨节凸起和凹陷、肌肉隆起等部位作为取穴标志，如在面部，当眉梢凹陷处取丝竹空穴。

（2）活动标志。

活动标志指利用关节、肌肉、皮肤，随活动而出现的孔隙、凹陷、皱纹等作为取穴标志，如臂外展平伸时，当肩峰前下方凹陷处取肩髃穴。

2. 骨度折量定位法

以体表骨节为主要标志折量全身各部的长度和宽度，定出多少等分，每一等分为1寸，用以确定腧穴位置的方法，又称骨度分寸法、骨度法、折骨定穴法。

3. 指寸定位法

以患者本人的手指为标准长度（寸），进行测量定位取穴的方法。又称手指比量法、手指同身寸取穴法。

4. 简便取穴法

临床上常用的一种简便易行的取穴方法。如两手自然下垂，于中指端取风市。

二、针灸治病

针灸治病是根据脏腑经络学说，运用"四诊""八纲"的辨证方法，对临床上的各种证候进行分析、综合、判断，再进行相应的配穴处方，依方施术，或针或灸，或针灸并用，或补泻兼施，以通其经脉，调其气血，使阴阳归于相对平衡，达到防治各种病症的目的。

知识拓展

> 善用针者，从阴引阳，从阳引阴，以右治左，以左治右。
>
> ——《素问·阴阳应象大论》
>
> 凡刺之真，必先治神，五藏已定，九候已备，后乃存针。
>
> ——《素问·宝命全形论》

三、针灸治疗的原则

针灸治疗疾病的原则，是根据疾病发展变化的性质所决定的。归纳起来不外乎标本缓急，补虚泻实。

（一）选穴方法

针灸治疗疾病的选穴方法，是根据经络的循行、腧穴的分布及其主治作用而进行的。

临床上可分为近部取穴、远部取穴和对症取穴。

1. 近部取穴

近部取穴是指选取病痛的局部和邻近部位的腧穴。它是根据腧穴有近治作用的特点而确定的。此法适用于症状在体表反映比较明显和较为局限的病症，如胃痛取中脘、梁门穴；眼病取睛明、攒竹、鱼腰穴等。

2. 远部取穴

远部取穴是指选取距离病痛较远部位的腧穴。它是根据"经脉所通，主治所及"的理论而确定的。如胃痛、吐泻取足三里穴；头项病取列缺穴；面口病取合谷穴；腰背疼痛取委中穴等。

3. 对症取穴

对症取穴又称"随症取穴"或"辨证取穴"。此法是针对某些疾病，根据中医基本理论，结合腧穴的特殊治疗作用而选取腧穴的一种方法。如热病取大椎穴；胎位不正灸至阴穴；乳汁不通针少泽穴等。

（二）治疗时机与疗程

1. 治疗时机

治疗时机是指发挥针灸作用的最佳时机。临床上能否把握好有利的治疗时机，对治疗效果、疾病的预后和疗程至关重要。第一，对诊断明确的急性病症要做到早治疗，防止病程迁延或病情加重，尤其对中风、痹证、痿证等病症，更应提倡越早越好。第二，对某些具有周期性或规律性发作的疾病，如痛经、癫痫、疟疾、哮喘等，应根据其发作规律提前治疗。

2. 疗程

疗程是指针灸治疗疾病的全过程，是根据疾病的性质、患者对针灸的反映情况和治疗效果来决定的。一般而言，治疗急性病症则无疗程，每日可针灸1次或数次，至病愈为止；对慢性病症，可每日或隔日针灸1次，10~15次为1个疗程。1个疗程结束后休息5~7 d，再进行下1个疗程。

（三）针灸患者注意事项

1. 针前宜休息15分钟

过于饥饿、疲劳，精神紧张或大怒者不宜立即针刺。

2. 根据针灸部位采取合适的体位

以患者自觉肢体舒适并能持久留针，医者能正确取穴，操作方便为原则。常用的体位如下。

（1）仰卧位，适用于头面、胸腹部及四肢的部分腧穴。

（2）侧卧位，适用了取身体侧面的腧穴。

（3）俯卧位，适用于取头颈、腰背、臀部及下肢后面及上肢的部分腧穴

（4）仰靠坐位，适用于取头面、颈胸部、肩臂、腿膝、足踝等处的取穴。

（5）俯伏坐位，适用于顶枕、后项、肩背等部位取穴。

（6）侧伏坐位，适用于取头部的一侧、面颊及耳前后部位的腧穴。

3. 其他注意事项

（1）针灸时，精神不要紧张，肌肉需放松。

（2）针后针眼若有出血，可用消毒干棉球按压片刻。针后半小时内不宜下水，尤其不能接触污水。

（3）施灸时，应有人在旁看护，且体位要正，防止艾炷倒伏或艾灰脱落烫伤皮肤，烧坏衣被。施灸后局部皮肤出现微红、灼热属于正常现象，无须处理。如灸后局部出现小水泡，不要擦破，应让其自然吸收。如水泡较大，可用消毒的针刺破，放出泡内液体，外敷三石散或外涂甲紫等，并以消毒纱布覆盖，保持干燥，防止感染。用瘢痕灸者，在灸疮化脓期间，要加强营养，保持局部清洁，可用消毒敷料保护灸疮，以防感染。

（4）针刺治疗1个疗程通常为7~10次，应坚持每天治疗，不能无故中止，以免影响疗效。

（5）皮肤有感染、溃疡、瘢痕，高度水肿者，不宜针刺。怀孕3个月以下者，下腹部禁针；3个月以上者，上下腹、腰骶部及一些能引起滑胎的腧穴，如合谷、三阴交等均不宜针刺。小儿囟门未合时，头顶部腧穴禁针。常有自发性出血或损伤后出血不止者，不宜针刺。面部腧穴禁止直接灸，以免引起瘢痕影响面容。

（四）意外情况处理

1. 晕针

晕针，轻者表现为头晕目眩，面色苍白，心烦欲吐，重者四肢厥冷，血压下降，唇甲青紫，二便失禁，甚则神志昏迷。处理措施：发现晕针立即停止针刺，将针取出。使患者平卧，注意保暖。轻者给服温开水或糖水，即可恢复正常。重者可在上述处理的基础上指掐或针刺人中、足三里、内关、灸百会、气海等穴。若仍无效，应采取其他急救

措施。

2. 滞针

滞针指针在体内一时性的捻转不动，而且有进退不得的现象。常因患者精神紧张，或因毫针刺入肌腱，行针时捻转角度过大，或连续进行单向捻转引起。处理措施：消除患者紧张状态，使局部肌肉放松。因单向捻转而致者，则须反向捻转。轻弹针柄或按摩穴位四周，或在穴位附近再刺1~2针，以解肌肉痉挛。

3. 弯针

弯针指针身在患者体内弯曲的现象。处理措施：如为轻微弯曲，不宜再行提插捻转，应缓慢将针退出；弯针角度过大时，应顺着弯曲方向将针退出；若因体位改变者，应先矫正体位，使局部肌肉放松再行退针，切忌硬拉硬拔。

4. 折针

折针指针在体内发生折断的现象。处理措施：遇到折断，患者不必紧张，切勿变换原有体位，以防断端向深层陷入。

四、常用针灸疗法

（一）毫针刺法

毫针刺法是应用金属制成的针具，根据中医经络学说理论，刺激人体体表一定的穴位，以达到疏通经络、行气活血、扶正祛邪、调整阴阳等作用的一种治疗方法。针刺法治病的机理主要在于通过外界的物理刺激作用于人体体表的腧穴并导致微创，从而激发人体自身的修复功能以达到新的整体平衡，体现了中医的整体观念。在临床医疗护理中常用于止痛、镇静、调理脾胃、解除尿闭、降低高热等，尤对痛证疗效显著。

1. 适应证

毫针法在临床上应用广泛，适用于内、外、妇、儿、五官诸科多种病症，尤其治疗各种痛证效果迅速而显著。

2. 针刺前的准备

（1）选择针具。

临床上对针具粗细、长短的选择，主要由腧穴所在部位而定。一般说来，如针刺腧穴所在部位皮肉丰厚且需要深刺时，应选用较粗且长的毫针；反之，如腧穴所在部位皮肉较薄又必须浅刺者，则应选择较细而稍短的针具。此外，还应考虑到患者的性别、年龄、形体胖瘦及体质的强弱，一般而言，女性、小孩、瘦人、体弱者，所用的针具应比男性、成人、胖而体壮者用得要相对细而短。针具的规格确定后，应对毫针进行仔细的检查，注意针柄是否松动、针身是否有锈蚀、针尖有无钩曲等，如有异常应弃而不用。合格的针具应是：针柄无松动；针身无锈蚀、光滑挺直而有弹性；针尖正直圆利即尖而不锐、圆而不钝。针具在不使用时，应放在垫有海绵或纱布的盒内或两头塞有棉球的针管中，以保护针身、针尖不受碰损。当针身出现无折痕弯曲，可用两指腹夹住将其捋直。如针尖大钝或起钩，应做弃之处理。

（2）选择体位。

针刺体位的选择应以患者舒适、便于医者操作及腧穴所在部位而确定。通常体位是以卧位或有倚靠的座位为主。如体位选择不正确，不但会使患者精神紧张，易于疲劳，影响治疗效果，还会出现滞针、弯针、刺伤组织器官等意外现象。

（3）消毒。

针前消毒包括针具消毒、腧穴部位消毒及术者手指消毒。针具消毒最好将针刺用具用纱布包好，用高压蒸汽法进行消毒，或放在清水中煮沸消毒，亦可用75%酒精浸泡消毒。针刺腧穴部位可用75%酒精棉球擦拭消毒，操作时从穴位中心向四周进行。术者手指消毒先用肥皂水洗净，然后用75%酒精棉球擦拭即可。

（4）物品准备。

治疗盘内放2%碘酒、75%酒精棉球、无菌毫针盒、干棉球、纱布、镊子及清洁弯盘。必要时备毛毯、浴巾、屏风等。

（5）针刺练法。

为达到进针顺利、减轻患者疼痛和行针自如、提高疗效的目的，初学针术者必须练好指力，使手指有力且运动灵活。练针时分两步：先可用松软的纸折叠成2 cm厚的纸垫捆紧，或用布将棉花包裹，以线紧扎成直径6~7 cm的棉团后，用较短的毫针在纸垫或棉团上练习进针、行针、出针等基本操作方法，之后再练较长的毫针；然后在自身上试针或学员之间互相试针。待针刺技术比较熟练之后，方能在患者身上施术。

操作方法如下。

进针方法是指术者将针快速穿过皮肤，并将针身刺达到所需治疗部位的基本方法。进针时，可单手操作，亦可双手配合进针，临床上常用的进针方法有以下几种。

（1）单手进针法。

以右手的拇指、食指夹住针身，用手指上下用力，快速将针尖刺入皮肤，然后再按照不同方向的需要，将针送入适宜的深度，此方法选针一般不超过1.5寸。

（2）双手进针法。

此方法选针一般是2寸以上。

1）挟持进针法。

用左手拇、食指挟捏消毒干棉球，夹住针身下端，并将针尖抵住腧穴部位的皮肤，右手捻压针柄，将针刺入皮肤。此法适用于3寸以上的长针进针（图7-1）。

2）提捏进针法。

用左手拇、食指将针刺部位的皮肤捏起，右手持针，从捏起部位上端将针快速刺入。此法适用于皮肉浅薄部位的进针（图7-2）。

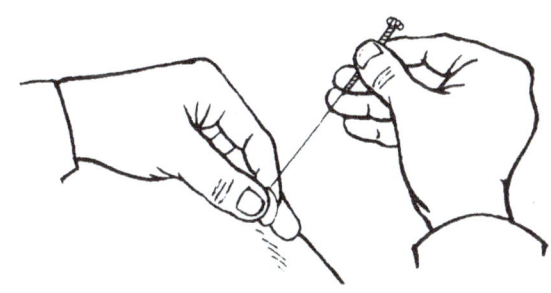

图7-1 挟持进针法

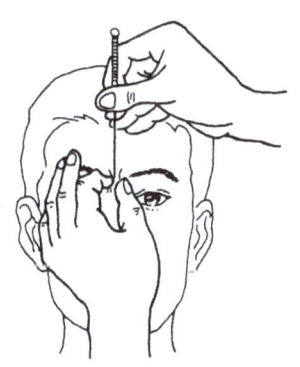 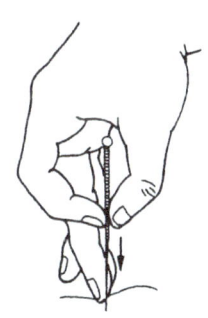

图7-2 提捏进针法

（3）舒张进针法。

用左手拇、食二指将针刺腧穴部位的皮肤向两侧撑开，并使之绷紧，右手持针，从左手拇、示指之间快速进针。此法应用于皮肤松弛部位的进针（图7-3）。

（4）指切进针法。

用左手示食指端切按在穴位旁，右手持针，紧靠指甲面或螺纹面刺入。此法主要用于短针的进针（图7-4）。

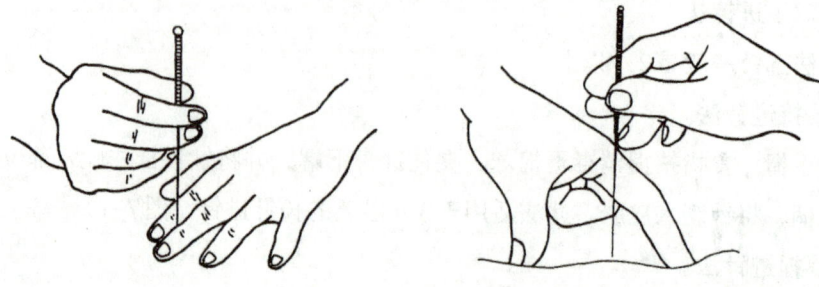

图7-3 舒张进针法

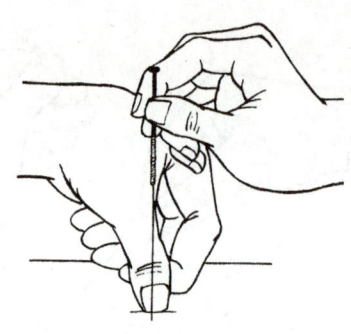

图7-4 指切进针法

（二）运针与得气

运针，又称行针，是术者为了使患者产生针刺感应并发挥疗效所施的一定手法。针刺时患者针刺部位产生酸、麻、胀、重等感应或此种感应的传导，施术者感觉针下沉紧即"得气"。得气与否直接关系着针刺效果。如经运针，患者仍不能产生针感，术者应检查针刺的部位、角度、深度是否准确，再次行针时仍不得气者，可以采取再行针催气或留针候气等措施，直至达到针效为准。

运针的基本手法有两种。

1. 提插法

提插法即进针后，术者右手夹住针柄，将针从浅层插向深层，再由深层提到浅层，如此反复地上提下插。提插幅度不宜过大，频率不宜过快，指力要均匀。

2. 捻转法

捻转法即右手拇、示、中三指挟持针柄将针按顺时针或逆时针方向做一前一后的捻转运动。捻转幅度和频率要适宜，临床上根据病情、体质等情况灵活掌握，一般捻转的角度在180°～360°为好。为了加速患者产生针刺感应，除了上述两种方法外，临床上还常用一些辅助手法。

(1) 弹针法。

用手指轻弹针柄，使针产生轻微的颤动，以催生得气的作用。

(2) 刮柄法。

用右手拇指指腹抵住针尾，食指上下频频地轻刮针柄，以激发针感，促使得气。

(3) 震颤法。

用右手拇、示、中三指夹住针柄作小幅度、快频率的提插捻转动作，使针身产生轻微的震颤，以增强针感。

(三) 留针与出针

1. 留针

将针刺入腧穴并施针后，使之留在穴内，称为留针。留针的目的是加强针感，并使针感持续一段时间。留针与否和留针时间的长短，应依据病情而定。一般病症只要针下得气并施以适当的补泻手法后即可出针，亦可留针 15~30 min；但对一些慢性、顽固性、痉挛性及疼痛性病症可稍延长留针时间，在留针过程中可辅以间歇性运针，以巩固其疗效。

2. 出针

经行针、留针后即可出针。出针时一般用左手指轻按针孔周围，右手持针柄，轻轻将针捻转至皮下退出，出针后用干棉球压迫针孔片刻以防出血。术者在出针后应立刻检查针具，以防被遗留在患者身上。

(四) 角度与深度

在针刺过程中，掌握正确的针刺角度和深度，是增强针感、提高疗效、防止意外事故的重要环节。

1. 角度

针刺的角度，是指针身与针刺部位皮肤的夹角（图7-5）。它是由腧穴所在部位病情的需要及形体胖瘦等因素决定的，一般分为以下三种：①直刺。即针身与皮肤呈90°左右刺入，适用于绝大多数腧穴。②斜刺。即针身与皮肤呈45°左右刺入，适用于内有重要脏器或皮肉较薄部位的腧穴。③平刺（沿皮刺）。即针身与皮肤呈15°左右刺入，适宜于皮肉浅薄部位的腧穴。

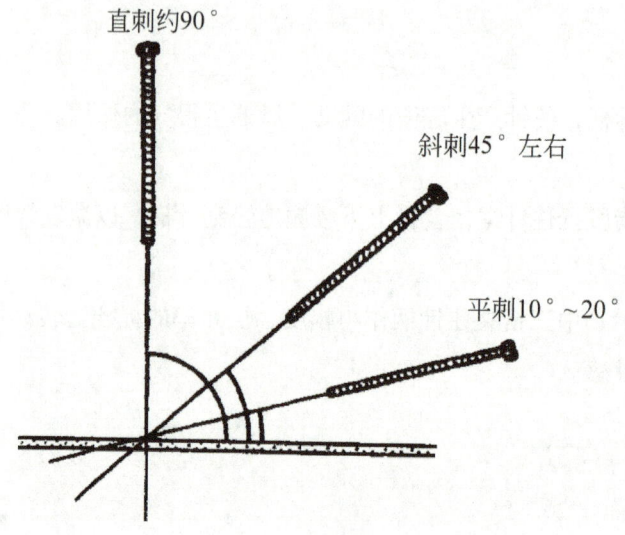

图 7-5 针刺角度示意图

2. 深度

深度是指针身刺入皮肉的深度。针刺的深度应适当,刺得过深,会伤及内部组织,过浅则达不到针感要求。针刺的深度需结合年龄、体质、体型等情况灵活掌握,凡老、弱、体瘦、小儿、新病及面、胸背等皮薄肉少处应浅刺;而体胖、体壮、久病及四肢、臀、腹等肌肉丰厚部位可深刺。总以有针感但又不伤及重要脏器为原则。

(五)其他方法

1. 三棱针刺法

三棱针刺法是在体表点刺放血的一种治疗方法。

(1)针具。

三棱针是由不锈钢制成,长约3寸,针柄粗而圆,针身呈三棱形,三边有刃,针尖锋利。

(2)操作方法。

1)点刺法。

针刺时左手拇指、食指、中指挟紧被刺部位,右手持针,用拇、食指捏住针柄,中指端紧靠针尖部,露出针尖1分许,对准已消毒的穴位或应刺的脉络,快速刺入1~2 mm深,即退出,轻轻挤压针孔周围,使出血少许,然后用消毒棉球按压针孔。

2)散刺法。

对病变局部周围进行点刺的一种方法,根据病变大小的不同,可针10~20针,由病变外缘环形向中心点刺。

(3) 适应范围。

多用于实热证。点刺法用于高热、昏厥、中暑、急性咽喉肿痛等；散刺法用于顽癣、外伤瘀血肿痛等。

(4) 注意事项。

1) 必须对针具、穴位进行严格消毒，以防感染。

2) 针刺时不可用力过猛、过深，防止大出血，损害其他组织；不可伤及动脉，对虚弱患者慎用。

3) 凡出血性疾病和凝血机制障碍、孕妇等患者均应禁用。

2. 皮肤针刺法

皮肤针刺法是一种多针浅刺的针刺方法。

(1) 针具。

皮肤针是针头呈小锤形的一种针具。针柄一般长 15～19 cm，一端附有莲蓬状的针盘，内嵌不锈钢短针。根据针支数目的不同，可分别称为梅花针（五支针）、七星针（七支针）等。

(2) 操作方法。

针具和叩刺部位常规消毒后，用右手拇指、中指、无名指握住舒柄，食指伸直接住针柄中段，针头对准皮肤叩击，运用手腕之力进行弹刺，使针尖垂直叩打在皮肤后立即弹起，如此反复叩击。轻刺用力稍小，皮肤仅现潮红、充血为度；重刺用力较大，以皮肤有微出血为度。

(3) 适应范围。

适应证很广，如头痛、失眠、腰痛等。

(4) 注意事项。

1) 注意检查针尖有无钩曲、偏斜、锈蚀和缺损。

2) 局部皮肤有外伤、感染或溃疡者不宜使用。

3) 对出血者应进行清洁和消毒，以防止感染。

4) 叩击时针尖必须始终与皮肤保持垂直，动作要轻捷，以减少疼痛。

3. 皮内针刺法

皮内针刺法是指特制的小型针固定于腧穴处的皮内，做较长时间留针的一种方法，又称埋针。

(1) 针具。

针具是用不锈钢丝特制的小针，一种呈颗粒形（麦粒形），一种呈图钉形。

（2）操作方法。

1）颗粒式皮内针。

右手用镊子夹住针柄，沿皮下横向刺入皮内，埋入约0.5~0.8 cm，然后用胶布顺着针身进入的方向粘贴固定。

2）图钉式皮内针。

用镊子夹住针圈，将针尖对准选定的穴位轻轻刺入，然后用胶布固定，一般夏季埋1~2天，冬季埋5~7天。埋针期间应经常按压埋针处以加强刺激，提高疗效。

（3）适应范围。

以慢性病、发作性疾病为主，如神经性头痛、胆绞痛等。

（4）注意事项。

1）埋针时要考虑选择易于固定和不妨碍肢体活动的部位，如关节部位不宜埋针。

2）埋针期间，针处不可着水，避免感染。

4. 电针疗法

电针是针刺得气后，在针上通以微量电流，利用针和电两种刺激相结合，从而达到治疗目的的一种方法。

（1）操作方法。

将两根导线接头接在两个针柄上，然后打开电源开关，选好波型，慢慢调高至所需电流量。通电时间一般在5~20 min。

（2）适应范围。

和毫针同，亦可用于针刺麻醉。

（3）注意事项。

1）电针刺激量较大，需防止晕针；电流不能突然增大，防止引起肌肉强烈收缩，造成弯针、断针。

2）有心脏病者，避免电流回路通过心脏。

（李新芳）

学习任务二　推拿疗法

任务目标

1. 了解推拿疗法的作用原理、禁忌证及注意事项。
2. 掌握推拿疗法的具体操作。
3. 学会针对特殊的病症进行推拿疗法治疗。

推拿疗法，又称按摩疗法，是指通过特定手法作用于人体体表的特定部位或穴位的一种治疗方法，具有疏通经络、滑利关节、强筋壮骨、散寒止痛、健脾和胃、消积导滞、扶正祛邪等作用。推拿疗法在我国历史悠久，不但用于治病，还广泛用于预防保健。推拿疗法具有简便易行、行之有效、安全易学等优点。特别是小儿推拿法能免除针药苦，容易被家长和小儿接受，故在临床护理应用较为广泛。

一、推拿作用原理

推拿，属中医的外治法范畴，它是以中医理论为指导，通过运用各种手法作用于人体体表的特定部位，以调节机体的生理活动、病理状况，达到治疗效果的一种治疗方法。

（一）平衡阴阳，调和五行

中医学认为，阴阳失调是疾病发生、发展、变化的根本机制，贯穿于一切疾病的始终。同时，人体是一有机整体，各脏腑器官之间的相互依存、相互制约的关系是用五行规律来阐述的，进一步阐明疾病发生和防治的机制。

推拿对内脏功能调整阴阳平衡、调和五行的作用，是通过经络、气血而达到的，即运用推拿手法在体表局部经络、行气血、濡筋骨，并借助气血、经络影响到内脏及其他部位而发挥作用的。如肠蠕动亢进者，在腹部和背部进行适当的推拿，可使肠蠕动亢进者受到抑制而恢复正常。又如治疗心肾不交所致的失眠证，在心经上掐神门、灵道、通里、少海，拿腋窝以泻心火；在肾经上推涌泉配合揉腰眼，拉揉三阴交以滋补肾水，如此可使水火既济，心肾相交，其病可愈。

（二）疏通经络，调畅自卫气血

经络是人体气血运行的通路，可通达表里、贯穿上下。一旦经络失去正常的机能，就会导致气血失调，不能行使正常的营内卫外功能，则变生百病。推拿手法作用体表，能激发和调整经气，并通过经络的传导使百脉疏通、脏腑安和，从而达到治疗全身疾病的效果。

（三）活血祛瘀，理扬整复

凡是人体各个关节、筋络肌肉受到外来暴力的撞击、强力扭转、牵拉压迫，或因不慎而跌仆闪挫，或体虚、劳累过度及持续活动、经久积劳等因素所引起的损伤，而无骨折、脱位或皮胀破损的均为伤筋。伤筋无论是急性或慢性，疼痛往往是其主要症状。中医学认为，筋伤之后导致血离经脉，经脉受阻，气血运行不通畅"不通则痛"。故治疗的关键在于"通"，"通则不痛"。"通"是推拿疗法的特点，使用适当的手法理筋，一方面能促进损伤组织周围的气血运行，并加强气血的滋润和濡养，从而起到活血化瘀、祛瘀生新的作用；另一方面可使经络、关节气血运行通顺，即顺则通。

（四）松解粘连，滑利关节

被动运动是推拿手法的一个重要组成部分，对关节粘连、僵硬者，适当的被动活动则有利于松解粘连、滑利关节；对局部软组织变性者，则可改善局部营养供应，促进新陈代谢，增强肌肉的伸展性，从而使变性组织逐渐得到改善或恢复。如临床上治疗肩周炎、肋骨外上髁炎等疾病，采用弹拨、拔指、摇转等手法，可使粘连松解、关节滑润。

（五）行气止痛，镇痛移痛

经络不通，气血淤滞，不通则痛，是软组织疾病的基本病理变化。通道推拿手法即可达到行气、通络、止痛的目的。从经验中得知，凡有疼痛，则肌肉必紧张；凡有肌肉紧张，则势必疼痛，它们互为因果。故治疗的目标应针对疼痛和肌肉紧张这两个重要环节，打破恶性循环，才有利于组织的修复和恢复。

推拿是解除肌肉紧张、痉挛的有效方法，因为推拿不但可以直接放松肌肉，还能解除引起肌肉紧张的原因，做到标本兼治。

总之，中医学"通则不痛"的理论，在推拿治疗中可具体分化为"松则通""顺则通""动则通"三个方面。其中"松"中有"顺"，"顺"中有"松"，而"动"也是为了软组织的"松"和"顺",这三者结合起来可达到"通则不痛"的目的。

知识拓展

推拿疗法为什么对治疗头痛有一定疗效?

推拿具有理筋整复、舒筋通络、宣通气血、滑利关节、活血化瘀、消肿止痛、调节阴阳、强筋壮骨等作用。

通过手法作用于人体的特定生理部位,通过穴位—经络—脏腑的传导途径,反射性地影响生理活动,使之经络疏通、阴阳调和,消除病理状态,从而起到全身性的调节、治疗和保健作用。对于偏头痛及其他一些非器质性病变而导致的头痛,推拿按摩无论是用来治疗疼痛,缓解头痛症状,还是出于自身保健和积极预防来说,都有十分积极的意义。

二、推拿介质

推拿时应用介质,在我国有着悠久的历史。推拿时为减少手法对皮肤的摩擦损害,或为借助药物的辅助作用来提高疗效,可在推拿部位的皮肤上涂些液体、膏剂或撒些粉末。这些能够辅助推拿手法、提高临床疗效的液体、膏剂或粉末通称为推拿介质。应用推拿介质不但可以借助药物加强手法作用以提高治疗效果,而且还可起到保护皮肤的作用。常用的推拿介质有以下几种。

1. 葱姜水

由葱白和生姜捣碎取汁使用,能加强温热散寒的作用,常用于冬春季节及小儿虚寒证。

2. 白酒

适用于成人推拿,有活血祛风、散寒止痛、痛经活络的功效,一般用于急性扭挫伤、风寒湿痹和慢性劳损的治疗。急性扭挫伤、风寒湿痹和慢性劳损的治疗。

3. 薄荷酊

将5%薄荷脑5 g浸入75%乙醇100 mL内配制而成。具有温经散寒、清凉解表、清利头目和滑润的作用,常用于治疗小儿虚寒性腹泻及软组织损伤,多用于擦法,按揉法,可加强透热效果。

4. 滑石粉

有清热利窍、渗湿润燥作用。常用于摩擦类手法，可保护皮肤，有利于手法施行。

5. 红花油

常用于寒痹、痛痹等病症的治疗。

6. 按摩乳

市售常用外用药，具有舒筋通络、活血化瘀、消肿止痛之功。

7. 热敷

运用热敷法治疗某些疾病，这在我国有两千多年的历史了。《黄帝内经》中所述的熨法就是热敷。古代应用热敷的方法很多，有药熨、汤熨、酒熨、铁熨、葱熨、土熨等。热敷的主要作用是"透热"，以加强温经通络、活血祛瘀、散寒止痛等作用。热敷可分为干热敷和湿热敷两种，在推拿临床中以湿热敷为常用，一般在手法操作以后应用，既能加强手法的治疗效果，也可减轻用手法刺激过度对机体局部所引起的不良反应。

应用时的注意事项如下。

（1）热敷时须暴露患部，室内保持温暖无风，以免患者受到风寒。

（2）毛巾须折叠平整，使热量均匀透入，这样不易烫伤皮肤。

（3）热敷时可隔着毛巾使用拍法，但切勿按揉，被热敷的部位不可再用其他手法，否则容易使局部皮肤破损。

（4）热敷的温度应以患者能忍受为限，要防止发生烫伤和晕厥。

三、推拿的适应证及注意事项

推拿疗法虽然可以应用于很多疾病的预防和治疗，但也不是万能的，有着严格的适应证、禁忌证和操作注意等要求。

（一）推拿适应证

推拿适应证涉及骨伤、内、妇、儿、五官、神经科疾病，同时亦用于减肥、美容及保健医疗等。

1. 骨伤科疾病

如颈椎病、落枕、颈肩综合征、前斜角肌综合征、肩关节周围炎、胸胁迸伤、肋软骨炎、腰椎后关节紊乱、急性腰扭伤、慢性腰肌劳损、腰椎滑脱症（轻度）、第三腰椎横突综合征、骶髂关节半脱位、臀中肌损伤、梨状肌综合征、尾骨挫伤。各种常见关节脱位，如下颌关节脱位、肩关节脱位、肘关节脱位、桡尺远端关节分离症、髋关节脱位等。四肢关节扭伤，如肩关节扭挫伤、肘关节扭挫伤、腕关节扭挫伤、半月板损伤、关节脂肪垫劳损、关节内外侧副韧带损伤、踝关节扭伤、跟腱损伤，以及退行性脊柱炎、类风湿性关节炎、肱二头肌长头腱鞘炎、肩峰下滑囊炎、肱骨外上髁炎、肱骨内上髁炎，桡骨茎突部狭窄性腱鞘炎、指部腱鞘炎（掌指关节腱鞘炎）等。

2. 内科疾病

如感冒、胃脘痛、胃下垂、胆绞痛、呃逆、便秘、腹泻、肺气肿、哮喘、高血压病、冠心病、糖尿病、尿潴留、眩晕、昏厥及阳痿等。

3. 妇科疾病

如急性乳腺炎、月经不调、痛经、闭经、带下病、产后缺乳、产后耻骨联合分离征、妇女绝经期综合征、慢性盆腔炎、子宫脱垂等。

4. 儿科疾病

脑性瘫痪、咳嗽、发热、顿咳、泄泻、呕吐、疳积、佝偻病、夜啼、遗尿、脱肛、肌性斜颈、小儿麻痹后遗症、臂丛神经损伤、斜视、桡骨头半脱位等。

5. 五官科疾病

近视、视神经萎缩、慢性鼻炎、慢性咽炎、急性扁桃体炎、耳鸣、耳聋等。

6. 神经科疾病

面瘫、失眠、神经性偏头痛、植物神经功能紊乱、臂丛神经损伤、坐骨神经痛、中风后遗症等。

（二）推拿禁忌证

以下情况一般不适合选用推拿治疗。

（1）各种急慢性传染病，如丹毒、骨髓炎、化脓性关节炎、蜂窝组织炎等，不宜推拿。

（2）各种恶性肿瘤的局部、溃疡的局部、烧伤和烫伤的局部、皮肤病。

（3）各种感染性化脓性疾病和结核性关节炎。

（4）诊断不明确的急性脊柱损伤或伴有脊髓症状患者，手法可能加剧脊髓损伤。

（5）胃、十二指肠等急性穿孔、各种出血性疾病。

（6）严重的心脑血管疾病。

（7）醉酒者、严重的（不能合作、不能安静）精神病患者。

（8）经期、妊娠期妇女的腹部和腰骶部禁用推拿。

(9）年老体弱、经不起重手法刺激者。

（10）极度疲劳和空腹饥饿时，不宜推拿。

（三）推拿的注意事项

（1）推拿医师应经过正规的培训，不仅要有熟练的推拿手法技能，还要掌握中医基础理论、经络腧穴，西医的解剖、生理、病理学等。治疗前应审症求因、辨证辨病，全面了解患者的病情，排除推拿禁忌证。

（2）推拿过程中，要随时观察和询问患者的反应，适时地调整手法与用力的关系，做到均匀柔和、持久有力。对老人、儿童应掌握适宜的刺激量，真正做到使患者不知其苦。急性软组织损伤，局部疼痛肿胀较甚，瘀血甚者，应选择远端穴位进行推拿操作，待病情缓解后，再行局部操作。

（3）推拿医师的手要保持清洁，指甲要每天修剪。冬季手要保持温暖，必要时应坚持使用介质（如滑石粉等），防止损伤患者的皮肤。推拿中应全神贯注。对于饱餐后、大量饮酒后、暴怒后、大运动量后的患者，一般不予立即治疗。

（4）推拿医师在操作时必须选择适当的体位。在进行胸部、腹部、腰背部、四肢操作时均可自然站立位，两腿呈丁字步或呈弓步；在推拿治疗头面部、颈部、肩及上肢部、胸腹部、下肢部及小儿疾病时，可采取坐姿。

患者须采取适当的体位以配合治疗。治疗头面部、胸腹部、下肢前侧部疾病时，患者取仰卧位，即面部向上，双上肢置于身体两侧，双下肢自然伸直；上肢置于面部下方或体侧；治疗肋部、髋部疾病时，患者取侧卧位，双下肢自然屈曲，或下面腿伸直，上面腿屈曲，下面上肢屈肘约90°，上面上肢自然伸直置于体侧或撑于体前床面；治疗头面部、颈部、肩及上背部、腰部，也可以指导患者取端坐位。

四、常用推拿方法

推拿，就是指手或肢体部位特定的技巧与动作，做到持久、有力、柔和、均匀地在患部的一种操作，以达到深透"得气"为目的。在现代理解，就是改善血液循环，促进新陈代谢，缓解和改善肌肉的僵硬状态。在脑部予以推拿，能够提神醒目，缓解精神的紧张状态，并松弛"绷紧"的神经。

推拿属于中医外治法，也是一种物理疗法。讲究持久、有力、柔和、均匀。"持久"是指操作应持续运用一定时间，使动作和力量连贯；"有力"就是要求手法必须有一定的力度，轻重适宜，根据病位而定量；"柔和"指动作稳柔灵活，用力和缓，达到轻而不浮、重而勿滞的境地；"均匀"则应做到动作有节奏、用力平稳。总之以刚柔相济，力匀技精，使深透经络、病位，得气有感，才能见效。下面先介绍推拿的一些基本手法。

1. 按法

按法用指、掌或肘对身体的一定部位或穴位适当用力按压的一种手法。

（1）指按法。

以拇指、中指或食指的指端按压。指甲要修圆润，手腕用力，手指垂直按压选定的部位。

（2）掌按法。

分单掌按和双掌按。单掌按用掌心或掌根按压选定部位，发力于臂，力深沉。双掌按则将双手重叠，双手用力一致，躯干稍倾，沉肩、伸肘，充分悬腕。

（3）肘按法。

手臂弯曲，用肘尖触按，躯干前倾，肩部发力，力缓慢而垂直，由轻到重，动作柔和缓慢，压而不滑，贴紧肤面，收时则应由重而轻，逐步收势。

操作要领：施按法时，按压方向要垂直，用力由轻到重，稳而持续。按法以拇指按法为常用。将拇指伸直，用指面按压经络穴位，其余四指张开起支持作用，单指力不足时，可用另一手拇指重叠按压。一般拇指在穴位上按压时，拇指不要移动；但在经络上按压时，则要循经络路线进行缓慢的螺旋形移动。

功效及应用：本法有较强的疏松筋脉、散寒止痛的作用。指按法因接触面积小，所以具有明显的开通闭塞、散寒止痛作用；掌按法作用面积较大，刺激缓和，常用于急、慢性腰痛、腰脊筋脉拘紧等病症；肘按法压力大，刺激强，所以仅适于肌肉发达部位，如腰臀痛、腰肌强硬、顽固性腰痛腿痛等病症。

2. 擦法

擦法是用指腹或掌面（双手或单手）贴抚人体某一部位皮肤上，急速地擦动，使皮肤红、热为止。

操作要领：沉肩、屈肘，手腕放松，动作灵活，力度均匀而持续连贯，即使受力面红、热而无痛感。

功效及应用：擦法具有行气活血、疏通经络、解除疲劳的作用。常用于颈、肩、腰及四肢的肌肉疼痛及胸胁胀满等证。

3. 摩法

摩法是用手指或掌面在身体一定部位做柔软而节律地抚摩。指摩法：用一指或数指的指腹，以腕关节的旋转带动指腹，由浅入深、由表及里，协调连贯地环形前进。

掌摩法：用掌心或掌根附着一定部位，在腕关节带动下，有节奏地环形前进。

操作要领：实施摩法时，肘关节微曲，腕部放松，指掌自然伸直轻放在体表一定部位上，然后连动长臂做缓和协调地环旋抚摩。顺时针方向或逆时针方向均可。快速法每分钟120次左右，慢速法每分钟50次左右。

功效及应用：摩法具有调和气血，消积导滞，理气和中，祛瘀消肿的作用。由于摩法的刺激缓和舒适，适用于胸腹及胁肋部。临床上常用摩法治疗脘腹胀满、胁肋胀痛、气滞血瘀、食积胀痛等病症。

4. 㨰法

㨰法是用手背着力在身体的一定部位，用前臂摆动带动腕关节屈曲，使手背对治疗点产生节律性揉动的手法。

操作要领：沉肩屈肘，小鱼际掌侧着力要实，指随掌腕外翻自然展伸发力，里转时指随屈握发力，动作节奏连贯，劲力深透，不可摩擦滑动或翻转拍打，操作时肩臂尽可能地放松，小指掌关节固定不移，变换部位时要自然流畅，滚动压力时不可发生跳动。

5. 振法

振法是用手指端或掌面着力于一定部位或穴位，连续不间断地快速颤动发力。

（1）指振法。

中指挺伸，指端着力于治疗点，食指附压中指背以稳固加力，前臂、腕掌挺伸静止发力。

（2）掌振法。

沉肩伸肘，腕背屈蓄力，掌面着力，静止发力。

操作要领：屏气凝神，臂及腕、指挺伸蓄力，触压适度，静定发生产生不随意的震颤，切勿故意抖颤或滑移着力点。

功效及应用：振法具有舒筋活血，滑利关节，松解粘连，增加关节活动功能等作用。主要用于颈腰及四肢关节等处。凡属上述部位关节运动功能障碍，关节肌肉酸痛，均可用此法解除痛苦。

6. 推法

推法可分为指推、掌推、拳推、肘推等。指推即以拇指指腹螺纹面或偏峰着力于机体的一定部位或循经稍施压力，有节奏地向前推进，掌推是用手掌着力，以掌根部为重点向一定方向推进；需要增大压力时，可用另一只手重叠推进；拳推即握拳，以示、中、无名和小指节突起处着力，向一定方向推进。另外，还有一指禅推法，即手握空拳，拇指自然垂直，用大拇指指端螺纹面或偏峰部着力于一定部位（腧穴为多），沉肩、垂肘、悬腕、虚掌、指实，运用前臂的摆动，带动拇指关节的屈伸活动。

操作要领：推法动作要平稳，推进速度要缓慢，用阴柔之力按压在筋骨间进行单方向的直线移动。施一指禅推法时，术者需上肢肌肉放松。

功效及应用：本法有疏通经络，理筋活血，消淤散结的作用。掌推法刺激缓和，可治疗腰脊酸痛、胸腹胀痛等证；拳、肘推法是推法中刺激较强的一种手法，适用于腰及四肢部的劳损、宿伤及痹证而又感觉较为迟钝者；指推法可用于风湿痹痛，筋肉拘急等疾病；一指禅推法可治疗头痛、失眠、面瘫等证。

7. 拿法

用拇指腹和其他四指对称用力，将身体某部位的肌肉拿起来，逐渐内收夹挤之法。

（1）二指拿法。

以拇指与食指的指腹相对用力拿捏。

（2）四指拿法。

以拇指、食、中、无名指的指腹相对用力拿捏。

操作要领：以拇指与其他四指对合，着力于某一部位，作一紧一松的提拿动作，由轻渐重，力量适度，动作缓和，指腹着力，勿用指甲，切勿拧挤扭扯。

功效及应用：拿法具有疏通经络，解表散寒，止痛的作用。此法常配合其他按摩方法应用于颈、肩部，腰部和四肢部，具有明显缓解痉挛和止痛的作用。

知识拓展

捏脊疗法

操作要领：术者以双手拇指与余四指指腹的对合力交替、反复、持续、均匀捏拿脊柱两旁的肌肉，被着力的局部在指的不断对合转动下捏起，再以手的自然转动，使皮肉自指腹间滑脱出来，如此反复交替捏动至局部舒坦并有温热感。

功效及应用：捏脊疗法具有调和阴阳、健脾和胃及促进小儿生长发育，增强抗病能力的作用。临床上主要治疗小儿积滞、疳疾呕吐、腹泻、消化不良等病症，亦用于小儿保健。此外，捏脊法还可治疗成人的某些胃肠道疾病及月经不调、痛经、神经衰弱、失眠等慢性疾病。

8. 揉法

揉法是用手指或手掌着力按压于一定部位（或穴位），作连续有序的揉动。

（1）指揉法。

拇指外展，指腹着力，余指略屈，扶按于体表，以稳定手式，旋动拇指，缓缓揉动。

（2）掌揉法。

腕掌背屈，以掌根或全掌着力，随前臂发力，环旋揉动。

操作要领：沉肩垂肘，腕肘发力，环旋形圆，劲力柔和深透，力由小渐大，不能离开皮肤，不可跳跃。施以揉法要动作连续，着力由小逐渐增大，再由大逐渐减小，交替运作，均匀持续而轻柔地旋转回环，动作宜轻宜缓。

功效及应用：揉法具有舒筋活络、温经散寒、消食导滞的作用。可用于脘腹胀痛、胸胁胀闷及外伤所致的红肿疼痛。此法适于全身各部。揉法与摩法非常相似，只是揉法着力较重，揉动时吸定患部，并带动该处皮下组织。而摩法着力较轻，摩动时仅在体表摩擦，不带动该处皮下组织。

9. 点法

点法是用指或肘尖在人体一定部位或穴位上进行点压。指点法：用拇指或食指、中指的指端，按压在穴位或某个部位上，力贯指端。

肘点法：用肘尖按压某部或穴位上，力贯于肘尖，轻柔用力。

操作要领：沉肩屈肘，垂腕挺指，屏气凝神，运气于指或肘尖，点穴要准，用力由轻而重，由表及里，持续一定时间，切勿损伤皮肤，点力轻柔而均匀。

功效及应用：点法有疏利关节、放松肌筋、舒筋活络、解除疲劳的作用。常作为治疗肩、肘关节功能障碍和腰腿痛及腰椎间盘突出症等病症的结束手法。

10. 掐法

掐法是用拇指端甲缘重按穴位，或用拇指和食指上下对称地掐取某一部位或穴位，同时用力内收。掐法适用于全身各部。

操作要领：患者坐位或卧位。术者以拇指端甲缘或拇、食指端甲缘，将力贯注于着力的指端，在需治的部位或穴位上重按而掐之，或两指同时用力抠掐，作用力要持续。

功效及应用：本法为重刺激手法之一，可以手代针，具有回阳救逆，开窍醒神的作用。常用于昏迷不醒、中风不语、癔症发作等病的急救。

11. 叩法

叩法用指端或虚拳着力于一定部位，有节律地敲击。指端叩法：单手或双手，五指微分略屈，指端处同平面着力于一定部位，随腕弹性伸屈叩击。

虚拳叩法：五指自然并拢虚握，拳呈空心，掌心空漏，腕发力屈伸，带动虚拳有节律地连续叩击。

操作要领：沉肩屈肘，前臂发力，手腕灵巧，叩击有节，动作轻快而有弹性，力点正确，用力均匀。

功效及应用：叩法具有活血散瘀、调和气血、消除疲劳的作用。可用于肩、背、腰酸痛、风湿痹痛、肌肉劳损等。

12. 拂法

拂法是用手指腹或掌面，着力于一定部位，轻快地掠擦或拂抹，将手自然伸直，以食、中、无名指和小指的指腹或掌面着力的手法。

操作要领：着力轻柔，拂抹节奏要慢，掠擦节奏应快。

掌握了上述的一些推拿基本手法之后，就可以在自己的身体上试试了，由于头部推拿起来不太方便，有时需要有人帮忙，这就需要合作了。但一些方法还是可以一个人做得到的。

（1）方法一。

用整个手掌，按照从头顶到头后部的方向轻轻地按摩，然后用同样的方法，从头顶到前额进行按摩，反复数次。

（2）方法二。

用整个手掌，从前额到头后部，轻轻地揉搓，然后，将两手掌的掌根放于耳部上方，轻轻地按压几次，每次停留几秒钟。此种按摩，对偏头痛特别有效。

（3）方法三。

对于三叉神经痛，按照从眼睛到前额，从眼睛到上颚，从耳下到下颚这三条神经走行进行按摩。

（4）方法四。

对于整个头部有沉重感或感麻木时，可用空心拳轻而有节奏地叩打头部进行叩法按摩。具体操作，手轻握似拳状，左右两拳交替，有节奏地敲打。

（5）方法五。

用两手手指，从头顶沿头的中心线到前发际进行揉捏，然后在头的两侧及耳部上方做同样的揉捏动作。反复数次至感到头痛有所缓解为止。

（6）方法六。

用两手大拇指指腹从两种眉间印堂开始沿眉弓上缘分别抹至太阳穴，起点时着力稍重，分抹中力量逐渐减轻，前额部分上、中、下三条线分别抹7~8次。对前额、眉棱骨等疼痛有效。

（7）方法七。

用大拇指指腹从两种眉间印堂穴开始，向上按压至头顶百会穴。然后再从两种眉上的阳白穴开始，向上压至络却穴。尤其对百会、印堂、阳白等穴予以重压，反复操作3~4次，对于偏头痛或其他功能性头痛有十分显著的止痛作用。

在上述的按摩过程中，都可以加入下面的一些方法。

（1）切打法。

两手手指伸直，就像剁菜似的，交替而有节奏地敲打。

（2）叩打法。

两手掌合二为一，手指稍微张开，轻而有节奏地敲击。

（3）四指啄击法。

手腕放松，用四个手指指尖"哒哒"地，有节奏地击打，就像雀啄似的上下击打。

（4）梳法。

两手指屈曲，以手指指端在头发内快速而有节律地来回疏抓，即手指梳头。适合于整个头部胀痛尤其以头皮疼痛为主的各种头痛。

（5）弹指法。

将两手五指分开，置于两侧头皮，作高速的交替弹打。另外，对手脚进行一定的推拿，也可改善头痛。这是因为手脚部含有大量的神经纤维和穴位。浴足使人头脑放松和身体感到舒适就是这个原因。

知识拓展

手脚部的推拿法

1. 手部揉搓按摩法

将大拇指指腹放在另一只手掌上，从手根向手腕进行按探，重点按探大拇指指根和小指根肌肉鼓起的部位。然后两手手指交叉相握，画圈似的转动手腕，最后两手指交叉反握，两手掌向内挤压而拉伸手指关节。上述动作每个都做3~5次。

2. 脚的按摩

主要是对脚部的一些穴位进行按摩，如涌泉穴在足底前中约1/3交界处。对足跟的中心点也可进行按探等动作。

实践评析

实践内容：

凌某，男，53岁，主诉"反复腰部、左下肢胀痛4年，加重伴左下肢麻痛半月"

收入院。患者入院后主诉4年前病员无明显诱因出现腰腿部疼痛，开始呈隐痛，在当地诊所"理疗、口服药物及外贴膏药"后症状缓解。但每遇长时间站立后症状反复，经治疗后能减轻。半月前，患者突然出现腰腿部疼痛加重，并且伴左肢放射性麻痛。查体：T 36.7 ℃，P 78次/min，R 19次/min，BP 119/78 mmHg。疼痛评分：3分。生活自理能力评分：5分。

评析：

入院诊断：
①中医诊断：腰痛病（气滞血瘀证）。
②西医诊断：腰4～5椎间盘突出。

根据"腰椎间盘突出症中医护理方案"，针对患者腰腿痛、下肢麻痛给予疼痛评估，了解疼痛程度、性质及持续时间，教会保持正确的工作、生活姿势，避免外伤、腰部保暖，同时遵医嘱实施灸疗、中药熏药、牵引、中药涂擦，5天后腰部胀痛明显缓解，继续治疗一周后述腰腿部下肢麻痛，症状基本消失。

实践模拟：

去当地的医院观察学习针灸或推拿疗法，回来以小组为单位，进行交流学习。

（李新芳）

考评自测

一、名词解释

1. 经外奇穴　2. 阿是穴　3. 中指同身寸　4. 针刺法　5. 得气

二、选择题

1. 腧穴分为三大类，即（　　）。
   A. 经穴，奇穴，阿是穴　　B. 十二经穴，经外奇穴，阿是穴
   C. 经穴，奇穴，络穴　　　D. 十四经穴，经外奇穴，络穴

2. 胎位不正首选穴位是（　　）。
   A. 三阴交　　B. 至阴　　C. 关元　　D. 阳陵泉

3. 张某，女，29岁，头顶疼痛来诊，病属何经（　　）。
   A. 阳明经　　B. 太阳经
   C. 少阳经　　D. 厥阴经

4. 手太阴肺经的起始部位是（　　）。
   A. 上焦　　B. 中焦　　C. 下焦　　D. 肺

5. 在面部发生左右交叉的经脉是（　　）。
   A. 胃经　　B. 大肠经
   C. 小肠经　　D. 肺经

6. 温针灸是哪两项疗法的结合（　　）。
   A. 针灸与按摩　　B. 针刺与按摩
   C. 针刺与艾灸　　D. 艾灸与药物

7. 下列哪种工具不能用于刮痧（　　）。
   A. 铜线　　B. 瓷匙　　C. 首饰　　D. 硬币

8. 闪火法，留罐时间是（　　）分钟。
   A. 4　　B. 6　　C. 8　　D. 10

三、简答题

1. 推拿的注意事项有哪些？
2. 发生晕针时如何处理？
3. 简述灸法的护理。

四、论述题

试述头痛者推拿的护理要点。

学习单元八 常见病症辨证施护

常见病症护理是在中医基本理论的指导下，对内科、妇科、外科、儿科、五官科等各科中常见病症进行辨证施护，其内容丰富而广泛。

导入案例

初产妇，足月分娩2小时后，阴道大量出血，量约600 mL，暗红色，查：子宫轮廓不清，时软时硬。

思考与讨论：

1. 该产妇正确的诊断是什么？
2. 该产妇可能属于哪种原因引起？
3. 如何进行护理？

学习任务一 内科病症护理

任务目标

1. 掌握望神、望面色、望舌的意义和方法；听声音、嗅气味的方法；问寒热、问汗、问饮食口味、问二便和睡眠的主要内容及其注意事项；脉诊的部位、方法及注意事项；初步会运用四诊采集病史、评估病情。

2. 熟悉望头颈和五官、问妇女经带的方法；问疼痛的方法、熟悉按诊的主要内容和方法。

3. 了解望形态、望皮肤、望分泌物和排泄物、望小儿指纹的方法；问小儿的方法。

内科病症护理是在中医基础理论指导下，以护理诊断为依据，在辨证的基础上，运用中医护理技术辨证施护的过程。通过本章内容的学习，了解中暑、呃逆、腰痛、不寐、眩晕、郁证、头痛等病症；熟悉喘证、呕吐、淋证、黄疸、消渴、血证等病症；掌握感冒、咳嗽、泄泻、癃闭、心悸、中风、水肿、痹证等病症。能够灵活运用所学知识正确辨证施护。

一、外感病症护理

（一）感冒

感冒是人体感受六淫外邪所致的常见外感疾病，以恶寒发热、头痛、鼻塞、流涕、喷嚏、周身不适等为主要临床表现。由六淫、时行疫毒侵袭人体而致。病位主要在于肺卫，主要病机是表卫失司、肺气失宣。以风寒、风热为多见。现代医学中的上呼吸道感染、流行性感冒，均可参照本证辨证施护。

1. 风寒感冒

（1）临床表现。

恶寒发热，无汗头痛，肢体疼痛，鼻塞流清涕，咽痒声重，咳嗽痰稀色白，舌苔薄白，脉浮或浮紧。

（2）调护原则。

辛温解表，宣肺散寒。

（3）调护方法。

①药物调护：轻证选用葱豉汤；重证选用荆防败毒散。轻煎热服，加盖衣被。可食热粥以助药力，汗出热退即停药。

②针灸调护：选取印堂、太阳、迎香、风池、风门、大椎、列缺、合谷等穴，毫针刺用泻法。大椎、风门、肺俞拔火罐。

③饮食调护：饮食宜清淡、温和，多饮开水，宜用葱白、芫荽、生姜、豆豉等；忌酸味、生冷之品。可用紫苏生姜汤，紫苏30 g，生姜10 g，水煎服，以利汗出祛邪。

④其他调护：室温适宜，避风防寒保暖。适当休息，病情较重或老年人应卧床休息。高热恶寒者不宜冷敷，避免毛窍闭塞，邪无出路，可温水擦浴或针刺退热。

2. 风热感冒

（1）临床表现。

发热微恶风，或有汗出，头痛头胀，鼻塞流浊涕，咽喉红肿疼痛，咳嗽痰黄，口干渴，舌苔薄黄，脉象浮数。

（2）调护原则。

辛凉解表，清宣肺热。

（3）调护方法。

①药物调护：银翘散加减，轻煎温服。

②针灸调护：选取风池、大椎、曲池、外关、合谷等穴，毫针刺用泻法。

③饮食调护：饮食宜清淡、多汁；忌食油腻、温燥食物。可饮桑菊薄荷茶，桑叶、菊花、薄荷、金银花各10 g，水泡代茶饮。

④对症调护：发热时卧床休息；畏风时避免直接吹风，衣被适中。流行性感冒患者应注意隔离，防止交叉感染，同时做好空气消毒工作。高热不退可用药物或物理降温。咽喉肿痛可用西瓜霜雾化吸入，或含服西瓜霜类含片。

3. 气虚感冒

（1）临床表现。

经常感冒，反复发作，平时倦怠乏力，自汗，舌淡苔白，脉浮。

（2）调护原则。

益气解表。

（3）调护方法。

①药物调护：参苏饮，平时可常服参苓白术散以健脾补肺。

②针灸调护：选取太阳、迎香、风池、风门、列缺、合谷等穴，毫针刺用泻法。平时可灸足三里、大椎、肺俞等穴。

③饮食调护：饮食宜清淡、甘温、易于消化。可食黄芪大枣粥，黄芪15 g，大枣5个，粳米适量，煮粥服食。

（二）中暑

中暑是由于酷暑高温引起的病症。以头晕、汗出、口渴、烦躁、乏力，甚至高热、神昏、抽搐为主要临床表现。有轻重之分，轻者称伤暑，重者称中暑。多因夏季感受暑热，蕴积不去，伤津耗气，以致清窍闭塞、升降失常、阴阳失调而成。本病现代医学亦称为中暑。

1. 伤暑

（1）临床表现。

发热面红，头痛头晕，汗出口渴，恶心呕吐，胸闷心悸，精神疲惫，倦怠乏力，脉象虚数。

（2）调护原则。

祛暑解表，宣散湿浊。

（3）调护方法。

①药物调护：新加香薷饮或藿香正气散，宜稍凉服。

②针灸调护：选取大椎、曲池、内关、合谷、足三里等穴，毫针刺用泻法。

③刮痧调护：可在背部、胸部、胁间、肘窝等处刮痧。

④饮食调护：宜清凉饮料、淡盐水、绿豆汤、西瓜汁、菠萝汁频饮；亦可用鲜荷叶或金银花水煎服。

⑤其他调护：立即离开高温环境，在阴凉通风处休息，补充清凉含盐饮料。

2. 中暑

（1）临床表现。

高热烦躁，恶心呕吐，或突然晕厥，皮肤湿冷，面色苍白，或肢体抽搐，脉象细弱无力。

（2）调护原则。

清暑益气。

（3）调护方法。

①药物调护：王氏清暑益气汤，宜凉服。高热用白虎汤加减；晕厥者，选至宝丹、紫雪丹、安宫牛黄丸，以开窍醒神。

②针灸调护：选取人中、百会、风池、大椎、神门、足三里等穴，毫针刺用泻法。高热加刺曲池、少商穴，神昏加刺人中、内关、十宣穴，肢冷脉微者灸百会、神阙、关元等穴。

③刮痧调护：在患者颈、项、胸、腹、背和肘窝、腋窝处，用刮痧板刮至皮下出现青紫色出血斑。

④饮食调护：如患者神清，频饮清凉饮料、淡盐水、绿豆水、西瓜汁、鲜藕白蜜汁等；或用绿豆、西瓜皮、冬瓜皮，不拘用量，水煎饮用。

⑤其他调护：立即将患者搬离高温环境，移至阴凉通风处；高热者应使用物理方法积极降温。

二、肺肾心病症护理

（一）咳嗽

咳嗽是肺失宣降，肺气上逆，以咳嗽、吐痰为主要临床表现的病症。咳嗽是肺系疾病的主要症状，分为外感、内伤两类。外感咳嗽因风、寒、燥、热袭肺，内伤咳嗽因脏腑功能失调。基本病机为肺失清肃，上逆而咳。病位在肺，与脾、肝、肾关系密切。现代医学中的上呼吸道感染、急慢性支气管炎、肺炎等，均可参照本证辨证施护。

1. 风寒袭肺证

（1）临床表现。

咳嗽声重，咽痒，气急，痰液清稀色白，或伴头痛身楚，恶寒发热，鼻塞流涕，无汗，舌苔薄白，脉浮或浮紧。

（2）调护原则。

疏风散寒，宣肺止咳。

（3）调护方法。

①药物调护：三拗汤合止嗽散加减，宜热服。注意血压变化。咳嗽剧烈时，可选用通宣理肺丸、急支糖浆等。

②针灸调护：选取肺俞、外关、列缺、合谷等穴。鼻塞声重者加迎香穴，头痛者加太阳、印堂等穴，发热恶寒者加大椎穴。毫针刺用泻法。

③饮食调护：饮食宜辛温清淡，多食生姜、葱白、芫荽、蒜等；忌食生冷甜腻、厚味酸咸之品。可用白萝卜1个切片，甜杏仁10 g（去皮尖）捣碎，一起蒸熟食用。

④其他调护：注意天气变化，及时增加衣被。

2. 风热犯肺证

（1）临床表现。

咳嗽气粗，或咳声嘶哑，咳痰不爽，痰黄而稠，口干咽痛，或伴发热恶风，头痛汗出，舌苔薄黄，脉象浮数。

（2）调护原则。

疏风清热，宣肺止咳。

（3）调护方法。

①药物调护：桑菊饮加减，轻煎温服。咳嗽剧烈时，选用急支糖浆、止咳枇杷露等。

②针灸调护：选取大椎、肺俞、尺泽、曲池、列缺、合谷等穴。鼻塞加迎香穴。毫针刺用泻法，或点刺曲池、合谷穴出血。

③饮食调护：饮食宜清淡可口，多食萝卜、梨、枇杷、海蜇、荸荠等；忌食辛辣、香燥、肥腻之品。可食枇杷叶粥：鲜枇杷叶15 g，粳米适量，煮粥服食。或用川贝母10 g，梨1个，煮水顿服。

④其他调护：恶风时应避免直接吹风；发热者卧床休息，衣被适中。痰稠不易咯出者，可用远志、金银花、桔梗各3 g，煎水，雾化吸入，使痰液稀释，以利排痰；或用竹沥水。

3. 燥邪犯肺证

（1）临床表现。

干咳无痰或痰少而黏，不易咳出，咳甚则胸痛，咽干鼻燥，初期或伴恶寒发热，头痛、四肢酸痛，舌尖红、苔薄黄而干，脉浮数。

（2）调护原则。

疏风润燥止咳。

（3）调护方法。

①药物调护：温燥选用桑杏汤；凉燥可用杏苏散合止嗽散加减。宜轻煎，小量多次服用。痰液不易排出者，可用竹沥水或杏苏止咳糖浆。

②针灸调护：选取肺俞、孔最、鱼际、照海、复溜等穴，毫针刺用泻法。

③饮食调护：饮食宜清凉滋润，多食梨、藕、蜂蜜、罗汉果、菱、菠菜等；忌食辛辣、温燥之品，禁烟酒。可用川贝10 g，桑叶3 g，冰糖15 g，共研细末，开水冲服。

4. 痰湿蕴肺证

（1）临床表现。

咳嗽痰多，反复发作，咳声重浊，痰白黏稠，容易咳出，痰出咳缓，晨间咳痰尤甚，常伴胸脘满闷，食少纳呆，大便溏薄，舌苔白腻，脉象濡滑。

（2）调护原则。

燥湿化痰，理气止咳。

（3）调护方法。

①药物调护：二陈汤合三子养亲汤加减，饭后温服。痰多不易咳出者，可用蛇胆川贝口服液，亦可药物雾化吸入。症状缓解后服用六君子汤扶正固本。

②针灸调护：选取肺俞、脾俞、合谷、太渊、太白、丰隆等穴，毫针刺用平补平泻法，加灸法。

③饮食调护：饮食宜清淡、易消化，常食山药、茯苓、枇杷、柑橘、萝卜、白扁豆等；忌食辛辣、生冷、肥甘之品，禁烟酒。可食薏仁粥（山药粥、橘红粥），薏苡仁30 g或山药30 g或橘皮15 g，粳米适量，煮粥食用，以健脾化痰。

④其他调护：避免受凉，劳逸结合，注意休息。

5. 痰热壅肺证

（1）临床表现。

咳嗽气粗息促，痰黄稠黏，难以咯吐，胸胁胀满，口渴喜饮，或身热面赤，尿黄便干，舌质红，苔黄腻，脉象滑数。

（2）调护原则。

清热化痰宣肺。

（3）调护方法。

①药物调护：清金化痰汤，饭后稍凉服。痰多黄稠可用竹沥、川贝以化痰清热。

②针灸调护：选取肺俞、大椎、曲池、鱼际、合谷等穴，毫针刺用泻法。

③饮食调护：饮食宜清淡、凉润，多食梨、荸荠、枇杷、香蕉、马齿苋、紫菜、蕨菜等；忌食辛辣、香燥食品。可食鲜芦根粥，鲜芦根30 g，粳米适量，煮粥服食；或用川贝母10 g，梨1个，煮水顿服。

6. 肝火犯肺证

（1）临床表现。

气逆咳嗽阵作，痰少质黏，咯吐不利，胸胁引痛，烦热口干，面红目赤，舌质红、苔薄黄少津，脉象弦数。

（2）调护原则。

泻肝清肺，化痰止咳。

（3）调护方法。

①药物调护：黛蛤散合泻白散加减。

②针灸调护：选取肺俞、肝俞、经渠、太冲等穴，毫针刺用泻法。

③饮食调护：饮食宜清凉、疏利，多食梨、柑橘、萝卜、荸荠、海蜇、芹菜等；忌食辛辣之品，禁烟酒。可常饮菊花茶。

7. 肺阴亏虚证

（1）临床表现。

干咳无痰，痰少而黏，或痰中带血，咽干口燥，或午后潮热，颧红盗汗，五心烦热，舌红、苔少，脉细数。

(2) 调护原则。

养阴清热，润肺止咳。

(3) 调护方法。

①药物调护：沙参麦冬汤加减，饭前稍凉服。

②针灸调护：选取肺俞、膏肓俞、足三里、阴郄、三阴交、太溪等穴，毫针刺用补法。

③饮食调护：饮食宜甘凉、滋润，常食梨、桑葚、枇杷、蜂蜜、百合、银耳、芒果等；忌食辛辣、香燥之品，禁烟酒。可食沙参山药粥，沙参30 g，山药60 g，粳米适量，煮粥服食；糯米阿胶粥，阿胶10 g，烊化后加入糯米粥，服食；可用麦冬、沙参煎水代茶饮。

④其他调护：卧床休息，避免劳累。适当进行户外活动，居处温度宜偏低，湿度略高。

（二）淋证

淋证是以小便频急短涩，少腹拘急，欲出未尽，滴滴刺痛，或痛引腰腹为主要临床表现的病症。多因外感内伤，湿热蕴结下焦，肾、膀胱气化失司，水道不利致病。病位在肾与膀胱，与肝、脾关系密切。初起多实，病久则虚，每多虚实夹杂证。现代医学中的泌尿系统感染、泌尿系统结石、泌尿系统肿瘤、前列腺疾病等，均可参照本证辨证施护。

(1) 临床表现。

小便短数，尿色黄赤，灼热刺痛，急迫不爽，少腹拘急胀痛，或腰痛拒按，或寒热，口苦，或大便秘结，舌苔黄腻，脉濡数。

(2) 调护原则。

清热，利湿，通淋。

(3) 调护方法。

①药物调护：八正散加减，饭前稍凉服用。

②针灸调护：选取膀胱俞、水道、阴陵泉、曲泉、行间、太溪等穴，毫针刺用泻法。

③饮食调护：宜清淡凉润，滑利渗湿，多食菠菜、黄瓜、冬瓜、芹菜、空心菜、黄花菜、藕、梨等，忌辛辣、甘肥、厚腻之品，禁忌烟酒。可用赤小豆30 g，绿豆30 g煮汤代茶饮；或竹叶15 g，茶叶5 g，代茶饮。

④其他调护：保持会阴部清洁，及时清洗、更换内裤。

1. 石淋

(1) 临床表现。

尿中时夹砂石，黄赤浑浊，小便艰涩，或排尿时或中断，尿道窘迫疼痛，少腹拘急，或腰腹绞痛难忍，尿中带血，舌红苔黄，脉象滑数。

（2）调护原则。

清热利湿，通淋排石。

（3）调护方法。

①药物调护：石韦散，饭前稍凉服用。

②针灸调护：选取膀胱俞、关元、委阳、阴陵泉、行间、太溪、然谷等穴，毫针刺用泻法。

③饮食调护：增加饮水量，根据结石性质不同，注意饮食宜忌。可用金钱草30 g，水煎代茶饮；或食鸡内金粥：鸡内金20 g，粳米适量，煮粥服食。

④其他调护：根据砂石存在的部位，指导患者做适当的活动，以促进砂石的排出。

2. 气淋

（1）临床表现。

①实证：小便滞涩，淋漓不畅，少腹胀满疼痛，舌苔薄白，脉象沉弦。

②虚证：少腹坠胀，尿有余沥，面色淡白，舌质淡白，脉虚无力。

（2）调护原则。

实证者宜利气疏导，通淋利尿；虚证者宜补中益气，升阳通淋。

（3）调护方法。

①药物调护：实证选用沉香散加减；虚证选用补中益气汤加减。饭前稍凉服用。

②针灸调护：选取膀胱俞、气海、水道、阴陵泉、行间、太溪等穴。实证配侠溪，毫针刺用泻法；虚证配关元、百会穴，用补泻兼施法。

③饮食调护：饮食宜疏利、滑润，多食萝卜、丝瓜、柑橘、黄花菜、茄子等，忌土豆、红薯、南瓜等食品。实证可用赤芍、槟榔各10 g，水煎代茶饮；虚证用山茱萸粥，山茱萸15 g，粳米适量煮粥服食。

3. 血淋

（1）临床表现。

①实证：小便热涩刺痛，尿急尿频，尿色深红，或尿中夹有血块，疼痛满急，或心烦，苔黄，脉象滑数。

②虚证：尿色淡红，尿痛涩滞不甚，神疲乏力，腰膝酸软，舌淡，脉象细数。

（2）调护原则。

实证者宜清热利湿，凉血止血；虚证者宜滋阴补肾，清热止血。

（3）调护方法。

①药物调护：实证选用小蓟饮子，虚证选用知柏地黄汤，饭前稍凉服用。

②针灸调护：选取膀胱俞、中极、阳陵泉、血海、三阴交、太溪等穴，实证用泻法，虚证补泻兼施。

③饮食调护：饮食宜清淡爽口，多饮水，常食藕、地黄、梨、西瓜、甘蔗等。可用仙鹤草、白茅根各30 g，水煎代茶饮；或食生地黄粥，生地黄20 g，粳米适量，煮粥服食。

4. 膏淋

（1）临床表现。

①实证：小便浑浊如米泔，或有滑腻之物，热涩疼痛，舌质红，舌苔黄腻，脉象濡数。或混有血液，或夹有凝块，尿道热涩疼痛，舌质红，舌苔黄腻，脉象濡数。

②虚证：尿色淡红，淋出如脂，反复发作，病程日久，涩痛反而减轻，形体消瘦，头昏无力，腰膝酸软，舌淡，脉细弱无力。

（2）调护原则。

实证者清热利湿，分清泄浊；虚证者补肾固涩。

（3）调护方法。

①药物调护：实证选用程氏萆薢分清饮；虚证选用膏淋汤。饭前稍凉服用。

②针灸调护：实证选取膀胱俞、中极、阴陵泉、太溪、行间等穴，毫针刺用泻法；虚证选取百会、脾俞、肾俞、中极、气海、关元等穴，毫针刺用补泻兼施法，加灸百会、气海穴。

③饮食调护：饮食宜清淡素食，忌油腻、甘肥之品。实证可用玉米须、荠菜花各30 g，水煎代茶饮；虚证可用芡实茯苓粥，芡实、茯苓各15 g，粳米适量，煮粥服食。

5. 劳淋

（1）临床表现。

小便淋漓，不甚赤涩，遇劳即发，时作时止，面白无华，神疲乏力，腰膝酸软，舌质淡，脉象虚弱。

（2）调护原则。

健脾益肾。

（3）调护方法。

①药物调护：无比山药丸或金匮肾气丸，饭前热服。

②针灸调护：选取脾俞、肾俞、命门、气海、关元、足三里等穴，毫针刺用补法，可灸。

③饮食调护：饮食宜清淡，多食水果、蔬菜，忌辛辣刺激之品。可用山药粥，鲜山药30 g，粳米适量，煮粥服食；或用莲子薏苡汤，莲子30 g、薏苡仁、芡实各15 g，银耳5 g，煮熟服食。

> **知识拓展**
>
> **尿崩症**
>
> 尿崩症属于祖国医学"消渴"范围,主要症状为多尿、强烈的口渴。
>
> 由于肾阴亏耗,阴虚火旺,火盛伤津,或阴损及阳,又不能化水为气而致。精气虚损,摄纳不固及肾阳虚衰,既不能摄纳封藏,又不能化水为气而致。
>
> 1. 肾阴偏虚
>
> 大渴引饮,尿频而多,形体消瘦,皮肤干燥,手足心热,烦躁,舌质红,少苔,脉沉细而数。
>
> 治则:滋阴固肾。方药:六味地黄汤加减。
>
> 2. 肾阳偏虚
>
> 口渴引饮,小便频数量多,饮一溲一,尿色清白,阳痿不举或有怕冷感,舌质淡苔薄白,脉沉细无力。
>
> 治则:补肾扶阳,佐以固摄。方药:金匮肾气丸加减。

(三)心悸

心悸是以患者自觉心中悸动不安,甚则不能自主为主要临床表现的病症。病位在心,与脾、肝、肾三脏功能失调有关,属本虚标实之证。本虚为气血阴阳虚衰,心神失养;标实为痰火扰心,水气凌心,瘀血阻络,心脉运行不畅。现代医学中的各类心脏病、贫血、甲状腺功能亢进、神经症等各种原因引起的心律失常,以心悸为主症者,均可参照本证辨证施护。

1. 心虚胆怯证

(1)临床表现。

心悸不宁,善惊易恐,少寐多梦,易于惊醒,舌苔薄白,脉象细数。

(2)调护原则。

镇惊定志,养心安神。

(3)调护方法。

①药物调护:安神定志丸加味,睡前或发作时服药。

②针灸调护:选取心俞、脾俞、神门、内关等穴,毫针刺用补法。

③饮食调护：饮食宜清淡、平和，多食小麦、秫米、莲子、百合、黄花菜、大枣、桂圆等，忌辛辣、肥甘、咖啡、茶、烟、酒之品。可用莲子粥，莲子15 g，粳米适量，煮粥服食。

④其他调护：对阵发性心悸，脉象无明显变化者，可采用先屏住呼吸，做用力大便动作或诱发呕吐等措施来缓解症状。

2. 心血亏虚证

（1）临床表现。

心悸，头晕健忘，失眠多梦，面色无华，神疲乏力，舌淡，脉象细弱。

（2）调护原则。

补血养心，益气安神。

（3）调护方法。

①药物调护：选取归脾汤加减，睡前温服。

②针灸调护：选取心俞、脾俞、神门、内关、足三里等穴，毫针刺用补法。

③饮食调护：饮食宜甘润，多食牛肉、山药、枸杞、桑葚、大枣、百合、莲子等；忌辛辣、刺激之品，戒烟禁酒。可用酸枣仁粥，酸枣仁30 g，粳米适量，煮粥服食。

3. 阴虚火旺证

（1）临床表现。

心悸不宁，失眠多梦，头晕目眩，口干咽燥，五心烦热，腰酸耳鸣，舌红少苔，脉象细数。

（2）调护原则。

滋阴降火，养心安神。

（3）调护方法。

①药物调护：选取天王补心丹或黄连阿胶汤，温服。

②针灸调护：选取心俞、肾俞、内关、通里、太溪等穴，毫针刺用补法。

③饮食调护：饮食宜清淡、凉润，多食地黄、桑葚、银耳、莲子等。可用莲子百合麦冬汤，莲子、百合各30 g，麦冬15 g，加水煎服。

4. 心阳不振证

（1）临床表现。

心悸不安，胸闷气短，劳则加重，面色苍白，畏寒肢冷，舌质淡白，脉细弱或沉细。

（2）调护原则。

温补心阳，安神定志。

（3）调护方法。

①药物调护：桂枝甘草龙骨牡蛎汤，热服。

②针灸调护：选取心俞、厥阴俞、关元、神门、内关等穴，毫针刺用补法，可灸。

③饮食调护：饮食宜温热，多食姜、大豆、韭菜、核桃、鸡肉、羊肉等；忌生冷食品。可用桂枝桂圆汤，桂枝6 g、桂圆15 g，水煎服。

5. 水饮凌心证

（1）临床表现。

心悸气短，胸脘痞满，形寒肢冷，渴不欲饮，下肢水肿，小便短少，眩晕，恶心呕吐，舌苔白滑，脉象弦滑。

（2）调护原则。

振奋心阳，化气行水。

（3）调护方法。

①药物调护：苓桂术甘汤；附子久煎，汤药浓煎热服。

②针灸调护：选取心俞、胃俞、三焦俞、关元、内关等穴，毫针刺用补法，可灸。

③饮食调护：饮食宜温热、渗利，给予低盐饮食，限制饮水；忌油腻、生冷之品。可选取鲤鱼赤豆汤，取鲤鱼1条约500 g，与赤小豆250 g，煮熟食用。

④其他调护：久病卧床者做好皮肤护理，防止压疮发生。

6. 痰火扰心证

（1）临床表现。

心悸时发时止，失眠多梦，胸闷烦躁，口干口苦，大便秘结，小便短黄，舌苔黄腻，脉象弦滑。

（2）调护原则。

清热化痰，宁心安神。

（3）调护方法。

①药物调护：黄连温胆汤，饭后凉服。

②针灸调护：选取心俞、巨阙、间使、丰隆、阳陵泉、厉兑等穴，毫针刺用泻法。

③饮食调护：饮食宜清淡、疏利，多食萝卜、丝瓜、冬瓜、芹菜等；忌辛辣、厚味、肥甘之品。可用莲子心5 g，泡水代茶饮。

7. 心血瘀阻证

（1）临床表现。

心悸怔忡，心痛胸闷，甚则唇甲青紫，舌质紫暗或有瘀斑，脉涩或结代。

（2）调护原则。

活血化瘀，理气通络。

（3）调护方法。

①药物调护：桃仁红花煎，热服。

②针灸调护：选取心俞、膈俞、膻中、气海、内关、血海等穴，毫针刺用泻法。

③饮食调护：宜清淡，忌肥甘厚味。

三、脾胃肝胆病症护理

（一）胃痛

胃痛，又称胃脘痛，是以上腹胃脘部经常发生疼痛为主要临床表现的病症，常兼有脘闷、嗳气泛恶、大便不调等症状。病位在胃，与脾、肝、胆关系密切。基本病机为胃气失和，气机不利，不通则痛，引发胃痛实证；或胃失濡养，不荣则痛而致。现代医学中的急慢性胃炎、胃与十二指肠溃疡、胃神经症、胃下垂及胃癌等疾病出现的胃痛，均可参照本证辨证施护。

1. 寒邪客胃证

（1）临床表现。

胃痛暴作，畏寒喜暖，遇寒加剧，得温痛减，口淡不渴，或喜热饮，舌苔薄白，脉象弦紧。

（2）调护原则。

温胃散寒，理气止痛。

（3）调护方法。

①药物调护：良附丸加味，饭前热服。

②针灸调护：选取上脘、中脘、内关、足三里等穴，毫针刺用泻法。可艾灸中脘、足三里，或热敷胃脘部。

③饮食调护：饮食宜温热；忌生冷食品。可用生姜红糖汤或橘皮良姜汤热服。

2. 饮食积滞证

（1）临床表现。

胃脘疼痛，胀满拒按，嗳腐吞酸，矢气酸臭，不思饮食，或呕吐不消化食物，吐后痛减，或大便不爽，舌苔厚腻，脉滑。

（2）护理原则。

消食导滞，和胃止痛。

（3）调护方法。

①药物调护：山楂丸或保和丸。胃脘胀满欲吐者，可用探吐法催吐。

②针灸调护：选取中脘、下脘、璇玑、天枢、足三里等穴，毫针刺用泻法。

③饮食调护：饮食宜清淡、易消化，忌煎炸油腻、厚味辛辣刺激之品。适当控制饮食，亦可用焦米锅巴汤代茶饮；或选取曲末粥，神曲30 g打碎，粳米适量煮粥服食；莱菔子粥，用炒莱菔子10 g，粳米适量，煮粥食用。

3. 肝气犯胃证

（1）临床表现。

胃脘胀痛，连及胁肋，每因情志因素而诱发，嗳气吞酸，胸闷太息，或伴呕吐，大便不畅，舌苔薄白，脉弦。

（2）调护原则。

疏肝理气，和胃止痛。

（3）调护方法。

①药物调护：柴胡疏肝散，餐后半小时温服。

②针灸调护：选取中脘、内关、足三里、阳陵泉、行间、太冲等穴，毫针刺用平补平泻法。

③饮食调护：饮食宜清淡、疏利，常食萝卜、洋葱、柑橘、薤白、大蒜、芫荽等；忌食土豆、南瓜、红薯等，禁酒。可用玫瑰花茶，玫瑰花6 g，佛手10 g，水泡代茶饮。

4. 瘀血停滞证

（1）临床表现。

胃脘刺痛，固定拒按，食后加剧，入夜痛甚，或呕血黑便，舌质紫黯或有瘀斑，脉涩。

（2）调护原则。

活血化瘀，和胃止痛。

（3）调护方法。

①药物调护：失笑散合丹参饮加减，饭前温服。

②针灸调护：选取膈俞、中脘、天枢、气海、梁丘、血海、足三里等穴，毫针刺用泻法。

③饮食调护：饮食宜细软，少量多餐；忌炙烤煎炸，忌坚硬食品，禁酒。吐血、便血者应暂禁食。可用三七粉1 g，白芨粉1.5 g，温开水送服，每日2次。

5. 脾胃虚寒证

（1）临床表现。

胃痛隐隐，喜温喜按，空腹痛甚，得食则缓，泛吐清水，神疲纳差，大便溏薄，四肢不温,舌淡苔白,脉虚弱或迟缓。

(2) 调护原则。

温中健脾,和胃止痛。

(3) 调护方法。

①药物调护:黄芪建中汤,饭前热服。

②针灸调护:选取脾俞、胃俞、中脘、内关、足三里等穴,毫针刺用补法,加灸。

③饮食调护:饮食宜温热,常食姜、葱、胡椒、花椒等;忌生冷瓜果、油腻辛辣之品。可用吴茱萸粥,吴茱萸3g研末,粳米适量,生姜、葱白少许,煮粥服食;或生姜红糖汤。

6. 胃阴亏虚证

(1) 临床表现。

胃脘隐隐作痛,嘈杂似饥,不欲多食,咽干口燥,大便干结,五心烦热,消瘦乏力,舌红,少苔,脉象细数。

(2) 调护原则。

养阴益胃,和中止痛。

(3) 调护方法。

①药物调护:一贯煎合芍药甘草汤加味,饭前温服。

②针灸调护:选取中脘、内关、足三里、三阴交、太溪等穴,毫针刺用补法。

③饮食调护:饮食宜偏凉润,多食梨、荸荠、百合、苹果、白木耳、藕等。忌辛辣、刺激食物、戒烟禁酒。或用石斛、麦冬适量煎汤代茶饮。便干者,可每日早晚食蜂蜜一汤匙。

(二) 泄泻

泄泻即以排便次数增多,粪质稀薄,甚至泻出如水样为主要临床表现的病症。泄泻一年四季均可发生,以夏秋季节为多见。病变在脾胃和大小肠,与肝、肾关系密切,脾虚湿盛是发病关键。由于外感内伤,清浊不分,水湿混杂,并走大肠发生泄泻。现代医学中的急慢性肠炎、溃疡性结肠炎、肠结核、肠功能紊乱等,均可参照本证辨证施护。

1. 寒湿泄泻证

(1) 临床表现。

泄泻清稀,甚至如水样,来势较急,纳呆脘闷,肠鸣腹痛,或伴恶寒发热,头身疼痛,舌苔薄白,脉象濡缓。

(2) 调护原则。

芳香化湿，解表散寒。

(3) 调护方法。

①药物调护：藿香正气散加减，饭前热服。寒重者，可用理中汤。

②针灸调护：选取天枢、中脘、合谷、阴陵泉、上巨虚、足三里等穴，毫针刺用平补平泻法，可灸。

③饮食调护：饮食宜温热柔软，忌生冷、油腻之品。可服茯苓粥，茯苓30 g，粳米适量，煮粥服食；或服姜糖饮，生姜10 g，红糖适量，水煎温服。

2. 湿热泄泻证

(1) 临床表现。

泄泻腹痛，泻下急迫，气味臭秽，粪色黄褐，肛门灼热，或泻而不爽，心烦口渴，小便短黄，或伴有发热，苔黄腻，脉象濡滑而数。

(2) 调护原则。

清利湿热。

(3) 调护方法。

①药物调护：葛根芩连汤，饭前凉服。有暑湿者合服香连丸。

②针灸调护：选取大肠俞、天枢、曲池、阴陵泉、上巨虚等穴，毫针刺用泻法。

③饮食调护：饮食宜清淡少渣，易消化，忌食甘肥厚腻之品。可用马齿苋粥，鲜马齿苋60 g，粳米适量，煮粥服食；或用鲜扁豆叶、鲜藿香叶、鲜荷叶（捣汁）各10 g，开水冲服。

3. 食滞泄泻证

(1) 临床表现。

泄泻，腹痛肠鸣，泻后痛减，粪便臭如败卵，脘痞腹满，嗳腐酸臭，不思饮食，舌苔厚腻或垢浊，脉滑。

(2) 调护原则。

消食导滞。

(3) 调护方法。

①药物调护：保和丸或枳实导滞丸，饭后服。

②针灸调护：选取脾俞、胃俞、璇玑、中脘、天枢、足三里等穴，毫针刺用泻法。

③饮食调护：饮食宜清淡、易消化，少食多餐，泄泻重者，控制饮食。多食山楂、萝卜、麦芽等，忌生冷、硬固、肥甘厚味之品。可食山楂萝卜粥，山楂30 g，白萝卜1个，粳米适量，煮粥服食；亦可用麦芽粥，麦芽30 g，粳米适量，煮粥服食。

4. 肝气乘脾证

（1）临床表现。

肠鸣泄泻腹痛，因情志因素诱发，泻后腹痛缓解，胸胁胀闷，矢气频作，嗳气少食，舌淡红，脉弦。

（2）调护原则。

抑肝扶脾，和中止泻。

（3）调护方法。

①药物调护：痛泻要方，饭后温服。

②针灸调护：选取脾俞、肝俞、中脘、天枢、期门、足三里、阴陵泉、太冲等穴，用补泻兼施法。

③饮食调护：饮食宜素食清淡，少食多餐，常食菠菜、萝卜、番茄、冬瓜、山药、柑橘等，忌生冷瓜果。可食莱菔子粥，莱菔子 10 g，粳米适量，煮粥服食。

5. 脾胃虚弱证

（1）临床表现。

大便时溏时泻，夹有不消化食物，稍进油腻食物，则大便次数明显增多，反复发作，面色萎黄，神疲倦怠，腹胀纳呆，舌淡苔白，脉细弱。

（2）调护原则。

健脾止泻。

（3）调护方法。

①药物调护：参苓白术散加减，空腹热服。

②针灸调护：选取脾俞、胃俞、中脘、天枢、关元、足三里等穴，毫针刺用补法，可灸。

③饮食调护：饮食宜温热、富营养、易消化，常食山药、扁豆、薏苡仁、莲子、芡实等，忌生冷、油腻、甘肥、煎炸之品。可用莲子粥或山药粥，莲子或山药 30 g，粳米适量，煮粥服食。

6. 肾阳虚衰证

（1）临床表现。

黎明之前，脐腹隐痛，腹泻肠鸣，泻后则安，病程日久，腰膝酸软，形寒肢冷，舌淡苔白，脉象沉细。

（2）调护原则。

温肾健脾，固涩止泻。

（3）调护方法。

①药物调护:四神丸加减,空腹热服。

②针灸调护:选取肾俞、命门、天枢、关元、足三里等穴,毫针刺用补法,加用灸法。

③饮食调护:饮食宜温热细软、营养丰富,常食胡桃肉、山药、芡实等,忌生冷、油腻、甘肥、煎炸之品。可食芡实粥,芡实10 g,干姜5 g,粳米适量,煮粥服食。

(三) 黄疸

黄疸是指以目黄、身黄、小便黄为主要临床表现的病症,其中以白睛黄染为重要特征。有阳黄、阴黄之分,危重急证称为急黄。黄疸病位在肝胆,与脾胃关系密切。感受湿热,或湿浊或寒湿致脾胃运化失常,肝胆疏泄不利,胆汁不循常道,发为黄疸。现代医学中的病毒性肝炎、肝硬化、胆囊炎、胆石症、肝癌等病症以黄疸为主症者,均可参照本辨证施护。

1. 阳黄

(1) 热重于湿证。

1) 临床表现。

身目俱黄,黄色鲜明如橘子色,发热心烦,胁腹胀满,疼痛拒按,口渴口苦,恶心呕吐,不思饮食,小便短赤,大便秘结,舌红、苔黄腻,脉弦数或滑数。

2) 调护原则。

清热利湿,通腑退黄。

3) 调护方法。

①药物调护:茵陈蒿汤加减,饭前稍凉服用。

②针灸调护:选取至阳、大椎、曲池、阳陵泉、太冲、少冲等穴,毫针刺用泻法。

③饮食调护:饮食宜偏寒凉、清淡、易于消化。多食新鲜水果、蔬菜,如番茄、梨、橘、冬瓜、芹菜等;忌辛辣、油腻、肥甘、生冷、海腥之品,禁烟酒。可用茵陈30 g,水煎代茶饮;或用栀子仁粥,用栀子5 g,粳米适量,煮粥服食。

④其他调护:保持大便通畅。皮肤瘙痒者,用苦参30 g,水煎外洗,防止抓破皮肤引起感染。卧床休息,至症状明显减轻,黄疸基本消退,方可适当活动。注意预防隔离,防止传染。

(2) 湿重于热证。

1) 临床表现。

身目俱黄,不如热重者鲜明,身热不扬,头身困重,胸脘痞满,恶心呕吐,厌食油腻,口黏不渴,小便不利,大便溏滞,舌苔厚腻微黄,脉濡缓或弦滑。

2）调护原则。

利湿化浊，泄热除黄。

3）调护方法。

①药物调护：茵陈四苓散加减，饭前温服。

②针灸调护：选取至阳、胆俞、合谷、阴陵泉、阳陵泉、足三里等穴，毫针刺用泻法。

③饮食调护：饮食宜偏温、清淡、营养丰富、易于消化；忌肥甘、生冷、油腻之品。可用茵陈30 g，大枣10枚，或用黄花菜30 g，水煎代茶饮。

2. 阴黄

（1）寒湿困脾证。

1）临床表现。

身目俱黄，黄色晦暗，或如烟熏，脘腹痞满，纳少便溏，口淡不渴，神疲畏寒，舌质淡、苔白腻，脉象濡缓。

2）调护原则。

温化寒湿，健脾和胃。

3）调护方法。

①药物调护：茵陈术附汤，饭前温服。

②针灸调护：选取脾俞、胆俞、气海、天枢、足三里、阳陵泉、三阴交等穴，毫针刺用泻法，亦可用灸法。

③饮食调护：饮食宜温热，可食冬瓜、西瓜、黄花菜等；忌生冷、油腻、肥甘之品。可用茵陈附子粥，茵陈15 g，制附子6 g，生姜15 g，红枣10枚，粳米适量，煮粥食用。

（2）瘀血阻滞证。

1）临床表现。

身目俱黄，黄色晦暗，胁下痞积疼痛，刺痛拒按，固定不移，体倦乏力，形体消瘦，舌质暗紫或有瘀斑，脉涩或细弦。

2）调护原则。

活血化瘀，软坚通络。

3）调护方法。

①药物调护：膈下逐瘀汤加减，温服。

②针灸调护：选取肝俞、胆俞、期门、阳陵泉、血海、太冲等穴，毫针刺用泻法。

③饮食调护：饮食宜温润、细软、营养丰富、易于消化；忌油腻、生冷、硬固之品，

禁烟酒。

（3）脾虚营亏证。

1）临床表现。

身目发黄，黄色浅淡，气短懒言，神疲乏力，腹胀食少，大便溏薄，舌淡苔薄，脉象濡细。

2）调护原则。

健脾温中，补养气血。

3）调护方法。

①药物调护：小建中汤加减，饭前热服。

②针灸调护：选取肝俞、胆俞、期门、阴陵泉、血海、足三里等穴，毫针刺用补法。

③饮食调护：饮食宜温补、营养丰富、易于消化，常食山药、茯苓、白扁豆、莲子、红枣等；忌油腻、肥甘、生冷、硬固之品。

3. 急黄

（1）临床表现。

黄疸急起，迅速加深，身目深黄，脘腹胀满，疼痛拒按，壮热烦渴，呕吐频作，尿少便秘，或衄血便血、肌肤瘀斑，或躁动抽搐，或神昏谵语，或有腹水，舌质红绛、苔厚腻黄，脉象弦滑。

（2）调护原则。

清热解毒，凉血开窍。

（3）调护方法如下。

①药物调护：犀角散，浓煎，饭前少量多次凉服。

②针灸调护：选取肝俞、胆俞、曲池、足三里、太冲等穴，毫针刺用泻法。

③饮食调护：流质饮食，病情好转后逐渐给予清淡、营养丰富的食品。高热烦渴时可用梨汁、藕汁清热生津。

④其他调护：患者隔离，室内外保持安静，空气适宜。高热者用物理降温或酒精擦浴；出血者用三七粉 3 g 冲服；神昏谵语者可用安宫牛黄丸。

四、气血津液病症护理

(一) 水肿

水肿是体内水液潴留,泛溢肌肤,以头面、眼睑、四肢、腹背甚至全身水肿,严重者可伴有胸水、腹水,小便不利,为主要临床表现的一类病症。与肺脾肾三脏功能关系密切,以肾为本。外感内伤,三焦气化失司,均可导致水湿内停,泛溢肌肤引起水肿。为本虚标实证,阳水以标实为主,阴水以本虚为主。现代医学中的急慢性肾炎、肾病综合征、充血性心力衰竭、营养不良、内分泌失调等出现的水肿可参照本证辨证施护。

1. 阳水

(1) 风水相搏证。

1) 临床表现。

眼睑水肿,继则四肢及全身皆肿,来势迅速,小便不利,伴恶寒发热;或咽喉红肿疼痛,舌质红,脉象浮数;或咳喘,舌苔薄白,脉象浮紧。

2) 调护原则。

疏风解表,宣肺利水。

3) 调护方法。

①药物调护:越婢加术汤加减,轻煎饭前热服,可喝热粥以助药力。

②针灸调护:选取大杼、肺俞、三焦俞、水分、合谷、上巨虚、阴陵泉等穴,毫针刺用泻法。

③饮食调护:饮食宜清淡,多食冬瓜、西瓜等;禁盐。可用茅根赤豆汤、冬瓜汤,或玉米须、冬瓜皮水煎代茶饮。

④其他调护:咽喉肿痛者用西瓜霜或锡类散吹患处;小便不利可用茅根30 g,或玉米须15 g泡水代茶饮。

(2) 水湿浸渍证。

1) 临床表现。

全身水肿,按之没指,胸闷腹胀,纳呆泛恶,小便短少,身体困重,舌苔白腻,脉象濡缓。

2) 调护原则。

健脾化湿,通阳利水。

3) 调护方法。

①药物调护:五苓散合五皮饮加减,饭前热服。

②针灸调护：选取脾俞、三焦俞、膀胱俞、中脘、中极、水分等穴，毫针刺用泻法。

③饮食调护：饮食宜辛温、淡渗，多食茯苓、薏苡仁、赤小豆、生姜等；忌生冷瓜果。可用薏苡仁粥，薏苡仁30g，粳米适量，煮粥服食；或玉米须60g，煎水代茶饮。

④其他调护：水肿严重者可半卧位，抬高下肢。

（3）湿毒浸淫证。

1）临床表现。

眼睑水肿，迅速延及全身，小便不利，恶风发热，或身发疮痍，甚则溃烂，舌质红、苔薄黄，脉浮数或滑数。

2）调护原则。

宣肺解毒，利湿消肿。

3）调护方法。

①药物调护：麻黄连翘赤小豆汤合五味消毒饮，饭前凉服。

②针灸调护：选取肺俞、三焦俞、膀胱俞、水分、曲池、合谷、阳陵泉、三阴交等穴，毫针刺用泻法。

③饮食调护：饮食宜寒凉、渗利，可多食黄瓜、冬瓜、苦瓜、马齿苋、赤小豆等；忌辛辣、肥甘厚腻之品。可用蒲公英粥：鲜蒲公英60g，粳米适量，煮粥服食；或赤小豆汤：赤小豆30~60g，水煎，饮汤食豆。

④其他调护：保持皮肤清洁干燥，预防皮肤疮疡。皮肤疮疡痈肿用金黄膏或新鲜马齿苋、蒲公英洗净捣烂外敷；如脓肿溃破，注意引流排脓。

（4）湿热壅盛证。

1）临床表现。

遍身水肿，皮肤光亮而薄，烦热口渴，脘腹痞闷，小便短赤，大便干结，舌红、苔黄腻，脉沉数或濡数。

2）调护原则。

清热利湿消肿。

3）调护方法。

①药物调护：疏凿饮子加减，饭前稍凉服。

②针灸调护：选取水分、曲池、合谷、三阴交、照海、足临泣等穴，毫针刺用泻法。

③饮食调护：饮食宜清淡渗利，可用冬瓜、黄瓜、苦瓜等；忌辛辣、肥甘之品。可用冬瓜粥，冬瓜100g，粳米适量，煮粥服食。烦渴者用鲜芦根30g，冬瓜皮30g，水煎代茶饮；大便秘结者用番泻叶5~15g泡水代茶饮。

2. 阴水

（1）脾阳不振证。

1）临床表现。

肢体水肿，腰以下为甚，按之凹陷不易恢复，面色不华，神疲肢冷，脘闷腹胀，小便短少，纳减便溏，舌质淡、苔白滑，脉象沉缓。

2）调护原则。

温运脾阳，利水消肿。

3）调护方法。

①药物调护：实脾饮加减，饭前温服。

②针灸调护：选取脾俞、肾俞、中脘、关元、水分、三阴交、照海等穴，毫针刺用补法，加灸。

③饮食调护：饮食宜偏温、清淡，多食鱼、蛋、赤小豆、白扁豆、山药、薏苡仁等；忌生冷瓜果之品。可用茯苓山药粥，茯苓、山药各30 g，粳米适量，煮粥食用；或鲜鲤鱼一条，生姜15 g，葱15 g，炖熟服用。

（2）肾虚水泛证。

1）临床表现。

面浮身肿，腰以下为甚，按之凹陷不起，小便短少，精神疲惫，畏寒肢冷，腰部酸重，面色淡白，或心悸气促，舌淡胖，脉象沉迟无力。

2）调护原则。

温补肾阳，利水消肿。

3）调护方法。

①药物调护：肾气丸合真武汤加减，饭前热服。

②针灸调护：选取脾俞、肾俞、命门、气海、水分、三阴交、太溪等穴，毫针刺用补法，可灸。

③饮食调护：饮食宜温热、淡渗，可食鲤鱼、蛋类、乳类、黑芝麻、胡桃等。可用黑豆鲤鱼汤：黑豆200 g，鲤鱼1条约500 g，同煮，饮汤食鱼及豆。

④其他调护：水肿明显者卧床静养，下肢水肿可抬高患肢。注意保护皮肤，防止破损。腰部酸痛者可局部热敷。

（二）郁证

郁证是以心情郁闷，情绪不宁，胸部满闷，或易怒善哭，或咽中如有异物梗阻等为主要临床表现的病症。多因肝失疏泄，脾失运化，心神失养，脏腑气血阴阳失调引起，与心、肝、脾关系密切，情志不畅，气机郁滞是主要病机。初起以气滞为主，常兼血瘀、化火、痰结、食滞等，多属实证；病久影响相关脏腑，耗损阴阳气血，形成虚证。现代医学中的神经衰弱、癔症、焦虑症及更年期综合征等病症，均可参照本证辨证施护。

1. **肝气郁结证**

（1）临床表现。

精神抑郁，情绪不宁，胸部满闷，善太息，胁肋胀痛，痛无定处，脘闷嗳气，纳呆食少，大便不调，妇女经前乳房胀痛，月经不调，舌苔薄白，脉弦。

（2）调护原则。

疏肝理气解郁。

（3）调护方法。

①药物调护：柴胡疏肝散加减，温服。

②针灸调护：选取膻中、中脘、期门、章门、太冲、三阴交等穴，毫针刺用泻法。

③饮食调护：饮食宜清淡、素食，常食萝卜、菠菜、番茄、丝瓜、芹菜、柑橘等；忌辛香温燥之品。可用橘皮、佛手各10 g，泡水代茶饮。失眠用合欢皮15 g泡水代茶饮。

④心理调护：避免各种精神刺激，满足患者的合理要求，鼓励患者适当参加社交活动，保持心情舒畅，情志愉悦。

2. **痰气郁结证**

（1）临床表现。

精神抑郁，胸中闷塞，胁肋胀满，咽中如有物梗阻，咯之不出，咽之不下，舌苔白腻，脉象弦滑。

（2）调护原则。

理气化痰解郁。

（3）调护方法。

①药物调护：半夏厚朴汤加减，温服。

②针灸调护：选取膻中、天突、神门、鱼际、丰隆、太冲等穴，毫针刺用平补平泻法。

③饮食调护：饮食适量，少量多餐，多食柑橘、萝卜、竹笋、荸荠等；忌食肥甘油腻之品。可用陈皮、厚朴花各5 g，水泡代茶饮。

④心理调护：针对患者的思想疑虑，可作相关检查，有针对性地解除顾虑。

3. **忧郁伤神证**

（1）临床表现。

精神恍惚，心神不宁，多疑易惊，喜怒无常，悲忧善哭，舌质淡、苔薄白，脉象弦细。

(2) 调护原则。

养心安神解郁。

(3) 调护方法。

①药物调护：甘麦大枣汤加味，稍凉服。

②针灸调护：选取百会、心俞、膈俞、肾俞、内关、神门、三阴交等穴，毫针刺用补法。

③饮食调护：饮食宜清淡，营养丰富，常食白扁豆、山药、莲子、龙眼等。亦可用红枣、桂圆、莲子、大麦等煮粥服食。

④心理调护：密切观察病情，避免不良因素刺激，做好安慰、疏导工作，采用恰当的暗示，稳定患者情绪，防止出现身体的损伤或其他意外。

4. 心脾两虚证

(1) 临床表现。

多疑善虑，心悸胆怯，失眠健忘，面色不华，头晕神疲，食欲不振，舌质淡、苔白，脉象细弱。

(2) 调护原则。

健脾养心，补益气血。

(3) 调护方法。

①药物调护：归脾汤，温服。

②针灸调护：选取心俞、肝俞、脾俞、内关、神门、足三里、三阴交等穴，毫针刺用补法。

③饮食调护：饮食宜清淡、营养丰富。可常食山药、茯苓、莲子、桂圆、白扁豆、大枣等；忌辛辣、肥甘之品。

④心理调护：多和患者交流思想，根据发病诱因，恰当地给予安慰和解释。

五、经络肢体病症护理

(一) 痹证

痹证是由于肌表、经络感受风寒湿热之邪，以肌肉、筋骨、关节酸痛、重着、麻木、屈伸不利，甚或关节肿大灼热等为主要临床表现的病症。病位在关节、肌肉、经络，与肝、脾、肾关系密切。病机为风寒湿热之邪痹阻肢体、经络，气血运行不畅。现代医学中的风湿热、风湿性关节炎、类风湿性关节炎、强直性脊柱炎、坐骨神经痛等，均可参照本证辨证施护。

1. 行痹

（1）临床表现。

肢体关节酸痛，游走不定，屈伸不利，或见恶风发热，苔薄白，脉浮。

（2）调护原则。

祛风通络，散寒除湿。

（3）调护方法。

①药物调护：防风汤，热服。

②针灸调护：上肢选取肩髃、曲池、尺泽、外关、合谷等穴，下肢选取环跳、风市、膝眼、阳陵泉、足三里、委中等穴，毫针刺用泻法。

③饮食调护：饮食宜温热；忌生冷、肥腻之品。选取五加皮酒、国公酒、木瓜酒等。

2. 痛痹

（1）临床表现。

肢体关节疼痛，疼痛剧烈，屈伸不利，痛处固定，遇寒加重，得温痛减，日轻夜重，舌苔薄白，脉象弦紧。

（2）调护原则。

温经散寒，祛风除湿。

（3）调护方法。

①药物调护：乌头汤加减，温热服（乌头需先煎）。

②针灸调护：选取肾俞、关元，配合局部腧穴，毫针刺用平补平泻法。

③饮食调护：饮食宜温热、辛散；忌生冷、油腻之品。可用五加皮酒、国公酒、木瓜酒等。

3. 着痹

（1）临床表现。

肢体关节重着、酸痛，麻木不仁，痛有定处，或有肿胀，手足沉重，苔白腻，脉象濡数。

（2）调护原则。

除湿健脾，祛风散寒。

（3）调护方法。

①药物调护：薏苡仁汤，温服。

②针灸调护：平补平泻法，加灸。

③饮食调护：酒、木瓜酒等。选取脾俞、足三里、阴陵泉等穴，配合局部腧穴，毫针刺用平补平泻法。饮食宜温热；忌生冷、油腻、甘肥之品。可用五加皮酒、国公酒等治疗。

4. 风湿热痹

（1）临床表现。

关节红肿热痛，痛不可触，屈伸不利，得冷则舒，得热则甚，多兼有发热恶风，心烦口渴，汗出，舌红，苔黄燥，脉象滑数。

（2）调护原则。

祛风胜湿，清热解毒通络。

（3）调护方法。

①药物调护：白虎加桂枝汤加减，稍凉服。

②针灸调护：选取大椎、曲池、合谷等穴，配合局部腧穴，毫针刺用泻法。

③饮食调护：饮食宜清淡、素食，多食蔬菜、水果；忌辛辣、温热刺激之品。热盛口渴者可饮绿豆汤。

④其他调护：局部红肿热痛明显，应减少活动，用鲜蒲公英或鲜凤仙花捣烂外敷局部。

（二）头痛

头痛是由于外感内伤，脏腑功能失常，以头部疼痛为主要临床表现的病症。既可单独出现，亦可并见于多种急慢性疾病中。病位在脑，与肝、脾、肾三脏有关，分外感、内伤两类。外感头痛以实证居多，内伤头痛则以虚证、虚实夹杂和本虚标实为主。现代医学中的血管神经性头痛、神经官能症、高血压病、脑动脉硬化、鼻窦炎、脑外伤后遗症等以头痛为主症，均可参照本证辨证施护。

1. 外感头痛

（1）风寒头痛。

1）临床表现。

头痛时作，痛连项背，起病较急，恶风畏寒，遇风加重，苔薄白，脉浮。

2）调护原则。

疏风散寒。

3）调护方法。

①药物调护：川芎茶调散，轻煎热服，并饮热粥和加衣盖被，以助药力。

②针灸调护：选取上星、头维、太阳、百会、风门、风府、外关、列缺等穴，毫针刺

用泻法。

③饮食调护：饮食宜辛温，多食葱、姜、芫荽、豆豉等；忌生冷瓜果。可用防风粥：防风10 g，葱白、粳米适量，煮粥服食。

（2）风热头痛。

1）临床表现。

头痛而胀，甚至头痛如裂，遇凉减轻，得温加重，发热恶风，面红口渴，便秘尿黄，舌红、苔黄，脉象浮数。

2）调护原则。

疏风清热。

3）调护方法。

①药物调护：芎芷石膏汤加减，稍凉服用。

②针灸调护：同风寒头痛。

③饮食调护：饮食宜清淡、易于消化，多食苦瓜、黄瓜、冬瓜、菊花、竹笋等；忌辛辣、油腻、甘肥之品。可用葛根粥：葛根30 g，粳米适量，煮粥服食。

（3）风湿头痛。

1）临床表现。

头痛如裹，昏胀沉重，纳呆胸闷，肢体困重，小便不利，苔白腻，脉濡。

2）调护原则。

祛风胜湿。

3）调护方法。

①药物调护：羌活胜湿汤加减，温服。

②针灸调护：选取太阳、头维、百会、风池、列缺、合谷等穴，毫针刺用补泻兼施法。

③饮食调护：饮食宜清淡、易消化；忌生冷、油腻、甘肥之品。可用荷叶、藿香、佩兰等水煎代茶饮。

2. 内伤头痛

（1）肝阳头痛。

1）临床表现。

头胀头痛，眩晕耳鸣，失眠多梦，心烦易怒，或胁痛口苦，面红目赤，苔薄黄，脉弦有力。

2）调护原则。

平肝潜阳。

3）调护方法。

①药物调护：天麻钩藤饮，温服。

②针灸调护：选取太阳、百会、风池、曲池、太冲、太溪等穴，毫针刺补泻兼施。

③饮食调护：饮食宜清淡、凉润，常食菠菜、苦瓜、芹菜、山楂、荸荠等。用菊花、山楂、草决明各10 g，茶叶6 g，代茶饮；或用菊花粥：菊花、桑叶各15 g，粳米适量，煮粥食用。

（2）痰浊头痛。

1）临床表现。

头痛昏蒙，胸脘痞闷，呕恶痰涎，舌体胖大、苔白腻，脉滑。

2）调护原则。

化痰降逆。

3）调护方法。

①药物调护：半夏白术天麻汤加减，饭后温服。

②针灸调护：选取百会、太阳、印堂、中脘、内关、丰隆等穴，毫针刺用泻法。

③饮食调护：饮食宜清淡、素食，可用薏苡仁、茯苓、白术、白扁豆等煮粥食用；忌生冷、肥甘、油腻、厚味之品。

（3）瘀血头痛。

1）临床表现。

头痛经久难愈，固定不移，痛如锥刺，或有头部外伤史，舌紫暗、有瘀点或瘀斑，脉象细涩。

2）调护原则。

活血化瘀。

3）调护方法。

①药物调护：通窍活血汤，热服。

②针灸调护：选取太阳、百会、阿是穴、头维、合谷、三阴交等穴，毫针刺用补泻兼施法。

（4）血虚头痛。

1）临床表现。

头痛头晕，绵绵不止，时作时止，遇劳加重，神疲体倦，面色苍白，心悸不宁，舌淡，脉象细弱。

2）调护原则。

补益气血。

3）调护方法。

①药物调护：八珍汤，饭前温服。

②饮食调护：饮食宜营养丰富、易于消化，常食莲子、山药、大枣、枸杞、茯苓等；忌辛辣、生冷、油腻之品。

③针灸调护：选取百会、风池、脾俞、膈俞、足三里、三阴交等穴，毫针刺用补法加灸。

（5）肾虚头痛。

1）临床表现。

头痛而空，失眠健忘，眩晕耳鸣，腰膝酸软，遗精带下，舌红少苔，脉细无力。

2）调护原则。

滋补肾阴。

3）调护方法。

①药物调护：选取杞菊地黄汤，饭前服。

②针灸调护：选取百会、风池、听宫、肾俞、太溪等穴，毫针刺用补法。

③饮食调护：宜加强营养，常食核桃、芝麻、黑豆、山药等。可用黑芝麻粥，黑芝麻25 g，粳米适量，煮粥食用。

（李伟林）

学习任务二　外科病症护理

本章主要讲解外科疾病中常见的疮疡疾病、乳房疾病、皮肤疾病、肛肠疾病的辨证施护，通过学习要了解乳癖的辨证施护；熟悉瘰疬、乳痈、湿疹等病症的辨证施护；掌握痈、疖、痔等病症的辨证施护；能够灵活运用所学知识正确辨证施护。

一、疮疡病症护理

"痈"是气血为毒邪壅塞而不通的意思，有"内痈"与"外痈"之分（在此只详细叙述外痈）。内痈生在脏腑，外痈生在体表。外痈是指发生在体表皮肉之间的急性化脓性疾病。其特征是局部光软无头，红肿热痛（少数初起皮色不变），结块范围多在6～9 cm，发病迅速，易肿、易脓、易溃、易敛，或有恶寒发热、口渴等全身症状，一般不会损伤筋骨，也不会造成陷证。现代医学中的体表浅部脓肿、急性化脓性淋巴结炎、蜂窝组织炎等疾病，均可参照本病征辨证施护。

1. 初起期

（1）临床表现。

初起局部结块，形如鸡卵，皮色不变，肿胀，灼热，疼痛，活动度不大，或伴有恶寒发热、头痛、口渴、尿赤、便秘等，舌质红、苔黄燥，脉滑数。

（2）调护原则。

清热疏风，化痰消肿。

（3）调护方法。

①药物调护：内服选用牛黄解毒丸；外治敷金黄膏，或用鲜蒲公英、紫花地丁捣碎外敷。

②针灸调护：取委中穴，以三棱针点刺出血，每天1次。

③饮食调护：选用银花粥（将金银花50 g，煎汤取汁再加适量水烧开，将洗净的大米放入水中，文火煎成稀粥即可食用）。忌食鱼腥发物、辛辣刺激性食物及肥甘厚味，注意加强营养。

④其他调护：发热口渴者，多饮开水。疮面忌挤压，疮口周围皮肤应经常保持清洁干燥。

2. 成脓期

（1）临床表现。

患处皮色转红，肿势高突，疼痛加剧如鸡啄状，按之中软而有波动感，常伴有壮热不退、头痛、食少、口渴、尿赤、便秘等，舌质红、苔黄厚，脉洪数。

（2）调护原则。

清热解毒，排脓祛腐。

（3）调护方法。

①药物调护：内服选用透脓散；外治脓成则切开排脓，用八二丹药线引流，外盖金黄膏或红油膏。

②饮食调护：选用甘草三豆汤（将水煎甘草10 g去渣，加绿豆、赤小豆、黑大豆各20 g，煮至豆烂，吃豆喝汤）。忌食肥甘厚味、辛辣刺激性食物和鱼腥发物。

③其他调护：密切注意痈的肿势、色泽和疼痛的变化。若切开引流，应注意观察排脓是否通畅。

3. 溃后期

（1）临床表现。

患处脓出毒泄，红肿热痛明显减轻、消失。腐去新生，疮口收敛。亦有溃后脓水稀薄，创面肉芽不生，或四周根盘坚硬不消。

（2）调护原则。

调理脾胃，补益气血。

（3）调护方法。

①药物调护：内服十全大补丸；外治局部伤口可掺九一丹提脓去腐；溃后脓尽改用生肌散换药。

②针灸调护：取足三里穴，毫针刺用补法，再用艾条直接灸患处，每日2次，可促使疮口愈合。

③饮食调护：选用黄芪乳鸽汤（先将乳鸽去毛和内脏，与黄芪30 g、枸杞子15 g同放碗中加水适量，隔水炖烂熟，去药渣，调味，吃鸽肉喝汤）。忌食肥甘、辛辣食物和鱼腥发物。

④其他调护：疮周围皮肤保持清洁、干燥，以免并发湿疹。

二、疖病护理

疖是一种皮肤表浅组织的急性化脓性疾病，一般是单个毛囊及其所属皮脂腺的急性化脓性疾病。其特征是好发生头面、颈、背、臀部，结肿色红，灼热疼痛，突起根浅，肿势局限，范围多在3 cm左右，易脓、易溃、易敛。本病的发生主要是因恣食膏粱厚味、火热内生、气血壅滞所致。现代医学中的疖、化脓性汗腺炎、皮肤脓肿等均可参照本病征辨证施护。

1. 热毒蕴结证

（1）临床表现。

初起局部潮红，次日发生肿痛，根脚很浅，范围局限，多在3 cm左右。轻者疖肿只有一两个，多则可散发全身，或簇集一处，或此愈彼起，可有发热口渴，溲赤便秘，苔黄脉数。

（2）调护原则。

清热解毒利湿。

（3）调护方法。

①药物调护：内服选用五味消毒饮；外治小者用千捶膏盖贴或三黄洗剂外搽，大者用

金黄散或玉露散，以金银花露或菊花露调成糊状外敷；若遍体发疮，破流脓水成片者，用青黛散麻油调敷。

②针灸调护：取合谷穴，毫针刺用平补平泻法；或取身柱、灵台、委中穴，三棱针点刺出血，每5天1次；大蒜捣烂成膏，滩涂患处，用艾条隔蒜灸，或直接用艾条灸患处。

③饮食调护：选用绿豆薏仁汤（将绿豆、薏苡仁各30 g，煮汤代茶饮）。少食辛辣炙博和肥甘食物，忌食鱼腥发物，注意个人卫生。

④其他调护：做好皮肤护理，保持局部清洁卫生。疖肿溃破后，要观察并保持引流通畅。颜面部疖肿，切忌挤压、碰撞，以免脓毒扩散。

2. 暑热浸淫证

（1）临床表现。

常因夏秋季节，暑热汗湿郁于肌肤而生痱子，经抓破染毒而形成疖，可有发热、口渴、溲赤、便秘等，苔薄腻，脉滑数。

（2）调护原则。

清暑解毒化湿。

（3）调护方法。

①药物调护：内服选用牛黄解毒丸、六神丸、银翘解毒片等；外治初起同热毒蕴结证；若脓成则切开排脓；溃后用九一丹掺太乙膏盖贴，每日2~3次。

②针灸调护：针刺肺俞穴，后用拔罐法，轻症出血，重症流出黄水，症状立即减轻。

③饮食调护：选用蒲公英粥（先将蒲公英50 g煎汁去渣，再与粳米50 g同煮成粥服食）。暑天多饮清凉饮料，如西瓜、金银花露等。忌食肥甘、辛辣食物和鱼腥发物。

④其他调护：注意个人卫生，保持皮肤清洁，做好防暑降温。

三、瘰疬护理

瘰疬是指多发生在颈部的慢性炎症性疾病，病变部位常结块成串，累累如贯珠之状，故名瘰疬。其特点是多见于体弱儿童或青年，好发于颈部及耳后。起病缓慢，初起时结核如豆，不红不痛，缓缓增大，融合成串，成脓时皮色暗红，溃后脓水清稀，夹有败絮样物，此愈彼溃，经久难敛，形成窦道，预后形成凹陷性瘢痕。

本病的发生主要是气滞痰凝、阴虚火旺和气血两虚所致。现代医学中的颈部淋巴结结核可参照本病征辨证施护。

1. 初期

(1) 临床表现。

颈部一侧或双侧结核如豆,孤立或成串状,质地坚实,推之活动,不热不痛,肤色正常,可延及数月不溃,一般无全身症状。

(2) 调护原则。

疏肝养血,健脾化痰。

(3) 调护方法。

①药物调护:内服选用逍遥散合二陈汤加减;外敷阳和解凝膏或冲和膏。

②饮食调护:选用牡蛎粥(将糯米加水适量烧开,待米粒稍熟,加入牡蛎肉、猪肉、米酒、精盐、熟猪油煮成粥,加入蒜末、葱末、胡椒粉调匀可食用)。

③其他调护:注意个人卫生和休息,增加营养,勿劳累。保持乐观情绪,注意适当休息。

2. 中期

(1) 临床表现。

结核增大与表皮粘连,或相互融合成块,推之不动,有隐痛或压痛。若液化成脓时,皮肤微红或紫黯发亮,按之有轻微波动感。部分患者有低热、食欲不振、乏力等症状。

(2) 调护原则。

疏肝养血,健脾化痰,托毒透脓。

(3) 调护方法。

①药物调护:内服选用托里消毒散;外敷冲和膏,如脓成未熟可用千捶膏,脓熟宜切开排脓。

②饮食调护:选用芋头粥(先将芋头适量洗净,切成小块入锅烧开,再将粳米适量洗净加入锅内,用文火煮熟,待米烂芋熟时,加入白糖适量煮成稠粥即可食用)。

③其他调护:病室应注意空气流通,患者注意保暖,密切观察体温,多食营养丰富的食品。

3. 后期

(1) 临床表现。

结核溃破,脓液稀薄,夹有絮样坏死组织,疮口成潜行性空腔,肉芽苍白不鲜,疮周皮肤紫黯,疮口久不收敛,常此愈彼溃,并可形成窦道。部分患者出现低热、乏力、头晕、食欲不振、腹胀便溏等症,或出现盗汗、咳嗽、潮热等症,若脓水转稠,肉芽红润表示将收口愈合。

（2）调护原则。

滋肾补肺。

（3）调护方法。

①药物调护：内服选用六味地黄丸；外治已溃者先用五五丹或七三丹，再用八二丹药线引流，或药棉嵌入疮口，外敷红油膏或冲和膏。如肉芽鲜红、脓腐已尽时，改用生肌散、白玉膏；如有窦道，可用千金散药线去腐生肌或手术去除坏死组织。

②饮食调护：饮食宜进清淡而富有营养之品。选用黄芪粥。阴虚火旺者可食用海藻、海蜇皮、龟、鳖等滋阴散结之品。

③其他调护：注意保暖，观察潮热、盗汗等情况。盗汗者，及时用干毛巾擦去汗液，并保持内衣干燥。

四、乳房疾病护理

乳痈是由热毒侵入乳房所引起的一种急性化脓性疾病。多见于哺乳期妇女，尤以初产妇多见，好发于产后3～4周，也可在怀孕期，或非哺乳期及怀孕期发生。多因乳汁淤积、肝郁胃热，致使气血凝滞、经络阻塞、邪热蕴结、热盛肉腐化脓而成。其特点是乳房局部结块，红肿热痛，伴有全身发热，且容易转变为传囊乳痈。现代医学中的急性乳腺炎可参照本病症辨证施护。

1. 初期

（1）临床表现。

乳房肿胀触痛，乳汁淤积结块，皮色不变或微红，伴有恶寒发热，头痛，口渴，便秘，舌苔薄黄，脉弦浮数。

（2）调护原则。

疏肝养血，通乳消肿。

（3）调护方法。

①药物调护：内服用瓜蒌15 g，牛蒡子15 g，金银花30 g，蒲公英15 g，连翘15 g，陈皮15 g，水煎服，每日1剂；外治用金黄膏或玉露膏外敷；或用鲜菊花叶、鲜蒲公英、仙人掌去刺捣烂外敷。

②针灸调护：取肩井、膻中、足三里等穴，毫针刺用泻法。

③饮食调护：选用黄花菜猪蹄汤（将黄花菜鲜根洗净，与猪蹄同放砂锅中加水适量煮汤吃，不加调料，每日1次，连用数天）。

④其他调护：注意休息，病情较重者，应卧床休息。保持患乳局部清洁，暂时停止患

侧乳房哺乳，定时用吸乳器吸出乳汁，以免乳汁郁结，同时用乳罩或宽布托起乳房，以利于血液循环。也可先用热毛巾热敷，在患侧乳房上涂少许润滑油，然后先用手轻提乳头数次，以扩张乳头的乳络，再用五指从乳房四周轻柔地向乳头方向按摩，可促使乳汁排泄，但切忌挤压或旋转按压。

2. 成脓期

（1）临床表现。

肿块逐渐增大，硬块明显，皮肤发红，高热不退，并有持续性搏动性疼痛，肿块中央变软，按之应指有波动感，小便短赤，大便秘结，口渴喜饮，舌苔黄腻，脉弦数。

（2）调护原则。

清热解毒，托里透脓。

（3）调护方法。

①药物调护：内服选用透脓散；外治若脓肿小而浅者，可用针吸穿刺抽脓，并外敷金黄膏，脓肿形成后应及时切开引流。

②饮食调护：如需断乳可用生麦芽60 g，生山楂60 g，煎汤代茶。亦可用蜂房地丁汤（将蜂房15 g，蒲公英、地丁各30 g，加水煎汤，放白糖适量即可饮用）。

③其他调护：嘱患者卧床休息，减少活动。保持乳房卫生，暂停患侧乳房哺乳，定时用吸乳器抽吸，排尽乳房内积乳。乳房用胸罩托起，以减少疼痛；卧位时应取向切口侧卧，以利脓液流出。

3. 溃后期

（1）临床表现。

破溃出脓后，则局部肿消痛减，寒热渐退，疮口逐渐愈合。体虚患者，溃后脓汁清稀，收口迟缓，伴有面色少华，倦怠无力，舌淡苔白，脉细无力。亦有传囊乳痈者，即脓出肿痛不减，发热不退，是由脓液波及其他乳络所致。

（2）调护原则。

托毒排脓。

（3）调护方法。

①药物调护：内服选用四妙汤，若体虚者用托里消毒散；外治用八二丹或九一丹提脓拔毒，并用药线引流，再外敷金黄膏、生肌散或生肌玉红膏等。

②饮食调护：选用蒲公英粥，先煎蒲公英、金银花、紫花地丁各30 g，去渣取汁，再入粳米适量煮粥，加白糖调味服用。

③其他调护：保持局部清洁，注意观察引流是否通畅。保持敷料清洁干燥，若有渗出或污染，应及时更换。引流术后并发乳瘘者，应终止乳汁分泌，常用方法：生麦芽60 g，

煎水代茶，每日2次。

五、肛肠疾病护理

（一）痔疾护理

痔是直肠末端黏膜下和肛管皮肤下的直肠静脉丛发生扩大、曲张所形成的柔软的静脉团，男女老幼皆可得病。根据发病部位的不同，又可分为内痔、外痔和混合痔。本节仅介绍内痔和外痔。内痔生于齿线以上，好发于截石位的3、7、11点处，其特点是便血、痔核脱出、肛门不适感。外痔发于齿线以下，其特点是自觉肛门坠胀、疼痛、有异物感。本病症的发生多因过食辛辣刺激食物，便秘、久泻、久痢、久坐久立、负重远行等，导致湿热下注、风热肠燥，使经络阻滞、瘀血浊气下注肛门而形成本病。现代医学中的各期内痔及炎性外痔，均可参照本病症辨证施护。

（1）临床表现。

便血色鲜，量多，肛门内肿物外脱，可自行回缩，肛门灼热，苔薄黄腻，脉弦数。

（2）调护原则。

清热利湿，凉血止血。

（3）调护方法。

①药物调护：内服选用脏连丸；外治痛风伤肠络证，亦可用清热解毒药的洗剂坐浴，每次用药100 mL，加水至2000 mL，水温40℃左右，坐浴时间20~30 min。

②针灸调护：取长强、承山等穴，毫针刺用泻法。

③饮食调护：饮食宜清淡、易消化，多吃新鲜水果、蔬菜；忌食辛辣刺激食物。选用绿豆粥：先煮绿豆至熟，再加入米熬成粥服用。

④其他调护：卧床休息，保持肛门清洁卫生，养成定时排便习惯。起床前自行腹部顺时针按摩10~15 min，以促进肠蠕动。

（二）外痔

1. 湿热下注证

（1）临床表现。

便后肛缘肿物隆起不缩小，坠胀明显，甚则灼热疼痛或有滋水，便干或便溏，舌红、苔黄腻，脉滑数。

（2）调护原则。

清热利湿。

(3) 调护方法。

①药物调护：内服同内痔湿热下注证；外治用苦参汤水煎先熏后洗，或外敷消痔膏、黄连膏等。

②饮食调护：多饮水，进食清淡多纤维食物。选用绿豆汤、西瓜水，或以鲜菊花、车前草、蒲公英、金银花水煎代茶。忌食辛辣刺激食物。

③其他调护：保持肛门清洁干燥，内裤宜柔软，避免刺激肛门。保持大便通畅，避免排便时用力过猛；便后用温水冲洗，或用热水熏洗，以促进血液循环。

2. 血热瘀阻证

(1) 临床表现。

肛缘肿物突起，肿痛剧烈难忍，肛门坠胀疼痛，局部可触及硬性结节，其色暗紫。伴有便秘、口渴、烦热、舌紫、苔淡黄，脉弦涩。

(2) 调护原则。

清热凉血。

(3) 调护方法。

①药物调护：内服选用地榆槐角丸；外治用苦参汤熏洗，并外敷消痔膏，必要时考虑手术治疗。

②针灸调护：可取长强、承山等穴，毫针刺用泻法。

③饮食调护：选用木耳柿饼汤（将黑木耳、柿饼去蒂，红糖适量同置锅中，加水适量煮汤饮用）。

④其他调护：注意休息，避免久立、久蹲和腹部加压。保持大便通畅，避免排便时用力过猛。便后用温水冲洗，或用热水熏洗，以促进血液循环。

六、湿疹护理

湿疹是一种以反复发作的对称性、多形性、瘙痒性的皮肤损害为特征的过敏性炎症性皮肤病。其特点是具有对称分布、多形损害、剧烈瘙痒、倾向湿润、反复发作、易成慢性等。本病多因禀赋不耐、饮食失节、嗜酒或过食辛辣刺激荤腥之品，风湿热邪客于肌肤；或血虚风燥等所致。

1. 湿热浸淫证

(1) 临床表现。

发病急，常对称发生，可发于身体任何部位。皮肤很快出现红斑、丘疹、水泡，瘙痒无休，抓破后流有黏液，皮肤糜烂，最后结痂，脱屑而愈。伴有发热、心烦、口渴、大便干、尿短赤。舌红、苔黄腻，脉滑或数。

（2）调护原则。

清热利湿止痒。

（3）调护方法。

①药物调护：内服选用龙胆泻肝丸或三妙丸；外治用苦参、黄柏、地肤子、荆芥、野菊花各10 g，煎汤温洗，再用青黛散麻油调搽，亦可用黄连软膏外搽。

②针灸调护：针刺合谷、阴陵泉、大椎、丰隆穴，以清热疏风、利湿止痒。

③饮食调护：合理搭配饮食，多吃蔬菜、水果；禁食肥甘、辛辣和发物类饮食。选用赤小豆粥：先煮赤小豆30 g至熟，再加入白米50 g煮粥，或将赤小豆浸泡半天后同粳米煮粥，即可服用。

④其他调护：居住处应通风、干燥。注意皮肤的清洁，勿用肥皂，避免热水烫洗、烈性药物刺激及搔抓。保持大便通畅。保持床铺清洁、干燥，内衣应柔软，以棉织品为宜。

2. 血虚风燥证

（1）临床表现。

多由急性湿疹转变而来，呈慢性过程，表现为皮肤增厚，触之较硬，皮损色黯或色素沉着，表面粗糙、呈苔藓样变，瘙痒剧烈，尤以夜间或情绪紧张时更甚，伴有口干不欲饮、纳差腹胀，舌淡苔白，脉细弦。

（2）调护原则。

养血祛风，清热止痒。

（3）调护方法。

①药物调护：内服选用当归饮子或四物消风饮；外治可选用各种软膏剂、乳剂，一般可外搽青黛膏、5%硫黄软膏、5%~10%复方松馏油软膏、10%~20%黑豆馏油软膏、类固醇皮质激素软膏。

②针灸调护：取大椎、曲池、足三里、血海、三阴交、合谷等穴，毫针刺用平补平泻法。

③饮食调护：选用桑葚百合汤（将桑葚15 g，百合15 g，红枣5枚，青果10 g，加水适量同煎汤）。

④其他调护：保持室内清洁，温湿度适宜。注意个人卫生，穿着轻软棉质舒适衣裤。注意保持大便通畅。由于病程较长，患者易丧失治愈信心，应尽量解除患者思想顾虑，避免精神紧张或抑郁。

（李伟林）

学习任务三　妇科病症护理

本节主要介绍常见的妇科病症的特点、病因病机及辨证施护。通过本章学习应了解常见妇科病症的特点、病因及发病机制；了解带下病症的辨证施护；熟悉月经不调、胎动不安、恶露不绝的辨证施护；掌握痛经的辨证施护。学习中应结合临床，能够灵活运用所学知识正确辨证施护。

一、月经病症护理

（一）月经不调

月经不调是指月经周期、经期、经量、色、质出现异常。月经周期提前7天以上并连续2个周期以上者，称为月经先期；月经周期错后7 d以上并连续2个周期以上者，称为月经后期；月经周期或前或后，未按期来潮者，称为月经先后无定期；月经周期正常，经量明显增多或行经时间延长者，称为月经过多；经量明显减少或行经时间不足两天者，称为月经过少。本病多因外感六淫、内伤七情、饮食不节、劳逸失调及体质因素，导致脏腑功能失调、气血不和、冲任二脉损伤而发病。现代医学中的排卵型功能失调性子宫出血、盆腔炎、子宫肌瘤、子宫内膜异位症等疾病可参照本病症辨证施护。

> **知识拓展**
>
> 治妇人之疾，先须调经。
>
> ——《陈素庵妇科补解·调经论》

1. 气虚证

（1）临床表现。

经期提前，月经量多，色淡，清稀，伴神疲乏力，气短懒言，面色无华，少腹有空坠感,纳少便溏,舌淡苔薄,脉细弱无力。

(2)调护原则。

补气摄血调经。

(3)调护方法。

①药物调护:归脾汤加减。亦可选用补中益气丸。

②针灸调护:取血海、三阴交、足三里、关元等穴,毫针刺用补法。

③饮食调护:加强饮食调养,多食血肉有情之品,如牛奶、鸡蛋、猪肝、鱼类、豆浆、菠菜、红枣、桂圆、黑木耳等。可选用参芪大枣粥:党参、黄芪各15 g,大枣适量,加水煎20 min,去参芪入粳米煮粥食用。

④其他调护:注意休息,避免重体力劳动或剧烈运动,注意经期卫生。

2. 血虚证

(1)临床表现。

经期错后,月经量少,色淡质稀,小腹空痛,面色苍白或萎黄,头晕眼花,心悸失眠,舌淡苔薄,脉细无力。

(2)调护原则。

补血益气调经。

(3)调护方法。

1)药物调护:八珍汤加减。也可选用中成药十全大补丸。

2)针灸调护:取血海、三阴交、足三里、关元等穴,毫针刺用补法。

3)饮食调护:可服用当归粥:将当归15 g,加水煮0.5 h,去渣取汁,再将洗净的粳米、大枣及适量红糖放入当归汁中,同熬成粥服用。亦可加山药、莲子、桂圆等。

4)其他调护:注意休息,避免重体力劳动或剧烈运动,注意经期卫生。

3. 肾虚证

(1)临床表现。

行经或先或后,量少色淡质稀,头晕耳鸣,腰膝酸软,小腹空坠感,夜尿频数,舌淡苔薄,脉沉细无力。

(2)调护原则。

补肾固经。

(3)调护方法。

①药物调护:金匮肾气丸。

②针灸调护:选三阴交、气海、关元、足三里、肾俞等穴,毫针刺用补法,可艾灸。

③饮食调护:选用桂圆粥(先煎肉桂5 g,取浓汁待用)。另以水煮粳米,待粥将熟加

入肉桂汁和红糖少煮即可服用。或用黑豆水煮至烂,加红糖适量服用。亦可用猪腰、核桃、黑芝麻等补肾填精之品。忌食生冷及酸涩食物。

④其他调护:应注意保暖,室温宜偏高,随气候变化而增减衣被,避免直接吹风。注意休息,避免重体力劳动或剧烈运动,注意经期卫生。

4. 血热证

（1）临床表现。

经期提前,月经量多,色鲜或紫,质稠,或夹有血块,心烦胸闷,渴喜冷饮,大便干结,小便短赤,舌红苔黄,脉滑数有力。

（2）调护原则。

清热凉血调经。

（3）调护方法。

①药物调护:清经散加减。

②针灸调护:选三阴交、气海等穴,毫针刺用泻法。

③饮食调护:选用鲜藕粥（先煮粳米煮半熟时,加入洗净之鲜藕片,煮至粥熟,加糖少许服用）；血热口渴者,亦可用鲜藕汁 200 mL 分次服用。忌食烟酒辛辣、温燥助阳之品。

④其他调护:注意休息,避免重体力劳动或剧烈运动,注意经期卫生。

知识拓展

> **经 行**
>
> 每值经前或经期,皮肤起红色疹块、瘙痒异常者,称"经行瘖瘰"。又称"经行风疹块"。本病有虚、实之分。如入夜尤甚,肌肤少泽,眩晕,失眠,怔忡,月经量少,色淡质稀,舌质淡,脉细无力,属于血虚证;如疹色锨红,瘙痒异常,感风遇热其痒尤甚,口干喜饮,尿黄便结,舌红,苔黄,脉浮数,属于风热证。

5. 血寒证

（1）临床表现。

经期错后,量少色暗,或夹瘀块,小腹冷痛,喜热喜按,形寒肢冷,腰酸无力,面色苍白,舌质淡、苔薄白,脉沉迟或沉紧。

（2）调护原则。

温经散寒,养血调经。

(3)调护方法。

①药物调护:温经汤加减。

②针灸调护:艾灸天枢、气海、关元等穴。

③饮食调护:多食鱼、肉、蛋、乳类和新鲜蔬菜;忌食生冷。可选用艾叶粥(先将艾叶 30 g 水煎去渣取汁,再加入洗净的粳米、红糖熬成粥服用);或用羊肉 500 g,生姜 20 g 加适量水煮至烂熟,调味,饮汤食肉。

④其他调护:注意保暖,随气候变化而增减衣被,以防外邪侵袭。注意休息,避免过度劳累,不宜浸渍冷水,注意经期卫生。小腹疼痛者,可用热水袋温熨。

6. 肝郁证

(1)临床表现。

经期或先或后,经量或多或少,色暗红,有血块,或经行不畅,乳房、胁肋及少腹胀痛,精神抑郁,善太息,嗳气食少,舌质暗、苔薄,脉弦。

(2)调护原则。

疏肝理气调经。

(3)调护方法。

①药物调护:逍遥散加减。可用中成药逍遥丸或七制香附丸;或用香附 300 g,研细末,用陈醋调匀和丸,每日 10 g,与饭前用黄酒送服 1 丸,每日 2 次。

②针灸调护:选三阴交、气海、肝俞、肾俞、足三里等穴,毫针刺用泻法。

③饮食调护:选用三花调红茶。将玫瑰花、月季花、红花少许,以沸水浸泡 10 min 即可饮用;或用佛手 10 g 泡茶饮用。

④其他调护:注意休息,避免过度劳累,不宜浸渍冷水,注意经期卫生。注意患者情绪变化,劝导患者正确对待客观事物,保持心情舒畅。

7. 痰湿证

(1)临床表现。

经期错后,月经量少,色淡质黏,形体肥胖,心悸气短,胸闷呕恶,带下量多,舌淡苔腻,脉滑。

(2)调护原则。

健脾利湿,调经。

(3)调护方法。

①药物调护:二陈汤加减。

②针灸调护:选三阴交、气海、丰隆、脾俞、天枢、足三里等穴,毫针刺用泻法。

③饮食调护:应少食多餐;忌荤腥油腻生冷。选用薏苡仁粥(先将薏苡仁同粳米各

50 g水煮成粥，待粥熟后加入适量冰糖、桂花即可食用）。

④其他调护：保持环境整洁、舒适、安静，温湿度适宜。注意休息，避免过度劳累，不宜浸渍冷水，注意经期卫生。

（二）痛经

妇女经期或经行前后，出现周期性小腹疼痛，或痛引腰骶，甚至剧痛难忍，影响生活和工作者，称为痛经，亦称行经腹痛。气滞血瘀、寒湿凝滞、湿热蕴结等，均可导致冲任胞脉瘀阻，"不通则痛"；气血虚弱，肝肾亏损可致胞脉失于濡养，"不通则痛"。现代医学中的原发性痛经和继发性痛经均可参照本病征辨证施护。

1. 气滞血瘀证

（1）临床表现。

经前或经期，小腹胀痛或阵痛，或刺痛拒按，胸胁、乳房胀痛，经量少而淋漓不畅，经色紫黑或夹有瘀块，瘀块下后则疼痛减轻，舌质紫暗或有瘀点，脉弦涩有力。

（2）调护原则。

理气活血，化瘀止痛。

（3）调护方法。

①药物调护：血府逐瘀汤加减；或用中成药七制香附丸；亦可选用肉桂6 g，三七3 g，失笑散30 g，共研细末，每次1.5 g，每日2次冲服。

②针灸调护：取中极、次髎、气海、三阴交、足三里、合谷等穴，毫针刺用泻法。亦可针灸并用。

③推拿调护：睡前排尿后仰卧，用手掌反复揉按小腹约3～5 min，手法由轻至重；用拇指点按气海穴2 min；用拇指揉捏双侧三阴交穴约2 min。

④饮食调护：经期或经前忌食生冷、酸涩食物。可选用桃仁生地粥（先将桃仁10 g、生地30 g入砂锅同煮半小时，去榨取汁，再入粳米同煮，粥熟后入红糖即可服用）。

⑤其他调护：保持环境整洁、舒适、安静，避免不良刺激；腹痛剧烈时应卧床休息，可热敷腹部。

2. 寒湿凝滞证

（1）临床表现。

经前或经期，小腹胀痛或绞痛，喜热拒按，经血量少，色暗有血块，畏寒肢冷，面色青白，舌暗、苔白腻，脉沉紧。

（2）调护原则。

温经散寒，活血止痛。

(3) 调护方法如下。

①药物调护：少腹逐瘀汤加减。或艾叶 10 g，生姜 2 片，红糖适量，水煎服；或用小茴香 9 g，生姜 2 片，水煎服。

②针灸调护：毫针取中极、合谷、次髎、地机等穴；艾灸气海、关元等穴。

③饮食调护：选用桂浆粥（以水煮粳米至米开花时，加入肉桂 3 g 及红糖少许，再煮 2~3 min 即可食用）；亦可用红糖生姜汤代茶热饮。忌食生冷、酸涩食物。

④其他调护：注意腹部保暖，可用热水袋或药袋热熨小腹部。

3. 湿热蕴结证

(1) 临床表现。

经前或经期，小腹灼痛拒按，痛连腰骶，经色紫红，质稠有块，或伴低热，或有带下黄稠，小便黄赤，舌红、苔黄腻，脉滑数或濡数。

(2) 调护原则。

清热除湿，祛瘀止痛。

(3) 调护方法。

①药物调护：龙胆泻肝汤加四物汤。

②针灸调护：取气海、三阴交、中极、合谷、行间等穴，毫针刺用泻法。

③饮食调护：饮食宜清淡；忌肥甘厚味、辛辣刺激之物。选用栀子仁粥（以水煮粳米 50 g，待粥将熟时，调入栀子仁末 5 g，稍煮即可服用）。

④其他调护：腹痛剧烈时应卧床休息；注意经期卫生。

4. 气血虚弱证

(1) 临床表现。

经期或经后，小腹隐痛喜按，月经量少，色淡质稀，面色苍白，神疲乏力，头晕心悸，舌质淡、苔薄，脉细弱。

(2) 调护原则。

补气养血，调经止痛。

(3) 调护方法。

①药物调护：圣愈汤加减。亦可选用中成药十全大补丸；或选用当归 15 g、水煎取汁，加入红糖适量、米酒 18 g，调匀分服。

②针灸调护：取足三里、关元、命门、血海等穴，针灸并用，用补法。

③饮食调护：加强营养，亦可选用羊肉粥，将去脂膜羊肉切成细末与粳米同煮为粥后服用；或用韭菜 250 g 捣烂取汁，兑入煮沸的红糖水适量，痛经时每日饮用 1 次。忌食寒凉、生冷、酸涩食物。

④其他调护：注意腹部保暖，月经前后及经期不宜参加剧烈运动或重体力劳动，注意经期卫生。

5. 肝肾亏虚证

（1）临床表现。

经期或经后，小腹隐痛喜按，月经量少，色淡质稀，头晕耳鸣，腰膝酸软，舌质淡、苔薄，脉沉弱。

（2）调护原则。

补养肝肾，调经止痛。

（3）调护方法。

①药物调护：调肝汤加减。

②针灸调护：取足三里、气海、关元、命门、肾俞等穴，针灸并用，用补法。

③饮食调护：选用菟丝子粥（菟丝子15 g水煎，去渣取汁，再用药汁煮粳米，待粥熟时放入白糖稍煮即可服用）；或用鸡蛋2个，黑豆60 g，加水煮熟，去蛋壳再煮片刻，加入米酒120 g，吃蛋喝汤。

④其他调护：注意腹部保暖，月经前后及经期不宜参加剧烈运动或重体力劳动，注意经期卫生。

（三）带下

带下又称"白带"，是指阴道内的分泌物比正常明显增多，色、质、气味异常。本病的病因与湿毒侵袭、脾肾虚弱及任、带二脉受损有密切关系。现代医学中的阴道炎、子宫颈炎、盆腔炎、妇科肿瘤等疾病引起的带下增多，均可参照本病征辨证施护。

1. 脾虚证

（1）临床表现。

带下量多，色白或淡黄，质稀薄，无臭味，绵绵不断，神疲倦怠，四肢不温，面色萎黄，纳少，小腹坠胀，便溏，舌质淡、苔白腻，脉缓弱。

（2）调护原则。

健脾益气，除湿止带。

（3）调护方法。

①药物调护：完带汤加减。亦可选中成药归脾丸或白带丸；或用扁豆花30 g水煎服；或白鸡冠花20 g、金樱子15 g、白果10个，水煎服。

②针灸调护：取足三里、三阴交、关元、带脉、气海、脾俞等穴，用补法，针灸并用。

③饮食调护：多食健脾利湿食物，可选用山药薏米粥（将山药30 g、薏苡仁30 g共煮为粥服用）；白果10个，去壳捣碎，每晨空腹用豆浆冲服。饮食宜清淡；忌食肥甘厚腻和生冷食品。

④其他调护：保持外阴清洁，用温水冲洗，内裤宜柔软、宽松，每日更换，并清洁消毒。

2. 肾虚证

（1）临床表现。

带下量多，色白清冷，稀薄如水，淋漓不断，面色晦暗，头晕耳鸣，腰膝酸软，畏寒肢冷，小腹有冷感，小便清长，尿频，夜间尤甚，大便溏薄，舌淡苔白，脉沉迟。

（2）调护原则。

补肾培元，固涩止带。

（3）调护方法。

①药物调护：内补丸加减。

②针灸调护：取足三里、三阴交、关元、带脉、气海、肾俞等穴，毫针刺用补法，针灸并用。

③推拿调护：沿脊柱两侧从腰以下到尾骨，反复推擦，直至发热；用手掌鱼际沿关元穴，反复转圈搓擦至发热。

④饮食调护：多食温补食品。可选用韭菜粥（如常法煮米粥，米熟后韭菜微煮即可食用）。可用小茴香15 g，干姜10 g，红糖适量，水煎分服。

⑤其他调护：保持外阴清洁，用温水冲洗，内裤宜柔软、宽松，每日更换，并清洁消毒。

3. 湿热证

（1）临床表现。

带下量多，色黄或赤白相兼，质稠，有臭味，外阴瘙痒，或小腹疼痛，口苦咽干，小便短赤，舌红、苔黄腻，脉滑数。

（2）调护原则。

清热利湿止带。

（3）调护方法。

①药物调护：龙胆泻肝丸。外用黄柏、蛇床子、白鲜皮各50 g，苦参、龙胆草、百部、枯矾、荆芥各15 g，花椒6 g，水煎后熏洗外阴或阴道，每日2次。

②针灸调护：取足三里、三阴交、关元、带脉、气海等穴，用泻法。

③饮食调护：忌肥甘厚味、辛辣刺激之物。可选用薏苡仁粥，将薏苡仁30 g碾细末与

粳米煮粥服用。

④其他调护：保持外阴清洁，局部瘙痒者，可用中药煎水坐浴熏洗，亦可用1∶5000高锰酸钾溶液洗外阴、阴道。内裤宜柔软、宽松，每日更换，并清洁消毒；患者的洗涤用品须专用，切忌盆浴。指导患者使用阴道栓剂或涂布中药的方法。

（四）带下病症护理

正常女子自青春时期开始，随着肾气充盛，脾气健运，任脉通调，带脉健固，阴道内有少量白色或无色透明的、无臭味的黏性分泌物，起着滑润阴道的作用，称为"带下"。在经期前后、月经中期及妊娠期，带下量稍有增多，以润泽阴户，防御外邪，此属正常的生理现象。但是，若带下量明显增多，色、质、气味异常，或伴全身、局部症状者，称为"带下病"，又称为"下白浊""流秽浊"。临床以带下增多为主要症状，带下色白或淡黄，或赤白相兼，或黄绿如脓，或混浊如米泔；质或清稀如水，或稠黏如脓，或如豆渣凝乳，或如泡沫状；无臭或有臭味，甚或臭秽难闻；可伴有外阴、阴道灼热瘙痒，腹部坠胀或疼痛，舌苔白腻或黄腻，脉细或滑数。带下病如经久不治，不仅影响月经和受孕，而且严重影响妇女的身体健康，甚至酿成重疾。尤其是在绝经前后，带下见异色、伴有恶臭者，应考虑妇科肿瘤等重疾。

带下病的主要病因是"湿"邪，由于湿邪损伤任、带二脉，以致任脉不固，带脉失约，从而引起带下病。而湿邪又有内、外之分，外湿指外感之湿邪，如经期涉水淋雨，感受寒湿；产后胞脉空虚，摄生不洁，湿毒邪气乘虚内侵胞宫。内湿，一般是指脾虚失运，肾虚失固，水湿流注下焦，伤及任带所致。总之，"湿"邪是引发带下病的主要原因；脾肾功能失调，又是发病的内在条件；任脉损伤，带脉失约，是带下病的主要发病机制。

1. 脾虚带下证

（1）症状。

带下量多，色白或淡黄，无臭气，质清稀，如涕如唾，绵绵不断，面色无华，四肢不温，神疲倦怠，纳少便溏，两足跗肿，舌质淡苔白，脉缓弱。

（2）护理措施。

1）方选完带汤，或乌鸡白凤丸合服参苓白术丸，以健脾益气，升阳除湿。亦可用白扁豆花30 g，水煎分服。

2）加强精神护理，注意开导其情绪，多给予关心体贴，帮助其分析发病原因，避免忧虑忧思。鼓励患者多参加社会活动，以分散其注意力，减轻因带下病而致困惑的思想负担。

3）动静结合，劳逸适度。既要注意休息，重视生活调理，以补养元气；又要进行适当的体育锻炼，如做保健操、打太极拳、练太极剑等，以助脾胃运化，增强脾胃的功能。

4）饮食疗法：饮食以清淡温补为佳，可经常食用补脾之品，如山药、大枣、栗子、牛肉、鸡肉等，常用的养生方如银杏莲子鸡、山药羊肉羹等，也可食用山药薏仁粥，将山药30 g，薏苡仁30 g共煮为粥服用。大便溏薄者饮食宜清淡食物，不宜寒凉、滋腻之品，忌食肥甘厚腻生冷食品。

2. 肾虚带下证

（1）症状。

带下量多，色白清冷，质稀如水，终日淋漓不断，腰酸如折，小腹部有冷感，小便频数清长夜间尤甚，畏寒肢冷，头晕耳鸣，大便溏薄，舌质淡润、苔薄白，脉沉迟。

（2）护理措施。

1）选用内补丸或千金止带丸，以温补肾阳，固摄止带；或用小茴香15 g，干姜10 g，红糖适量，水煎分服。

2）注意休息，以培补元气；注意保暖。尤其是下腹部，可局部热敷。

3）劳逸结合，鼓励其参加适当的体育锻炼.如晨起步行或慢跑，打太极拳、练太极剑等，或参加爬山活动，以促进气血的流畅，帮助恢复元气。

4）针灸方法：可取带脉、气海、三阴交、关元、足三里等穴，毫针刺用补法；亦可用艾叶500 g，葱500 g，共捣烂，炒热装入袋中，置放外阴处，上用热水袋热熨1 h。

5）推拿方法：沿脊柱两侧从裤带向下，直到尾骨，反复推擦，直至发热；用手掌鱼际于肚脐下3寸。反复转圈搓擦至热。

6）饮食疗法：平日饮食应注意加强营养，饮食以清淡温补为佳，可食用海参、雀肉、冬虫夏草、乌鸡、鲍鱼等，常用养生方如海参羊肉汤、枸杞炖乌鸡等。也可食用韭菜粥（先将粳米煮粥，待米熟后入韭菜微炖，即可服用）。不宜食寒凉、滋腻之品。

3. 湿热带下证

（1）症状。

带下量多，色黄如脓，或赤白相杂，质黏稠，味臭秽，阴中瘙痒，或有发热，腹痛，胸闷心烦，口苦咽干，纳差，小便赤短，舌质红，苔黄或黄腻，脉数。

（2）护理措施。

1）方用龙胆泻肝汤或止带丸，以清热利湿止带。

2）阴部瘙痒者，可熏洗、外搽或阴道坐药。外洗可用苦参60 g，黄柏、蛇床子各30 g，苍术、薏苡仁各15 g，水煎后熏洗外阴及阴道，每天2次。注意切不可用开水或较热的中药强烈刺激皮肤，以免外阴皮肤破损，甚至肿痛溃烂。

3）针灸方法：可取带脉、气海、三阴交、行间、阴陵泉等穴，毫针刺用平补平泻法。

4）日常可多饮绿茶以清热，或用薏苡仁煎汤代茶。

5）饮食疗法：可服用薏苡仁粥。先将薏苡仁30 g碾细与粳米煮粥。待熟后放入适量砂糖、桂花，稍煮即可服用。或食用茯苓饼，将茯苓60 g研为细粉，加入白面100 g，并加糖、水适量，调成稠糊，在平锅里摊烙成薄饼食用。

4. 湿毒蕴结带下证

（1）症状。

带下量多，黄绿如脓，或赤白相间，或五色杂下，状如米泔，臭秽难闻，小腹疼痛。腰骶酸痛，口苦咽干，小便短赤，舌质红，苔黄腻，脉滑数。

（2）护理措施。

1）方选五味消毒饮，以清热解毒除湿。

2）外用黄柏、蛇床子、白鲜皮各50 g，苦参、龙胆草、荆芥各15 g。水煎后熏洗外阴及阴道，每天2次。

3）指导其生活规律，避免接触污浊、不洁之物，治疗期间不游泳，避免湿毒邪气再次侵犯机体而加重病情。

4）饮食疗法：选用蕺菜粥。将蕺菜（鱼腥草）洗净切碎段，先把洗净的粳米入开水锅内煮粥，再加入蕺菜和猪油、精盐各少许即可服用。

（3）预防与调养。

1）加强预防保健，对久卧久坐湿地、长期涉水作业者应加强保健措施的落实，避免月经期间涉水淋雨。

2）劳逸结合，加强锻炼，对于长期从事坐位工作者。在工作一段时间后应适当休息，进行简单运动，如体操活动等，以促进血液循环，避免盆腔内瘀血而导致白带量增多。

3）讲究卫生，行经期间，注意保持外阴清洁，勤换勤洗内裤，并在日光下晒干，切不可放置阴暗潮湿之处。经行期间不能游泳，避免邪毒入侵胞宫。

（4）指导计划生育及性生活卫生，避免早婚、多产及流产手术不慎损伤冲任而致湿毒直犯宫胞。

二、产后病症护理

（一）产后发热

产褥期间，高热寒战或发热持续不退，称为"产后发热"。常伴有腹痛及阴道分泌物的量、色质及气味的变化。感染邪毒、正邪交争、外邪袭表、营卫不和、败血停滞、营卫不通等，是本病的发生主要原因。现代医学中的产褥感染可参照本病症辨证施护。

1. 感染邪毒证

（1）临床表现。

产后发热恶寒，或高热寒战，小腹疼痛拒按，恶露量多或少，色紫暗，气味臭秽，心烦口渴，小便短赤，大便干结，舌红苔黄，脉数有力。

（2）调护原则。

清热解毒。

（3）调护方法。

①药物调护：五味消毒饮加失笑散。若壮热不退、神昏谵语者，可配服安宫牛黄丸或紫雪丹。

②针灸调护：针刺合谷、风池、曲池等穴至微汗出，以助退热。

③饮食调护：饮食宜营养丰富、清淡、易消化；忌油腻辛辣之品。可选用绿豆汤，或用鲜果汁等补充液体。

④其他调护：保持室内空气流通，适度适宜。患者卧床休息，恶露未尽者取半卧位，以利恶露排出。密切观察体温、出汗、腹痛及恶露形状、颜色、气味等。患有高热，多烦躁不安，医护人员要多关心、安慰患者，为其创造舒适的环境。

2. 外感风寒证

（1）临床表现。

产后发热恶寒，头身疼痛，鼻塞流涕，咳嗽，苔薄白，脉浮紧。

（2）调护原则。

散寒解表。

（3）调护方法。

①药物调护：荆防四物汤加减。

②针灸调护：取迎香、外关、列缺、合谷等穴，毫针刺用泻法。

③饮食调护：选用葱豉粥（如常法煮米做粥，入葱、豆豉煮沸即可食用），亦可服生姜红糖汤以助汗出。

④其他调护：保持室内空气流通，患者卧床休息避风保暖，恶露未尽者取半卧位，以利恶露排出。服用解表药后宜多饮热开水、热汤、热粥，以助微汗，祛邪外出。

3. **血虚证**

（1）临床表现。

产后失血过多，低热汗出，头晕眼花，心悸少寐，恶露或多或少，色淡质稀，小腹隐痛，舌淡红，脉细弱。

（2）调护原则。

益气补血。

（3）调护方法。

①药物调护：八珍汤或中成药十全大补丸。便秘者适当给予麻油、蜂蜜、黑芝麻或润肠通便中药等。

②针灸调护：艾灸天枢、气海穴，亦可热敷小腹部。

③饮食调护：饮食宜营养丰富，给予高热量、高蛋白、高维生素、易消化食品；忌油腻、辛辣。可选用羊肉汤，将羊肉与当归15 g，生姜适量，放入砂锅内炖烂，食肉喝汤；亦可食用母鸡汤、甲鱼汤等。

④其他调护：卧床休息，避风保暖；恶露未尽者取半卧位，以利恶露排出；汗出较多者切忌汗出当风，谨防着凉感冒。

4. **血瘀证**

（1）临床表现。

产后乍寒乍热，恶露不下，或下亦甚少，血色紫暗，夹有瘀块，小腹疼痛拒按，舌紫暗、有瘀点或瘀斑，脉弦涩有力。

（2）调护原则。

清热解毒，活血化瘀。

（3）调护方法。

①药物调护：生化汤加减；也可选用益母草膏。

②针灸调护：取三阴交、血海、地机等穴，毫针用泻法；艾灸天枢、气海穴，亦可热敷小腹部。

③饮食调护：选用山楂茶（山楂、生姜、红糖共煎饮用）。

④其他调护：卧床休息，避风保暖；恶露未尽者取半卧位，以利恶露排出。

（二）恶露不绝

正常情况下，妇女分娩后2~3周内，有少量暗红色血性液体从阴道内排出，称为

"恶露"。如果产后3周以上仍有阴道断续流血,称为"恶露不绝"。气虚冲任不固、血热损伤冲任、血瘀冲任不畅,致血不归经,均可导致恶露不尽。现代医学中的子宫恢复不良,胎盘、胎膜残留,可参照本病征辨证施护。

1. 气虚证

(1) 临床表现。

恶露不尽,量多,色淡红,质稀,无臭味,小腹空坠,精神倦怠,气短懒言,面色无华,舌淡、苔薄白,脉缓弱。

(2) 调护原则。

补气摄血。

(3) 调护方法。

①药物调护:补中益气丸或归脾丸。

②针灸调护:艾灸天枢、气海、归来等穴。

③饮食调护:加强营养。亦可选用黄芪大枣粥(以水煎黄芪去渣取汁,入大枣、粳米煮粥服用)。

④其他调护:下血量多时宜卧床休息,取半卧位,以利恶露排出;观察恶露的量、色、质气味的变化;保持外阴的清洁,忌盆浴,戒房事。

2. 血热证

(1) 临床表现。

恶露不尽,量多,色紫红,质黏稠,气臭秽,口燥咽干,面色潮红,舌红少苔,脉细数。

(2) 调护原则。

养阴清热止血。

(3) 调护方法。

①药物调护:保阴煎加减。

②针灸调护:针刺合谷、风池、曲池等穴至微汗出,以助退热。

③饮食调护:选用鲜藕粥(先煮米至半熟,加入洗净之鲜藕片,煮至粥熟,加糖少许服用)。慎用辛辣温燥之品。

④其他调护:下血量多时宜卧床休息,取半卧位,以利恶露排出;观察恶露的量、色、质气味的变化;保持外阴的清洁,忌盆浴,戒房事。高热患者,应多饮水;便秘患者适当给予润肠通便中药或麻油、蜂蜜、黑芝麻等以保持大便通畅。

3. 血瘀证

（1）临床表现。

恶露不尽，淋漓量少，色暗有块，小腹疼痛拒按，舌紫暗或有瘀点，脉弦涩。

（2）调护原则。

活血化瘀。

（3）调护方法。

①药物调护：生化汤加失笑散；或选用益母草膏。

②针灸调护：取三阴交、血海、地机等穴，毫针用泻法，亦可热敷小腹部。

③饮食调护：用益母草30 g，山楂15 g，红糖适量，水煎服代茶饮。

④其他调护：注意休息，取半卧位，以利恶露排出；保持外阴的清洁，忌盆浴，戒房事。

（李伟林）

学习任务四　儿科病症护理

本部分主要介绍儿科常见的病症的临床表现和辨证施护。通过学习和实践，应掌握痄腮的临床特征和辨证施护，熟悉积滞的辨证施护，了解厌食、遗尿的辨证施护。并能理论联系实际，灵活运用所学知识对儿科病症进行辨证施护及学会儿科病的评估。

小儿脏腑娇嫩，形气未充，病情变化迅速，生活不能自理，病情不能自述，表达能力差。因此，医护人员必须有高度的全心全意为病儿服务的责任心，切实做到从生活、治疗、护理等方面，给予耐心照料。

知识拓展

儿科用苦寒，最伐生生之气也。

——《温病条辨·儿科用药论》

热盛生痰，痰盛生惊，惊盛生风，风盛发搐。

——《仁斋小儿方论》

一、小儿常见病症护理

（一）厌食

厌食是以长期食欲不振，食量减少，甚至厌恶进食为临床特征的儿童常见脾胃病症。各年龄儿童均可发病，以1~6岁多见。本病多由饮食不节，喂养不当；多病久病，病后失调；先天不足，后天失养等原因导致脾失健运、胃失和降而引起。现代医学的儿童厌食症，可参考本病辨证施护。

1. 脾失健运证

（1）临床表现。

食欲不振，厌恶进食，食而无味，常伴有嗳气泛恶，胸闷脘痞，若强迫进食或偶尔多食，则脘腹饱胀，形体略瘦，面色少华，舌淡、苔白腻或微黄，脉象略滑。

（2）调护原则。

运脾和胃。

（3）调护方法。

①药物调护：调脾散或不换金正气散加减；或用中成药曲麦枳术丸；也可用单验方：苍术、山楂各10 g，陈皮、鸡内金各6 g，水煎服，每天1剂，分3~4次。

②针灸调护：针刺脾俞、足三里、阴陵泉、三阴交，用平补平泻法，中等刺激不留针，每日1次，10次为1个疗程。同时可用三棱针点刺四缝穴，挤出黏液，隔日可重复1次。

③饮食调护：合理喂养，纠正不良饮食习惯，少食零食、甜食。食物宜清淡、易消化，营养丰富多样化；忌食肥甘油腻、生冷坚硬之品。可用食疗方：炒鸡内金30 g，炒白术60 g，研细末，过筛。与红糖、芝麻各30 g，面粉500 g，加水适量和匀，制成20个小饼，上锅微火烙制成焦黄松脆即成。每次1个，每日2~3次，饭前食用。

④其他调护：适当参加户外活动，增加运动量，以促进食欲。

2. 脾胃气虚证

（1）临床表现。

不思饮食，食而不化，食少便多，大便稀溏，夹有不消化食物，面色萎黄，形体偏瘦，肢倦乏力，舌淡、苔薄白，脉缓无力，指纹淡。

（2）调护原则。

健脾益气。

（3）调护方法。

①药物调护：参苓白术散加减；或用中成药人参健脾丸等。

②针灸调护：针刺脾俞、胃俞、足三里、三阴交，用补法，每日1次，10次为1个疗程。

③饮食调护：饮食定时定量多样化，菜肴讲究色香味，以增食欲促消化。可常食黄芪党参粥，黄芪、党参各10 g，粳米50 g，水煎去渣，再放粳米煮粥；或薏苡仁粥，薏苡仁适量，煮粥。用以补养脾胃。

④其他调护：加强户外活动，避免感冒，增加抵抗力。可配合捏脊疗法提高疗效。

3. 胃阴不足证

（1）临床表现。

不欲饮食，口舌干燥，食少饮多，形体消瘦，大便偏干，小便短黄，甚或烦躁少寐，手足心热，舌红少津、少苔或花剥，脉细数，指纹淡紫。

（2）调护原则。

养胃育阴。

（3）调护方法。

①药物调护：养胃增液汤加减；或用中成药健儿乐冲剂；也可用单验方：山药10 g，焦山楂、鸡内金、扁豆各6 g，甘草4 g，乌梅、沙参、白芍各5 g，水煎，每日1剂。不宜滥服补药。

②针灸调护：针刺足三里、三阴交、阴陵泉、中脘、内关，用补法，每日1次，10次为1个疗程。

③饮食调护：饮食以清淡为宜，多食新鲜蔬菜、水果；忌食辛辣、煎炸之品。可常食百合粥，百合10 g，粳米适量，煮粥；饮用鲜番茄汁、梨汁。便秘者，可每日服蜂蜜10～20 mL。

④其他调护：适当参加户外活动。

（二）积滞

积滞是指小儿内伤乳食、停聚中焦、积而不化、气滞不行所形成的一种脾胃病症。以不思乳食、食而不化、脘腹胀满、嗳气呕吐、大便不调为临床特征。本病多因乳食不节、喂养不当，或脾胃虚弱、腐熟运化不及所致。各年龄阶段均可发病，但以婴幼儿为多见。现代医学的小儿消化不良证可参考本病辨证施护。

1. 乳食内积证

（1）临床表现。

不思乳食，脘腹胀满，疼痛拒按，或嗳腐酸馊，或呕吐食物、乳片，大便臭秽，烦躁多啼，夜卧不安，低热，肚腹热甚，舌苔厚腻，脉滑，指纹紫滞。

（2）调护原则。

消乳化食，和中导滞。

（3）调护方法。

1) 药物调护：乳积宜用消乳丸、食积宜用保和丸。

也可用以下单验方：a. 鸡内金（炒）30 g，瓦片焙黄，研细末，每次1次，开水冲服，每日2次。b. 炒麦芽10 g，炒神曲、焦山楂各6 g，水煎服，每日1剂。c. 黑白丑、鸡内金（炒）各等份，共研细末，每次0.5~1 g，开水冲服，每日2次。用于乳食内积较重者。

2) 针灸调护：针刺足三里、中脘、梁门、内庭、天枢；腹胀配章门、气海；恶心呕吐配内关；积滞化热配曲池、大椎。中等刺激，不留针，用泻法。三棱针点刺四缝穴，挤出黏液，隔天1次。

3) 饮食调护：应暂时控制饮食，积滞消除后，逐渐恢复正常饮食。呕吐者，可暂停进食，并给生姜汁数滴加少许糖水饮服；便秘者，可予蜂蜜10~20 mL冲服。

4) 其他调护：生活规律，按时作息，保证充分的休息和睡眠，以利于脾胃功能的恢复。注意口腔护理，若有呕吐，应及时清理呕吐物。每日用生理盐水漱口。

2. 脾虚夹积证

（1）临床表现。

面色萎黄，形体消瘦，神疲肢倦，不思乳食，食则饱胀，腹满喜伏卧，大便稀溏，夹有乳食残渣，唇舌色淡，苔白腻，脉细滑，指纹淡红。

（2）调护原则。

健脾助运，消食化滞。

（3）调护方法。

1) 药物调护：偏虚者用健脾丸加减；偏实者用大安丸加减。

2) 针灸调护：针刺足三里、中脘、梁门、脾俞、胃俞、气海。中等刺激，不留针，以补法为主，辅以泻法。三棱针点刺四缝穴，挤出黏液，隔日1次。

3) 饮食调护：饮食宜清淡，富有营养，多食易于消化的流质、半流质或软食；少量多餐；忌生冷、油腻、不易消化之品。可服食疗方（莲子肉、山药、芡实、神曲、炒麦芽、扁豆、焦山楂各10 g，粳米100 g，药物水煎去渣，再放粳米煮粥，食时可加白糖适量调味）。

4) 其他调护：生活规律，按时作息。注意腹部保暖，避免受凉。脾虚便溏者，腹部给予热熨，以减轻腹部胀痛。

二、小儿痄腮护理

痄腮是由风温邪毒引起的一种急性时行疾病。以发热、耳下腮部漫肿疼痛为主要临床特征。本病一年四季都可发生，冬春两季易于流行，好发于学龄前及学龄期儿童。多由风温邪毒壅阻少阳经脉，与气血相搏，凝滞耳下腮部所致。一般预后良好，但若失治、误治，病情严重者，可出现昏迷、惊厥。年长儿童还可并发睾丸肿痛、少腹疼痛等。本病发生后可获终身免疫、现代医学的流行性腮腺炎可参考本病辨证施护。

（一）常证

1. 温毒在表证

（1）临床表现。

轻微发热恶寒，一侧或两侧耳下腮部漫肿疼痛，边缘不清，咀嚼不便，或伴头痛、咽痛，舌红、苔薄白或薄黄，脉浮数。

（2）调护原则。

疏风清热，散结消肿，内服外治相结合。

（3）调护方法。

①药物调护。内服用夏枯草30 g，菊花6 g，泡水代茶；重者用银翘散、腮腺炎片。配合外治：a. 新鲜仙人掌适量，去刺，洗净后捣泥或切成薄片贴敷患处，每日2次。b. 金钱草适量洗净，加少许食盐捣烂贴敷患处，每日1～2次。c. 鲜蒲公英、鲜马齿苋、鲜芙蓉花或叶，任选一种，捣烂外敷患处，每日1次。d. 青黛散、如意金黄散、紫金锭等，任选一种，用醋调敷患处，每日1～2次。注意敷药范围要超过红肿范围。

②针灸调护：针刺翳风、颊车、合谷；发热者加刺曲池、大椎，强刺激、不留针，每日1次。

③饮食调护：给以流质或半流质清淡饮食，避免进食酸辣、油腻、坚硬、过冷、过热食物，以防刺激腮腺引起疼痛。可选用牛蒡子粥，牛蒡子10 g，加水煎汁去渣，入粳米适量煮粥，加冰糖调味，分次服食。进食前后用淡盐水漱口，也可用金银花、甘草水多次漱口，以保持口腔清洁卫生，防止合并细菌感染。忌食海带、鱼虾、香椿等发物。

④其他调护：患儿衣被、用具等物品均应煮沸消毒。居室保持空气清新，温度、湿度适宜。每日用紫外线进行空气消毒；或用食醋加水熏蒸，每次30 min，每日1次。注意观察患儿发热、四肢温度、神态表情等。隔离患儿至腮肿消失后3～7 d。

2. 热毒蕴结证

（1）临床表现。

壮热不退，多见两侧腮部肿胀疼痛、坚硬拒按，张口、咀嚼困难，烦躁不安，口渴引饮，或伴头痛、呕吐，咽红肿痛，便秘，尿黄，舌红苔黄，脉滑数或洪数。

（2）调护原则。

清热解毒，散结消肿。内服外治相结合。

（3）调护方法。

①药物调护：内服选用普济消毒饮加减，宜偏凉服用；或用五福化毒丹（散）、栀子金花丸等；也可用经验方，板蓝根、蒲公英、紫花地丁各10 g。水煎服，每日1剂。腮部肿痛可外敷消肿（参照温毒在表证）。

②针灸调护：针刺翳风、颊车、合谷，发热者加刺曲池、大椎，宜用强刺激不留针手法。灯火燋法，用灯芯草蘸麻油少许，点燃后迅速灼灸患侧角孙穴，闻及"嚓"声即可，每日1次。

③饮食调护：给以富有营养、易消化的半流质饮食或软食。可用赤小豆30 g，粳米50 g，先将赤小豆煮烂，再入粳米加水同煮成稀粥，每日服用1～2次，连服3～5 d。多饮清凉饮料，如银花露、菊花露、梨汁、荸荠汁等。其他参照温毒在表证。

④其他调护：参照温毒在表证，但要密切注意观察患儿发热、神志、腮部肿胀，以及腹部和睾丸等情况，以便及时发现变证。发热者应卧床休息，高热者配合物理降温。

穴位激光照射对本病有较好疗效。用氦－氖激光仪，照射翳风、颊车、外关、合谷、阿是穴等穴，每次取2～3穴，每穴照射3～5 min，每日1次，连续3～5 d。可用于各型痄腮。

（二）变证

1. 邪陷心肝证

（1）临床表现。

壮热不退，腮部肿痛拒按，头痛呕吐，神志昏迷或神昏嗜睡，颈项强硬，四肢抽搐，舌红绛、苔黄，脉数有力。

（2）调护原则。

清热解毒，熄风开窍，多法合用。

（3）调护方法。

①药物调护：内服用清瘟败毒饮加减；或用黄连解毒汤合羚角钩藤汤加减。壮热神昏加服安宫牛黄丸；抽搐频作加服紫雪丹；喉间痰鸣加服至宝丹。配合西医抢救。外治用青

黛散或如意金黄散，以醋调糊，外敷腮肿处，每日2~3次，连续3~5 d。抽搐不止者，用鲜地龙适量，捣烂如泥，加入蜂蜜或白糖，贴敷于囟门。

②针灸调护：神昏抽搐者针刺人中、合谷、内关、太冲、百会、印堂；高热者加大椎、十宣（放血）；牙关紧闭者加下关、颊车。均采用中强刺激手法，不留针。

③饮食调护：饮食宜清淡，给以富于营养的流质或半流质饮食，多食果汁等清凉饮料，多饮开水。抽搐时禁食、禁水。

④其他调护：保持室内安静，避免异常声响刺激患儿。要有专人守护。特别注意观察发热、烦躁，继而头痛、呕吐、项强、嗜睡，甚至神昏抽搐等病情变化，如有异常应及时报告医师，给予必要的处置，同时做好抢救准备。神昏抽搐发作时，应立即松解患儿衣服，取侧卧位，并用纱布包裹压舌板，放在上、下齿之间，以免咬伤舌体，切勿强行撬开咬合的牙齿。抽搐停止后方可灌服药物，切勿呛入气管，必要时可鼻饲给药。卧床休息，直至热退、神清。

2. 毒窜睾腹证

（1）临床表现。

腮肿渐消，发热不退，一侧或两侧睾丸肿胀疼痛，或少腹疼痛，舌红苔黄，脉数。

（2）调护原则。

清肝泻火，活血止痛，多法合用。

（3）调护方法。

①药物调护：内服用龙胆泻肝汤加减。配合外治。a. 大黄末适量，加醋调敷患处。b. 新鲜败酱草50 g煎汤，熏洗患处，每日2次，连续3~5 d。c. 蒲公英30 g，马齿苋30 g，银花30 g，煎水，浸湿纱布湿敷，可以减轻疼痛。

②针灸调护：针刺翳风、颊车、合谷、外关。高热配曲池、大椎。睾丸肿痛配太冲、血海、三阴交。针用泻法，强刺激。每日1次，连续3~5 d。

③饮食调护：饮食宜清淡，给以富有营养、易消化的半流质饮食或软食。可选用滑石粥，滑石30 g，用布包扎后，放入砂锅煎汁去渣后，入粳米煮成稀粥，分次服用。

④其他调护：必须卧床休息，用纱布做成"丁"字吊带，将肿胀的阴囊托起，局部可冷敷。

三、小儿遗尿护理

遗尿是指3周岁以上小儿，睡中小便自遗、醒后方觉的一种病症，俗称"尿床"。主要由肾气不足，下元虚冷；脾肺气虚，膀胱失约；肝经郁热，湿热下迫所致。现代医学的遗尿症可参考本病辨证施护。

1. 肾气不固证

（1）临床表现。

经常遗尿，每晚1次以上，小便清长，腰膝酸软，肢冷畏寒，面白少华，神疲乏力，智力较差，舌淡苔白，脉沉迟无力。

（2）调护原则。

温补肾气，固涩止遗。内、外治相结合。

（3）调护方法。

①药物调护。内服药用菟丝子丸或五子衍宗丸；也可选用单验方：a. 桑螵蛸3 g，炒焦研末，加白糖少许，每日下午用温开水调服，连服10天，10天为1个疗程。b. 补骨脂（盐水炒）、五味子、桑螵蛸、菟丝子各18 g，益智仁12 g，覆盆子30 g，共研细末，每服3~6 g，早晚空腹各服1次，服用1个疗程，7~10 d为1个疗程。外治用覆盆子、金樱子、菟丝子、五味子、仙茅、补骨脂、山茱萸、桑螵蛸各60 g，丁香、肉桂各30 g，研末装瓶备用。每次1 g，填入脐中，滴1~2滴白酒后，用暖脐膏固定，1~3 d换药1次。

②针灸调护：针刺中极、关元、三阴交、肾俞、膀胱俞，用补法。针后加灸，以皮肤稍红为度，每次约15 min，每日1次，10次为1个疗程。或针刺夜尿穴（位于掌面小指第二指关节横纹中点），每次留针15 min，隔天1次，7次为1个疗程。

③饮食调护：饮食不宜过咸。可常用芡实、莲子、大枣煮粥食用；常食羊肉、动物肾脏等，以温补肾气。也可选用猪小肚1具，纳入人参2 g，加水炖服，每日1次，7 d为1个疗程。

④其他调护：适当参加体育锻炼，以增强体质。注意保暖，睡前以温水泡足，睡时以暖水袋置于足下。睡前尽量勿饮水，排空小便，夜间定时唤醒排尿，培养自控排尿习惯。

2. 脾肺气虚证

（1）临床表现。

夜间遗尿，日间尿频，常自汗出，经常感冒，面色少华，神疲乏力，食欲不振，大便溏薄，舌质淡、苔薄白，脉缓弱。

（2）调护原则。

补益肺脾，固涩止遗，内、外治相结合。

（3）调护方法。

①药物调护：内服药用补中益气汤合缩泉丸加减；也可用单验方，桑螵蛸、金樱子、黄芪、益智仁、升麻、党参、覆盆子各10 g，每日1剂，水煎分3~4次温热服，在下午服完。外治用五倍子3 g，山药10 g，研末装瓶备用。每次1 g，温开水调敷于脐部，外用纱

布覆盖，每晚1次，连用3~5次。

②针灸调护：针刺主穴取肾俞、脾俞、肺俞、关元、膀胱俞、中极，配穴取三焦俞、委中、三阴交、尺泽，每次各选2~3穴，主穴用补法，配穴平补平泻，可灸。每日1次，10次为1个疗程。

③饮食调护：选择易消化、营养丰富的食物，减少饮料和水的摄入。常用山药、黄芪、大枣煮粥食用，以补益脾肺。

④其他调护：适当控制活动量，以免过度疲劳。注意寒暖适宜，避免感冒。控制晚间饮水，晚餐不要喝汤，睡前排尿，夜间定时唤醒排尿，培养自控排尿习惯。

3. 肝经郁热证

（1）临床表现。

睡中遗尿，尿量不多，尿味腥臊，尿色较黄，性情急躁，夜梦纷纭，或夜间蚧齿，面赤唇红，舌红苔黄，脉弦数。

（2）调护原则。

疏肝清热，固涩小便。

（3）调护方法。

①药物调护：龙胆泻肝汤合缩泉丸加减。

②针灸调护：针刺关元、中极、肾俞、膀胱俞、太冲等穴，用泻法。每日1次，10次为1个疗程。

③饮食调护：饮食宜清淡，忌食辛辣炙煿，少食肥甘厚味，多食新鲜水果和蔬菜。可选用食疗方，车前草15g，猪脬1个，二者洗净，加水共煮熟，去药渣服之。

④其他调护：按时作息，控制晚间饮水，盖被不要过厚，内裤要宽松。睡前排尿，夜间按时唤醒排尿。做好心理疏导，使患儿消除对疾病的紧张情绪和焦虑情绪。

实践评析

实践内容：

王某，女，38岁，突然发冷、高热、伴腰痛，尿频、尿急、尿痛。肾区有压痛及叩击痛。体温40℃，尿蛋白（+）。镜检：白细胞成堆，白细胞管型可见，肾功能正常，中段尿培养有大肠埃希菌，菌落计数>10^9/mL。

（1）写出可能医疗诊断。

（2）写出两个护理问题及护理措施。

评析：

（1）可能医疗诊断：急性肾盂肾炎。

（2）护理诊断。

①体温过高：与急性尿路感染有关。

②疼痛：与尿路感染致尿痛、腰痛、肾区痛有关。

（3）护理措施。

①高热护理：体温40 ℃时应进行物理降温，乙醇擦浴，冰袋放在大血管处，必要时可遵医嘱给予药物降温。

②休息与饮食护理：卧床休息；多饮水，每天饮水量>2000 mL，尿量增多可冲刷尿路，减少炎性分泌物对膀胱刺激；宜摄入高蛋白、高维生素、清淡易消化食物。

③尿路刺激征、肾区疼痛护理：多饮水外，可分散患者注意力，听音乐、做松弛术以助减轻症状，肾区痛多卧床休息，以减轻肾包膜牵拉。

④药物护理：遵医嘱给予抗生素，注意观察药物不良反应，如口服喹诺酮类药物易发生胃肠道刺激症状，饭后服用可减轻恶心、上腹不适等症状。另外嘱咐患者症状消失、尿检阴性后再服药3~5 d，以防复发。

实践模拟：

以小组为单位，同学们各自写两个护理问题及护理措施，最后小组互相讨论学习。

（李伟林）

考评自测

一、名词解释

1. 哮证 2. 喘证 3. 中风 4. 胸痹 5. 痛 6. 痔 7. 妊娠慎用药 8. 积滞

二、选择题

1. 患者呼吸急促，喉中哮鸣有声，胸闷窒塞，面色晦暗发青，口不渴，形寒怕冷，常于天冷或受寒时发病,舌苔白滑,脉弦紧。其护治原则为(   )。

    A. 温肺散寒,化痰平喘   B. 补肺纳肾,降气平喘

    C. 涤痰除壅,利气平喘   D. 清热宣肺,化痰定喘

  2. 实喘的主要病变脏腑是(   )。

    A. 肾   B. 心   C. 肺   D. 脾

  3. 虚喘的病位主要涉及(   )。

    A. 心肾   B. 肺肾   C. 肺脾   D. 脾肾

  4. 喘息,呼吸气促,胸部胀闷,咳嗽,痰多稀薄色白,兼有头痛,鼻塞,恶寒无汗,舌苔薄白而滑,脉浮紧。其证属(   )。

    A. 痰浊阻肺   B. 肺气郁痹

    C. 表寒里热   D. 风寒袭肺

  5. 患者心悸气短,头晕目眩,面色不华,神疲乏力,食少腹胀,舌淡,脉细弱。此证属(   )。

    A. 阴虚火旺   B. 心阳不足

    C. 心血不足   D. 心虚胆怯

  6. 患者心胸疼痛剧烈,如刺如绞,痛有定处,伴有胸闷,日久不愈,可因暴怒而加重,舌质紫暗,脉弦涩。其治疗方药为(   )。

    A. 血府逐瘀汤   B. 瓜蒌薤白半夏汤

    C. 瓜蒌薤白白酒汤   D. 黄连阿胶汤

  7. 肿胀范围常超过9～12 cm的疮疡为(   )。

    A. 有头疽   B. 发   C. 附骨疽   D. 痈

  8. 下列哪项是痛经的主要病机?(   )

    A. 气血运行不畅   B. 血海空虚

    C. 胞脉失于滋养   D. 寒湿凝滞

  9. 胞宫的主要生理功能是(   )。

    A. 主月经和带下   B. 籍胞脉联系脏腑

    C. 孕育胎儿   D. 主月经和孕育胎儿

  10. 小儿急惊风与以下哪一项关系最密切?(   )

    A. 高热   B. 汗出   C. 口渴   D. 呕吐

11. 小儿突然出现面色苍白多为（　　）。
   A. 感受外邪　　B. 阳气暴脱　　C. 血虚　　D. 阳虚

三、简答题

1. 如何对中风进行紧急处理？
2. 简述惊悸与怔忡的区别。
3. 肛门直肠疾病的预防措施有哪些？
4. 月经期一般护理原则有哪些？
5. 腹泻的变证表现是什么？

四、论述题

试述小儿急惊风中外感惊风的辨证施护的内容。

五、病案分析

患者，李某，男，42岁，就诊前3日始觉鼻塞无涕，微恶寒发热，经在家吃药后未有好转。现咽部干痛而作痒，干咳阵阵连声作呛，痰极少而黏稠，不易咯出，时痰中带有血丝，舌尖红而少津，苔薄微黄，脉浮数。

要求：诊断、护治原则、方药、护理。

学习单元九　其他常用的中医护理技术

本章主要介绍其他常用的中医护理技术，如药物疗法中，中药的药性理论、方剂治方理论、中药的煎服方法、常用中药方剂的应用及药物内服法和外治法的护理。拔罐、刮痧疗法的应用及操作法。

导入案例

> 患者，女性，33岁，因经常看电脑，并且姿势不对，长久坐着不动，时间长经常出现眩晕症状，偶尔突然扭头时出现眩晕，严重时还会发生猝倒，有时还会有恶心、呕吐、头痛（神经内科）、出汗等植物神经功能紊乱症状，在初期还会出现吞咽障碍，其主要症状表现为吞咽时，喉咙里出现梗阻感，或感觉食管内有异物，造成食管痉挛或过度松弛时，会出现吞咽困难。出现轻度肌力减弱，有明显的运动功能障碍。还会出现心前区疼痛、胸闷、早搏（心胸外科心血管内科）等心律失常（心胸外科心血管内科）症状。

思考与讨论：

1. 患者出现的症状是什么引起的？
2. 如何用刮痧法或者拔罐法进行护理？

学习任务一　药物疗法

任务目标

1. 掌握中药的配伍、用药的禁忌。
2. 熟悉药物内服、外治法的护理。
3. 了解常用的药物疗法。

药物疗法指通过口服药物，经由消化器官吸收，以达到扶正祛邪、调节机体气血阴阳，使机体康复的治法。常用的治疗方法有汗、吐、下、和、温、清、补、消八法。口服药物的剂型有汤剂、丸剂、散剂、膏剂、丹剂、酒剂、片剂、糖浆、茶剂、冲剂等不同剂型。本法是在临床各科应用范围最广的治疗方法。

一、中药配伍

两种药物以上配合应用称为配伍。药物通过配伍，由于相互作用结果使其原有性能改变，因而产生不同效果。药配伍大致可概括为相须、相使、相畏（相杀）、相恶、相反五个方面。相须、相使配伍关系可使药物性能增强，临床用药时要充分利用。相恶配伍关系能使药物功效降低或丧失，用药时需注意。相畏（相杀）配伍关系有利于解除药物毒性或不良反应，应用有毒药物前必须考虑选用。相反配伍关系使药物产生毒性，属配伍禁忌，一般应避免使用。

二、用药禁忌

1. 配伍禁忌

配伍禁忌指两种及以上相反关系的药物不能相配伍。一般是指前人的"十八反"和"十九畏"中的药物配伍。十八反：甘草反甘遂、大戟、芫花、海藻，乌头反贝母、瓜蒌、半夏、白蔹、白芨，藜芦反人参、丹参、沙参、苦参、玄参、细辛、芍药。十九畏：硫黄畏朴硝、水银畏砒霜、狼毒畏密陀僧、巴豆畏牵牛子、丁香畏郁金、犀角畏川乌、草乌、牙硝畏三棱、肉桂畏赤石脂、人参畏五灵脂。

2. 妊娠用药禁忌

某些药物能损害胎儿，以致堕胎，应作为妊娠禁忌药物，一般分慎用、禁用两类。慎用药：包括通经祛瘀药、行气破滞药、辛热药，如桃仁、红花、大黄、枳实、附子、干姜、肉桂。禁用药：一般为毒性较强、破瘀血、峻泻等性能强烈的药物，如三棱、莪术、水蛭、虻虫、巴豆、牵牛、大戟、斑蝥、商陆、麝香等。

3. 药物与饮食禁忌

药物与饮食禁忌即服药时忌食与药物作用不利的食物。如常山忌葱，地黄、首乌忌葱、蒜、萝卜，薄荷忌鳖肉，茯苓忌醋，鳖甲忌苋菜。另外，用药期间凡属生冷、黏腻、腥臭等不易消化和有特殊刺激性的食物，都应根据病情和药物情况尽量避免。

4. 剂量与禁忌

药物用量大小对疾病疗效有一定关系，根据药物性能、疾病轻重、剂型种类、处方用药多少，以及年龄、体质等差别，其剂量也有所不同。

毒性强的药物用小剂量，用药时从小量开始，逐渐增加至病势已退即可停药。

病情轻的剂量小，病情重的剂量稍大，久病者用量低于新病者。

处方药味多时，其中单味药量宜少，相反处方药味少时，其用药量可稍大，使用单味处方时用药量可较大。

成年人不同年龄用药量一般无大差别，但小儿用药则要注意，1岁以下为成人量的1/5～1/4，1～5岁用量是成人量的1/3，6～15岁为成人量的1/2，16岁以上用成人量。

三、中药中毒与解救

（一）中药中毒原因

1. 误食中毒

有许多中草药同名异物，形态近似，容易辨认错误而误食，造成中毒。如误以博落回为虎杖，以红茴香果实当八角茴香食用。另外，对药物毒性认识不足，轻易尝食。小儿无知误食等均可引起中毒。

2. 用药过量

一方面患者治病心切，又不了解药性，往往认为剂量大则疗效好，盲目要求加大服用剂量。另一方面医务人员对药性认识不足，掌握不严，处方用量过大，或服法交代不清而引起中毒。另外，连续服药，药物毒性蓄积亦可引起中毒。

3. 未炮制或炮制不当

某些药物经炮制可减少毒性，消除不良反应，如未经炮制或炮制不当，常用量亦可造成严重中毒。

4. 接触中毒

某些药物对皮肤黏膜有刺激性，在采集或加工过程中未注意防护，可引起皮肤黏膜接触中毒。

5. 个体差异

体质弱者机体耐药性较低，服常用量也可引起中毒。另有一部分人对某些药物有过敏反应。

（二）中药中毒解救

中草药急性中毒，大多是误服或内服过量，因此可采用催吐、洗胃、导泻等措施，从消化道驱除毒物，特别是洗胃是抢救中毒成败的关键。如病情危重，已出现昏迷、呼吸困难、惊厥等症状，应先予处理，待情况许可再行洗胃。

此外，我国人民在长期生活斗争中积累了一些中草药中毒的防治办法，具有一定疗效，可供参考。

1. 甘草

可用甘草流浸膏 10~15 mL 口服；或甘草 30~60 g 煎水服，对附子有较好的解毒作用。

2. 绿豆

绿豆 120 g 与甘草 30 g 合煎治疗乌头中毒。

3. 连线草（金钱草）

鲜全草 150~300 g 煎水口服，对雷公藤、茴红香根中毒有效。

4. 白茅根

与甘蔗同煎代茶，对雷公藤、曼陀罗中毒有效。

5. 生姜

半夏、草乌、南星中毒以生姜捣汁内服或生姜数片嚼服。

四、常用药物疗法

(一) 中药煎服法

汤剂是我国应用较早和较广泛的中药剂型,将饮片制成汤剂的过程需要煎煮,而煎煮的好坏及服用方法涉及疗效的发挥和用药安全等问题。

> **知识拓展**
>
> 煎药之法,最宜深讲,药之效不效,全在乎此。
>
> ——《医学源流论》

1. 中药煎煮法

煎药的器具很多,但以陶瓷器皿中的砂锅为好。因其具有导热均匀,化学性质稳定,不易与药物成分发生化学反应,并有保暖的特点。若无陶器,可用白色的搪瓷器皿、铝锅代替,但切忌用铜、铁、锡等制成的器具。一方面,铜、铁、锡本身也是中药类,用之恐与病情不合;另一方面,这些金属元素与药液中的药物成分发生化学反应,轻则降低疗效,重则产生不良反应,特别是铁在煎熬过程中,易与药材中所含鞣质、苷类等成分起化学反应,生成一种不溶于水的鞣酸铁及其他成分,使药液变黑变绿,药味又涩又腥。此外,药材中所含多数是生物碱,铁和鞣质等发生了化学反应,造成了鞣质的损失,从而影响了生物碱的利用,降低有效成分的浸出和疗效,甚至改变药物性能,危害人体。

2. 煎前浸泡

中药饮片煎前浸泡,既利于有效成分的充分溶出,又可缩短煎煮时间,避免因煎煮时间过长,导致部分有效成分耗损、破坏过多。这是因为中药材多是植物根、茎、花、叶及果实的干燥品,干燥时其水分被蒸发,细胞壁及导管皱缩,细胞液干涸,其中的药物以结晶或无形沉淀存在于细胞内。煎煮时,将水加入中药,细胞又重新膨胀,细胞中可溶性物质重新溶解,通过细胞膜透出;或者由于植物细胞内的物质溶解后,浓度很高,产生高渗,当水分继续渗入时,细胞膨胀破裂,将大量物质释放,使更多的有效成分煎出。若不经浸泡,直接加热会使药物表面的淀粉和蛋白质凝固,妨碍有效成分的溶出。浸泡的时间,一般以 30 ~ 60 min 为宜,以种子、果实为主的药还可延长时间。夏天气温高,浸泡的时间可短些,以免腐败变质;冬天气温低,浸泡时间长。浸泡药材的用水,以常温或温水

（25~50 ℃）为宜，忌用沸开水。

3. 煎煮用水

煎药用水，古代医家十分重视，历代方药书中记载了许多种煎药用水，如东流水、井花水、甘澜水、泉水、潦水等。现在一般认为，新鲜清洁的自来水、河水、湖水、井水及池塘水都可以作为煎煮用水，而混浊、腐臭及工业污染严重的水绝不能做煎煮用水；经过反复煮沸或放置热水瓶中较久的水，也不能作为煎药用水。煎药的用水量，直接关系到治疗效果，加水过少，药物的有效成分不易煎出，加水量过多则煎煮时间势必过长，部分成分易破坏。根据实际推算，加水量应为饮片吸水量、煎煮过程中蒸发量及煎煮后所需药液量的总和。实际操作中，水量很难做到精确，但至少应根据饮片质地疏密、吸水性能及煎煮时间长短确定加水多少。一般用水量为将饮片适当加压后，液面淹没过饮片约 2 cm 为宜，质地坚硬、黏稠或须久煎的药物加水量可略多；质地疏松，或有效成分容易挥发，煎煮时间较短的药物，则加水量可略少，液面淹没药物即可。

4. 煎煮火候及时间

火候，指火力的大小与火势急慢。急火称武火，慢火称文火。煎煮火候的控制，主要取决于不同药物的性质和质地。煎一般药宜先武火后文火，即未沸前用大火，沸后用小火保持微沸状态，以免药汁溢出或过快熬干。发散药及芳香性药物，应当用武火迅速煮沸数分钟后改用文火略煮 10~15 min 即可，有效成分不易煎出的矿物类、贝壳类、骨角类、甲壳类及补益药，一般宜煮沸后文火久煎 30 min 以上，使有效成分充分溶出。

5. 煎煮次数

一般来说，一剂药至少应煎 2 次。因为煎药时，药物有效成分先溶解于进入药物组织内的水液中，再通过分子运动扩散到药物外部水中，当药物内部和外部溶液的浓度达到平稳（渗透压平稳），有效成分就不再溶解了。这时只有将药液滤出，重新煎煮，有效成分才能继续溶解，尽可能多地将有效成分煎煮出来。对质地厚重或滋润的补益药等可煎三次或更多次。

6. 应绞渣取汁

药液滤出后，应将吸附有药液的药渣放入双层纱布或透水性能较好的原色棉布中包好，待稍凉后，加压绞取药渣中所吸附的药液。因为一般药物加水煎煮后都会吸附一定药液，而已溶入药液中的有效成分可能被药渣再吸附，如药渣不经压榨取汁就抛弃，会造成有效成分损失，尤其是一些遇高热有效成分容易损失或被破坏而不宜久煎或煎两次的药物，药渣中所含有效成分所占比例会更大，所以榨渣取汁的意义也大。

7. 特殊煎煮法

一般药物可同时入煎，但部分药物由于性质、性能及临床用途、所需煎煮时间不同，入药方法也不同。

（1）先煎。

先煎指矿物、贝壳类药物，如石膏、磁石、石决明、牡蛎等，因其有效成分不易煎出，应先煎30 min左右再纳入其他药同煎；毒性大的药物如川乌、草乌、附子、天南星等，久煎可降低毒性，也宜先煎后再入他药同煎，以确保用药安全。

（2）后下。

后下指有效成分煎煮时容易挥散或被破坏而不耐久煎的药物，如薄荷、大黄、番泻叶、钩藤等，入药宜后下，待他药煎煮将成时投入，煎沸几分钟即可。大黄、番泻叶等药物，甚至可以直接用开水泡服。

（3）包煎。

包煎指性质黏腻、粉末、有绒毛的药物，为防药液发黏糊锅或刺激咽喉，入药时宜用纱布包裹，如车前子、葶苈子、蒲黄、海金沙、旋复花、辛夷等。

（4）另煎。

另煎指某些贵重药材，应单独煎煮以免有效成分被其他药渣吸附，造成浪费，如人参、西洋参、鹿茸、羚羊角等。

（5）烊化。

烊化指胶类或黏性强而易溶化的药物应单独溶化后再兑入其他药汁服用，以防糊锅和影响其他药有效成分煎出，如阿胶、鹿角胶、饴糖、蜂蜜等。

（6）冲服。

冲服指有些药粉或液汁性药材，宜用煎好的其他药液或开水冲服，如三七粉、竹沥水等。

（二）中药给药规则

口服给药的治疗效果，除受到剂型等因素的影响外，还与服药时间、服药的多少、服药的冷热等服药方法有关。

1. 服药时间

适时服药是合理用药的重要方面，具体服药时间应根据胃肠的状况、病情需要及药物特性来确定。

（1）饭前服药。

饭前胃中空虚，药物可避免与食物混合，能迅速入肠中，充分发挥药效。驱虫药、攻下药及其他治疗胃肠道疾病的药物、滋补药宜饭前服。

(2) 饭后服药。

饭后胃中存有较多食物，可减少药物对胃的刺激，故对胃肠道有刺激的药物宜饭后服用，如抗风湿药等；消食药亦宜饭后及时服用，以利充分发挥药效。一般药物，无论饭前或饭后服，服药与进食都应间隔 1 h 左右，以免影响药物与食物的消化吸收与药效的发挥。

此外，为了使药物能充分发挥作用，有的药物还应根据人体的生物节律在特定时间服用。如安神药宜在睡前 30 min 至 1 h 服药；缓下药亦宜睡前服用，以便翌日清晨排便；涩精止遗药也应晚间服一次药；截疟药应在疟疾发作前 2 h 服药，急性病则不拘时服。

2. 服药多少

一般疾病服药，多采用每日 1 剂，每剂分早晚 2 次服或早中晚 3 次服，每服药液量为 200～250 mL，病情急重者，可每隔 4 h 左右服药一次，昼夜不停，使药力持续，有利于顿挫病势。应用药力较强的药如发汗药、泻下药时，服药应适可而止，以得汗、得下为度，不必尽剂，以免汗、下太过，损伤正气。呕吐患者服药宜小量频服。中成药根据剂型不同及要求可给予片、丸、粒、克等单位药物服用，小儿根据要求和年龄酌情减量。

3. 服药冷热

汤药多宜温服。如治寒证用热药，宜于热服，特别是辛温发汗解表药用于外感风寒表实证，不仅药宜热服，服药后还须温覆取汗。治热病所用寒药，如热在胃肠，患者欲冷饮者可凉服；如热在其他脏腑，患者不欲冷饮者，寒药仍以温服为宜。另外，用从治法时，也有热药凉服，凉药热服。

4. 服药方法

中药剂型种类多样，应根据患者的不同情况、药的剂型等采取不同的服药方法。一般丸剂、片剂、胶囊、滴丸等用白开水送服，祛寒药可用姜汤送服，祛风湿药宜用黄酒送服，以助药力；散剂、丹剂、膏剂、细丸及某些贵重细料药，可用白开水或汤药冲服或含服；呕吐患者在服药前先服少量姜汁，亦可先嚼少许生姜片或橘皮，预防呕吐，汤药应浓煎少量多次服用；婴幼儿、危重患者，可将药调化后喂服，对于神志不清、昏迷、破伤风及其他不能进食者可行鼻饲法将药液或中成药调成药液注入胃中。

五、药物内服法的护理

（一）解表类药服法与护理

（1）服用解表药必须首先辨别表证的性质对症用药，并根据四时气候变化、患者体质及地理环境的不同而恰当选择、配伍应用，如除针对外感风寒、风热表邪不同，相应选择发散风寒或风热的药物外，还有与祛暑、化湿、润燥药配伍；若虚人外感，还须分别与补气、助阳、滋阴、养血等药配伍；春夏腠理疏松，易于汗出，用量宜轻，冬季腠理致密，不易汗出，用量宜重；北方严寒地区用药宜重，南方炎热地区用药宜轻。

（2）解表药多属轻清辛散之品，加水浸透后，文火煮沸 5~10 min，不可煎煮时间过长，以免有效成分挥发而降低药效。

（3）解表类药汤剂应取汁温服，服药后静卧，温覆取汗或饮热粥、热汤助汗驱邪。临床发汗以微汗为宜，切不可大汗，以免耗伤阳气，损及津液，造成"亡阳""伤阴"的弊端。

（4）病室要安静、清洁，注意保持室内温度的恒定，避免风寒再度侵袭，特别要防止汗出当风，加重病情。

（5）应用解表药，饮食宜清淡、细软、易于消化，多饮开水，不宜进辛辣，油腻、黏腻之物，忌食酸性食物，特别要忌食鱼蟹类、狗肉、香菇等。风寒表证患者，宜多食姜、葱、豆豉等温热之品；风热证患者，宜多食西瓜等清热之物。

（6）应用解表药宣毒透表，护理着眼点不在汗出多少，应观察疹点的隐现、色泽、发热等情况，如疹点透出，色泽鲜红，体温渐降，精神好转，为热毒外透之征，病情向愈；反之，则为药物无效或病情加重。

（7）解表药是因势利导，使病邪从皮毛肌腠随汗而解之法，表证即使出现高热，亦不宜冷敷，以防毛窍闭塞，邪无出路。

（8）要注意观察病情，注意发热恶寒的程度，有汗无汗，伴随症状，按时测量并记录体温、脉搏等，对老幼及重症要特别加强护理，防止高热抽搐、虚脱或其他并发症。

（9）多汗、热病津亏者应忌用解表药；久患疮疡、淋病、失血者慎用解表药。

（二）清热类药物服法与护理

（1）服用清热类药物，必须详细辨析热邪性质（虚、实、湿、毒）、部位（脏腑、气、血），以及有无兼证，以便选择用药并做必要的配伍。

（2）清热类药皆寒凉而多味苦，易伤阳气，故脾胃虚弱、阳虚及寒证忌用；苦燥之剂又易伤津液，阴虚者慎用或辅以补阴药。

（3）清热之剂，视药物不同，煎煮时间有别，一般煮沸后10~15 min，若为清热解毒或清热解暑等辛凉之品，煎煮时间要求稍短；凡清热、解毒之剂，宜凉服或微温服；使用清热药应中病即止，不可过用，以免克伐太过，损伤正气。

（4）病房要有良好的通风和降温设备，并根据患者发热程度调节室内温度；高热不退者，配合物理降温，给药可采用频服法；汗出较多者，及时更换衣被。

（5）清热类药多用于治疗火热、热毒之证，宜采用清补之类膳食，可多饮清凉饮料、果汁等，或以西瓜、梨、苹果及凉性瓜果蔬菜等为辅食；中暑及高热汗出较多者，宜让患者多饮含盐饮料，忌食辛辣、油腻之品。

（6）疫疠患者，要隔离消毒，特别是病室及患者食用餐具、器具、衣被等要注意消毒，防止相互传染。患者的衣被枕席等要及时更换，保持整洁、舒适。

（7）热病患者，心情烦躁，情绪易于波动，要积极做好精神安抚工作。祛除忧虑与恐惧，使患者心情舒畅。

（8）观察发热程度、汗出情况、神志、有无出血、舌象变化等，详细记录体温、呼吸、脉搏、血压等情况。

（三）泻下类药物服法与护理

（1）使用泻下类药，必须根据病情和药性的不同，辨证用药，因病施护。

（2）应用寒下类药物，如大黄、番泻叶等。煎煮时要后下或泡服代茶，芒硝应冲服或溶服；应用温下药配大黄可与他药同煎，药液宜饭前温服，巴豆多与他药制成丸剂；攻逐水饮药多用散剂；润下药多做丸剂。服泻下类药，应遵"日晡人气收降"理论，入夜睡前服药；峻下逐水药宜清晨空腹给药；对病情严重者，不拘泥于此，早晚空腹皆可服用。

（3）使用攻下药，易伤脾胃，得泻即止，不应再服；对病后体虚、老年人、孕妇、产后便秘者，宜用润下方药。

（4）饮食调理因病而异，实热证者，宜用清补膳食，忌食辛热毒发之物；里寒证者，宜用甘温平补膳食，忌服寒凉滋腻食品；饮食调理要求用熟、烂、软、鲜的半流质或软食，应多食菜、汤类，或香蕉等润肠通便之物，通下后，最好用糜粥调理1~2日，以助胃气。

（5）服通下药后，大多会引起胃肠道反应如腹痛、便次增多等，服药前宜向患者交代清楚可能出现的症状，服药后要特别注意泻下物的形状、颜色、气味，并做好详细记录，如泻下物为柏油状或为血液，应立即终止通下，并采取止血措施等。

（6）应用攻逐水饮法治疗水肿、胸水、腹水时，用药前要称体重，量腹围，以便观察水肿消退情况，此类药多为有毒之物，要注意观察全身变化，如出现神志改变，脉搏细弱或血压下降，应终止服药，及时报告医生，采取相应处理；攻下虫积时，应先服驱虫剂，然后用导下药，并注意大便排出寄生虫的种类和数量，必要时3 d后可送验大便，如虫未尽，可如法再服驱虫剂。

（四）祛湿类药物服法与护理

（1）祛湿类药物因功效不同，服法各异，应用祛风湿药要根据痹证的性质、部位，辨证用药，且痹证多属慢性疾病，病情变化少，为服用方便，可做成酒剂、丸剂、片剂或膏剂长期服用。本类药物多对胃肠道有刺激，故宜饭后服用。

（2）长期服用抗风湿药酒时，要严密观察病情，以防药物蓄积中毒，如发现患者有唇舌麻木、头晕、心悸等症状时，为中毒反应，应立即停药。

（3）芳香化湿药多气味芳香，富含挥发油，入汤剂不宜久煎，一般煎煮10～15 min即可，以免影响药效。用药时要注意舌苔的变化，舌苔渐退为向愈之征。

（4）淡渗利湿药偏于利水渗湿，能使小便通畅，尿量增多，服药后要注意观察小便排出是否通畅、尿量变化，水肿消退等情况。

（5）饮食护理因病而异，忌食生冷油腻，服淡渗利湿之品饮食宜清淡，可多食白菜、芹菜、马齿苋等有利尿作用的食物。

（6）祛风湿药多辛温香燥，易于耗伤阴血，故阴血不足，阴虚火旺者慎用。

（五）温里类药物服法与护理

（1）使用温里药要注意因人、因地、因时制宜。平素火旺之人，或阴虚失血之体，或火热季节，或南方温热之地，剂量宜轻，不可久服；若冬季气候寒冷，或素体阳虚之人，剂量可适当增加。本类药多辛热燥烈，易伤阴耗液，故阴虚火旺，津血亏虚者忌用。孕妇及气候炎热时慎用。

（2）温阳药中的肉桂宜后下，附子宜先煎、久煎，取汁温服；真寒假热，阴寒太盛，温药入口即吐者，宜采用冷服，或加引导药如少佐苦寒、咸寒之品，以免格拒不纳。

（3）温里药辛热而燥，故热证、阴虚证慎用或忌用，对假寒真热之证，尤当明辨，误用则会加重病情。

（4）运用回阳救逆法时，要注意汗出情况、神志、面色、厥逆、二便、脉搏、血压等变化，如服药汗止，肢体渐温，脉渐有力，为阳气来复，病情好转；反之，如汗出不止，厥逆加重，烦躁不安，脉细无根等，为病情恶化，应及时报告医生，采取急救措施。

(5) 里寒证患者易感外寒，故在应用温里药同时，要采取防寒保暖措施，提高室温，加厚衣被，以防风寒侵袭。

(6) 服温里药宜采用温补膳食，如姜、葱、蒜、胡椒等，以加强药物的温中散寒作用，忌食瓜果生冷等不易消化之物。

（六）理气类药物服法与护理

(1) 理气类方药依据其药性不同，应采用不同的服药方法。因其多辛温芳香，宜散剂冲服或丸剂为宜，入汤剂的沉香、降香、檀香等宜后下。

(2) 运用通阳宣痹之法，可加入少量白酒，以助药力；调理肝气的药物，可醋炙以引药入经，加强止痛之功。

(3) 服理气方药须中病即止，不宜过剂；凡血虚、阴虚火旺者慎用。

(4) 饮食宜用温通类的膳食，以助药力，忌食生冷瓜果之品，以免影响药效的发挥，或损伤胃肠。

（七）消导类药物服法与护理

(1) 消导类方药多用于慢性有形积滞，并根据有形实邪的性质，灵活配伍，对症治疗，辨证施护。

(2) 消导类药物一般宜饭后服用。

(3) 消导类方药虽药性缓和，但毕竟属于攻伐之剂，故不宜长期服务，对纯虚无实者宜慎用。

(4) 饮食护理应以平补之类膳食为宜，生冷、硬物、肥甘厚味之品，要求患者多观察腹部症状及大便形状等的变化。

(5) 积滞的原因，多为气机不畅，若患者忧思郁怒，会加重病情，所以要注意情志调护，使"气和志达，营卫通利"，有利于疾病的康复。

（八）止血类药物服法与护理

(1) 服用止血类方药，要根据出血的不同原因，辨证用药。出血的原因复杂，有寒热虚实之分，又有轻重缓急之别，护理上要依据导致出血的疾病和部位的不同，因病施护。

(2) 使用凉血止血药、收敛止血药时，中病即止，多服、久用易凉遏恋邪留瘀，故使用止血药，应以止血而不留瘀，血止而无复出为原则。

(3) 止血药多炒用，炒炭后其性苦涩，可加强止血之效，也有少数以生品止血效果更佳。

(4) 注意观察出血的部位、数量、颜色、次数，定时测量记录血压、脉搏、呼吸等，如有变化，及时报告；大出血时，要及时采取急救措施。

(5) 饮食应富含营养，易于消化，忌辛辣刺激性食物和饮料，禁烟酒。呕血患者，应禁食 8~24 h。精神调护重点是解除精神紧张和恐惧的心理，保持安静，放松身心，有利于治疗。

（九）活血化瘀类药物服法与护理

(1) 活血化瘀类药多辛、苦，善于走散通行，易耗血动血，对有出血证而无瘀血征象者忌用，妇女月经过多及孕妇慎用或忌用。

(2) 破血逐瘀及活血疗伤类药物，特别是虫类药物，入药以丸散剂为佳，或配合散剂外用，可提高消肿止痛之功。活血止痛类部分药物宜酒或醋制以增强活血止痛的功效。

(3) 活血化瘀类药物宜饭后服用，或适当配伍消食健胃药，以助药物吸收。

(4) 破血逐瘀的虫类药物，如斑蝥、虻虫等大多有毒，内服应严格掌握剂量，中病即止；用于治疗癌症时，可长期间断用药，并定期检查肝肾功能，防止损伤。

(5) 护理的重点要注意患者疼痛的程度及肿块的大小、软硬度的变化，肿瘤及疼痛较重的患者，要做好精神安慰工作。饮食调护忌用滋腻，宜食温通类食物。

（十）化痰止咳平喘类药物服法与护理

(1) 化痰药物中温肺祛痰药及祛风化痰药如半夏、天南星、白芥子、皂荚等大多有毒，内服剂量不宜过大，阴虚有热者忌用。攻下逐痰药物的作用竣猛，非痰积而体壮实者，不可轻投。

(2) 祛痰药剂属行消之品，应中病即止，不宜久用。

(3) 祛痰药宜饭后温服，平喘药宜在哮喘发作前 1~2 h 服用，治疗咽喉疾病，药宜多次频服，缓缓咽下，使药液与病变部位充分接触，迅速反射性引起支气管分泌物增加，从而稀释痰液，便于排痰。

(4) 服药后护理的重点是观察咳喘的变化及痰的质、量、色、味及咳痰是否通畅。痰多咳出无力的患者，可给予翻身拍背，必要时把痰吸出；痰稠者，可让患者吸入水蒸气或雾化吸入，使痰液易于咯出。

(5) 患者宜多饮水，以补充过多的水分消耗，少食油腻，禁食生冷及过甜、过咸、辛辣等刺激性食品，宜进清淡易消化食物；咳喘频繁，烦躁不安者，应给以安慰，稳定情绪，或转移其注意力，以减轻咳嗽。

（十一）平肝息风类药物服法与护理

（1）平肝息风类药物有性偏寒或性偏温燥之不同，故应区别服用。本类药多为介类、矿石、昆虫等动物药及矿物药，介类及矿物药多宜打碎先煎；昆虫类药物宜研末冲服。

（2）息风止痉类方药多为有毒之品，药性峻猛，服用不宜过量，剂型以散剂为佳。

（3）平肝息风类药宜饭后服用，并注意保养胃气。对破伤风等痉厥患者不能服药者，可用鼻饲方法给药。

（4）对惊痫、痉厥患者，注意观察血压、脉搏、神志、瞳孔等变化，出现异常，应立即通知医生，妥善处理。

（5）注意生活护理，眩晕患者服药后，要静卧调养，保证充足的睡眠，避免情绪波动。

（十二）开窍类药物服法与护理

（1）开窍药辛香走窜，为救急、治标之品，且能耗伤正气，故只宜暂服，神志苏醒后即宜停服。因本类方药性质辛香，其有效成分易于挥发，故只入丸剂、散剂服用，可用温开水化服，神昏者宜用鼻饲，不宜加热煎服。

（2）元气大脱者，纵见神志迷糊，也不可使用开窍药。搐鼻取嚏之通关开窍之法，忌用于高血压、脑血管意外、颅脑外伤等所致昏厥患者。

（3）开窍类方药宜少量频服，过量服用有伤元气及竭阴之弊，要密切注意体温、脉搏、呼吸、血压等变化；昏迷患者要保持呼吸道通畅，鼻饲给药后，要注意口腔护理。

（十三）安神类药服法与护理

（1）安神药多以矿石、贝壳或植物的种子入药，矿石类安神药，如做丸、散服，易伤脾胃，须酌情配伍养胃健脾之品，以助药物吸收；入煎剂服，应打碎先煎、久煎；部分药物具有毒性，更须慎用，以防中毒。

（2）安神类方药为治标之品，特别是金石类药物，质重而碍胃，故只宜暂用，不可久服，中病即止，并根据标本缓急，灵活配伍，方能取得良好效果。

（3）服安神类方药，可根据人体生物节律，采用睡前半小时服药的方法，以提高疗效。

（4）护理应注意了解患者失眠的特点及伴随症状，观察患者的睡眠情况及睡眠时间，用药情况及反应等；饮食以清淡可口少刺激为原则，忌辛辣肥甘、烈酒、浓茶、咖啡等，进食勿过饱；精神护理注意解除心理负担，消除紧张情绪，保持心平气和，以利睡眠。

六、药物外治法的护理

（一）膏药疗法的护理

膏药敷贴是临床各科常用的外治法。膏药敷贴种类很多，有片张薄贴膏药，油脂调和药粉的软膏及其他液体调和药末的泥膏等，根据不同病症，选用不同的膏药类型。

1. 适用范围

黑膏药有消肿、化瘀、软坚、散结、止痛、活血通络、祛风胜湿等作用，多用于痈疽疖毒未溃时，或瘰疬、乳核等；狗皮膏药或其他跌打损伤膏多用于风湿及跌打损伤性病症；白膏药有祛腐拔毒，去瘀生新的作用，用于外科痈疽疖肿已成脓未溃或已溃脓毒未尽者；红膏药用于成脓尚未穿破者，用以拔毒透脓；其他布胶膏药制剂，如伤湿止痛膏，皆可按其注明适应证选用。

2. 操作方法及护理

（1）膏药敷贴前，先准备治疗盘、消毒用具、加热用品及胶布、绷带等。对治疗部位进行消毒，清洁患部皮肤，剃去较长较密的毛发，若局部有污垢，则须用生理盐水或乙醇等清洗擦净，若因膏药、胶布粘贴遗留污痕可用松节油涂擦再行消毒。

（2）按病灶范围及病症，选择大小适宜、不同功效的膏药，剪去药膏的周边四角，并在边缘上剪些小裂口，以便敷贴方便、舒适。

（3）膏药剂用前先加温，使药膏软化后，敷贴患处，根据病情，部分病例须在膏药上掺入药粉，掺药后边加温边在膏药外面挤捏，使掺药与膏药均匀混合。加温烘烤时，不宜过热，不烫手为度，以免烫伤皮肤或药膏外溢。红膏药不能直接明火加温，要间接热水隔靠加温，若膏药掺入麝香、冰片、丁香、肉桂等香窜之品，不宜烘烤过久，免致药效降低。

（4）膏药敷贴后，可用胶布固定，若在关节部位，膏药易脱落，须加绷带固定。

（5）注意观察皮肤反应，少数患者在贴膏药处有局部瘙痒，反应明显者，可除去膏药，用乙醇涂擦，或撒以止痒扑粉，1~2d后痒即止，根据病情，再行贴药。发现皮肤潮红、起丘疹或水疱，为过敏反应形成的膏药风或浸淫皮肤引起湿疹，应随即取下，暂时停贴，或改用油膏剂，并注意保持皮肤清洁，防止感染。

（6）膏药敷贴一般每日一换，厚型药膏多用于肿疡，不需每日更换，可用3~5d，薄型膏药多用于溃疡，须每日更换，如脓水多，可日换数次。

（7）除去膏药，局部随即用松节油擦拭干净。

（二）熏蒸疗法的护理

熏蒸疗法是指将药物燃烧或加热后，利用药物的热力和借助烟气上熏或蒸气渗透作用，以达到温通经络、活血消肿、祛风除湿、杀虫止痒等治疗作用。包括熏法和蒸法两种。

1. 适用范围

熏法适用于治疗室、病室的空气消毒，或用于皮肤疾病的治疗；蒸法常用于风寒痹证、中风偏瘫、感冒风寒、各种皮肤病及水肿等。

2. 操作方法及护理

（1）准备好抗燃容器、中药熏蒸治疗机、95%乙醇、火柴，按医嘱备中草药、消毒药液，常规消毒座椅及踏脚板，更换治疗床上的床单，预防交叉感染。

（2）熏法是将药物置于抗燃容器内，加入95%乙醇浸透，用火柴点燃产生烟雾后直接熏皮损局部，注意防火，防止烧烫伤；蒸法是将中药用冷水浸泡30 min以后，放入熏蒸机的储药器中煮沸熏蒸患病部位，每次蒸20~30 min，每日1~2次。

（3）熏蒸前患者需喝500 mL左右糖盐水，以防出汗太多出现虚脱；熏蒸过程中注意观察汗出多少，以皮肤微微汗出为宜；若出现心慌、气促、面色赤热或苍白、大汗等，应立即关机，给患者保暖、卧床休息，口服盐开水适量，如仍不缓解，须请医生诊治。

（4）熏法禁用于发热、昏迷、有出血倾向、严重心脏病、哮喘发作、妇女经期等。

（三）熨敷疗法的护理

熨敷法是用药物、药液直接加温或煎汤敷于局部特定部位或穴位上，利用温热和药物的作用，达到行气活血、散寒止痛、祛瘀消肿目的的一种外治方法。包括热水袋熨法、药熨法、葱熨法、盐熨法、醋熨法、坎离砂熨法等。

1. 适用范围

适用于虚寒性脘腹痛、泄泻、腹水、癃闭、寒湿性痹痛、跌打损伤、阴疽、注射引起的局部肿块等。

2. 操作方法及护理

（1）按医嘱备药和熨敷所用物品如热水袋、布袋、夹层棉布袋等。

（2）将药物炒热或蒸热装袋，放置于病变部位，徐徐摩转运行或上下推移，或敷于一定部位。热熨时间以 30~60 min 为宜。药冷可再蒸、炒加温复用。

（3）温度要适宜，一般不超过 70 ℃，局部皮肤可先涂以薄荷油脂或凡士林，以保护皮肤，注意随时听取患者对热感反映及局部情况，以免烫伤。若出现局部疼痛或水疱，立即停止操作，并进行适当处理。

（4）已成脓的阳热实证、肿毒，不宜用熨敷疗法。

（四）洗浴疗法的护理

洗浴疗法是将药物煎汤或开水冲化后，趁热在局部淋洗、浸泡、湿敷或进行全身洗浴浸渍，通过药物加热后的热力和药力，共同起治疗作用的一种外治方法。

1. 适用范围

洗浴法具有疏通经络、消肿止痛、活血化瘀、祛风除湿、杀虫止痒等作用。局部浸渍可用于骨科疾病如扭挫伤、关节筋骨劳损疼痛、活动不利等及外科疾病如丹毒、手足癣、脱疽等；坐浴可用于肛肠科疾病和妇科疾病；全身药浴可用于全身性皮肤病、肢体偏瘫等。

2. 操作方法及护理

（1）按医嘱配制洗浴药液，备好必要的洗浴用品。

（2）调节浴室温度在 20~22 ℃为宜，夏季防止汗多虚脱，冬季防止受凉感冒；药液温度在 40~45 ℃为宜，防止烫伤。若病情需要，可先熏后洗。

（3）患者能自理者可自己洗浴，不能自理者，应有家属或医务人员陪同，洗浴时间每次 30~40 min，全身药浴时间不宜过长，以免患者疲劳虚脱。

（4）洗浴用品应一人一份，用后清洁消毒，防止交叉感染，伤口洗浴后，按常规给予伤口换药处理。

（5）妇女月经期或阴道出血，盆腔器官急性炎症期不宜坐浴。

（五）掺药疗法的护理

掺药疗法，主要是根据中草药性能组成一定方剂，制成散剂，直接撒布于已破溃的疮疡面、皮肤溃烂、湿疹及口腔黏膜炎症等溃烂表面，达到去腐生新，消炎止痛，愈合创面的效果。

1. 适用范围

本法适用于外科一切阳毒、阴毒，皮肤火毒症，破溃的创面，表皮溃烂或湿疹，口腔黏膜炎症或溃烂等。

2. 操作方法及护理

（1）按医嘱准备好治疗散剂和清创、消毒用品，先清洁创面，再进行局部皮肤消毒。

（2）病员采取适当体位，治疗部位平面向上，按创面大小，均匀掺布药粉，厚薄适度。创面恶血、腐肉、脓血较多者，先清洗创面后掺药。

（3）掺好药后，用消毒纱布或油膏纱布覆盖，胶布固定，关节活动处加用绷带固定。

（4）去腐拔毒等药末，有时会刺激创面，引起疼痛，应告知患者，以便取得合作。

（5）一般1～2 d换药一次，分泌物较多者，可根据具体情况勤换，每次换药时，皆要把脓血污物及残存药末清除干净。

（6）密切观察创面情况，如有恶化趋向，及时通知医生，以便更换治法。

（六）灌肠疗法的护理

灌肠疗法是将汤剂自肛门灌入直肠至结肠，通过肠黏膜吸收达到治疗疾病的目的。常用于便秘、泄泻等内科疾病及外科保守治疗的病症。常用方法包括胃肠注入法和直肠滴注法。

1. 适用范围

本法具有通腑润便止泻，清热解毒降浊等作用，适用于慢性结肠炎、慢性痢疾、慢性盆腔炎、盆腔包块及高热不退等病症。

2. 操作方法及护理

（1）操作前，令患者排尽大便，必要时可先行清洁灌肠。备好必备的物品，如灌肠器或输液瓶、各种型号的肛管、石蜡油、治疗巾、大便器等一般物品，调配好中药煎液、鲜汁、肥皂水、油剂等。

（2）应根据病变的部位，确定肛管插入的深度。插管时要试探性操作，不要用力过猛，以免伤害肠管或引起疼痛。一般插管深度为10～15 cm，缓慢地让液体流注于肠内，用输液瓶者按每分钟60～100滴的速度输入。

（3）药液温度应掌握在40 ℃左右，温度过低，易致肠蠕动加强，药液保留时间短、吸收少，效果差；过高易引起肠黏膜烫伤。

（4）灌注后，患者有便意感时，应嘱其忍耐，若为通导便秘，应自控20～30 min；为使药液能在肠道内尽量多保留一段时间，对刺激敏感的患者可选用粗的导尿管代替肛管，药量一次不超过200 mL，可在晚间睡前灌肠，灌肠后不再下床活动以提高疗效。

（5）排便后，要注意观察泄下物的色、质、量及排便次数，便物若有特殊腥臭或夹有浓液、血液等，应及时留取标本送检，并及时记录和报告。

(七) 离子导入法的护理

中药离子导入法是利用直流电场的作用，将药物离子放在极性和该离子的电性相同的直流电电极下，电源通电时由于同性相斥、异性相吸的原理，离子产生定向移动使药物离子经过皮肤或黏膜进入人体到达组织间隙，达到治疗疾病目的的一种外治法。

1. 适用范围

适用于风寒湿痹、关节肿痛、骨质增生、神经痛、神经炎、盆腔炎。中药离子导入法常用的药物有川乌、草乌、丹参、蜂毒、淫羊藿、黄酮苷、洋金花碱等。

2. 操作方法及护理

（1）操作前先检查设备是否完好，掌握仪器性能。

（2）药液调制。选好中药及其他药品，用水煎、蒸馏水或乙醇浸泡溶解，配制药液，浓度一般在2%～5%为宜；并应测定药物的极性；药物最好是易溶于水或乙醇，不易被酸碱所破坏。药液本身的酸碱度应合适，从阳极导入的药物，pH不小于6；从阴极导入的药物，pH不大于8。

（3）根据病症选择一定部位，将主极与辅极贴敷的部位进行消毒，若该部有小面积皮肤破损，可用胶布或用小块油布覆盖；破损严重或感觉障碍则不宜做导入，毛发较多宜剃毛或用温水浸湿。

（4）根据药物离子属性选择电极，并做好解释工作，告诉患者治疗过程中可能出现的感觉，以便配合治疗，嘱咐患者治疗过程中不要移动体位，以免出现意外。

（5）治疗过程中要注意观察患者的反应和机器运行情况，及时调节和控制电流量以免电灼伤。

（6）治疗时间一般每天一次，每次15～20 min，小儿不超过15 min，10～15次为一个疗程。

（7）衬垫要专用。一个衬垫只供一种药物使用，衬垫消毒要按离子分开，最好使用一次性衬垫。

（8）多次治疗后，局部皮肤可出现瘙痒、脱屑、皮疹、皲裂等反应，可用青黛膏或皮炎平膏外涂，禁止搔抓。如有电灼伤，可按烧伤处理，预防感染。

（9）高热、出血性疾病、活动性结核、妊娠、严重心功能不全或带有心脏起搏器的患者禁用此法。

（八）超声雾化法的护理

超声雾化法是利用超声雾化器将中药药液雾化为蒸气，由患者主动或被动地吸入人体内治疗疾病的方法。

1. 适用范围

本法具有湿润呼吸道和药疗双重作用，有利于消除呼吸道的炎症和排除痰涎，保持呼吸道的通畅，适用于急慢性支气管炎、咽炎、中风病痰涎壅盛者。

2. 操作方法及护理

（1）治疗前先备好药品或药液、消毒用品、超声雾化器等。要根据病情配制不同浓度的药液，药液的浓度要接近体液的电解质胶体浓度，以利黏膜的渗透溶散和吸收。药液应随用随制，不宜保留过久。

（2）注意消毒，做到无菌操作。

（3）雾化吸入时，要调好雾化器的气体排出量，以适合为度，雾化喷管要距离患者口鼻 5~15 cm，吸入时间一般每次 15 min 左右，若在密室内进行，雾化室一般 3 m³ 为宜，空间过大，药气不易充满，过小，患者会因为氧气不足感到胸闷，甚至发生窒息。

（4）吸入过程中，患者痰涎咳出较多者，要及时清除痰液及鼻腔分泌物，便于气体有效的吸入，吸入时胸闷气促加重或呛咳较甚者，应终止治疗。

（宋　祎）

学习任务二　拔罐法

任务目标

1. 了解拔罐法的适用范围、禁忌证。
2. 掌握拔罐法的操作手法。
3. 会针对不同的病症进行拔罐法治疗。

拔罐法是以罐为工具，利用燃烧排出罐内空气，造成负压，使之吸附于腧穴或应拔部位的体表，产生刺激，使被拔部位的皮肤充血、淤血，以达到防治疾病的目的。拔罐法在中国有着悠久的历史，在马王堆汉墓出土的帛书《五十二病方》中就有关于"角法"的记载，角法就类似于后世的火罐疗法。而国外古希腊、古罗马时代也曾经盛行拔罐疗法。

一、适用范围

拔罐法古称角法，又称火罐气、吸筒疗法。以罐为器，利用燃烧的热力排去其中的空气以产生负压，使之吸着于皮肤，造成被拔部位的皮肤瘀血现象，从而达到治疗疾病的目的。古代有以兽角制成的，称角法。通过吸拔，可引致局部组织充血或瘀血，促使经络通畅、气血旺盛。罐的质地、形式多种多样，使用时应注意选用罐口光滑、大小适宜的罐，同时，拔罐时间不宜过长。

在马王堆汉墓出土的帛书《五十二病方》中就有记载，历代中医文献中亦多论述，主要为外科治疗疮疡时，用来吸血排脓，后来又扩大应用于肺结核、风湿病等内科病症。随着医疗实践的不断发展，不仅罐的质料和拔罐的方法不断得到改进和发展，而且治疗的范围也逐渐扩大，外科、内科等都有它的适应证，如风湿痹痛、腹痛、消化不良、头痛、高血压、感冒、咳嗽、腰背痛、月经病、软组织损伤、目赤肿痛、麦粒肿、丹毒等，还可用于哮喘、眩晕等病症。此外，如丹毒、红丝疔、毒蛇咬伤、疮疡初起未溃等外科疾病亦可用拔罐法，尤其对小儿患者更为适用。唯高热、抽搐、痉挛等症，皮肤过敏或溃疡破损处，肌肉瘦削或骨骼凹凸不平及毛发多的部位不宜使用，孕妇腰骶部及腹部均须慎用，且经常和针刺配合使用。因此，拔罐法成为针灸治疗中的一种重要方法。

二、用物准备

（1）备齐物品，如治疗盘、玻璃罐、止血钳、火柴、95%酒精棉球、小口瓶。必要时备用毛毯、屏风等。

（2）向患者说明操作程序。

（3）取合理体位，暴露施术部位。

（4）根据不同部位，选择大小适宜的玻璃罐，同时检查罐口边缘是否光滑。

三、禁忌证

（1）拔罐时，要选择适当体位和肌肉丰满的部位。若体位不当、移动或骨骼凹凸不平、毛发较多的部位均不适宜。

（2）拔罐时要根据所拔部位的面积大小而选择大小适宜的罐。操作时必须迅速，才能使罐拔紧，吸附有力。

（3）用火罐时应注意勿灼伤或烫伤皮肤。若烫伤或留罐时间太长而皮肤起水泡时，小泡无须处理，仅敷以消毒纱布，防止擦破即可。水泡较大时，用消毒针将水放出，涂以龙胆紫药水，或用消毒纱布包敷，以防感染。

（4）皮肤有过敏、溃疡、水肿和大血管分布部位，不宜拔罐。高热抽搐者和孕妇的腹部、腰骶部亦不宜拔罐。

（5）起罐时，手法要轻缓，以一手抵住罐边皮肤，按压一下，使空气进入罐内，即可将罐取下，切不可硬行上提或旋转提拔，以防拉伤皮肤。

四、操作方法

1. 拔罐方法

拔罐的方法常用的有以下几种。

（1）火罐法。

利用燃烧时火焰的热势，排去空气，使罐内形成负压，使罐吸附在皮肤上。

①投火法。将酒精棉球或纸片燃烧后，投入罐内，然后迅速将火罐罩在施术部位。此法适用于侧面横拔，否则会使燃烧物落下而烧伤皮肤（图9-1）。

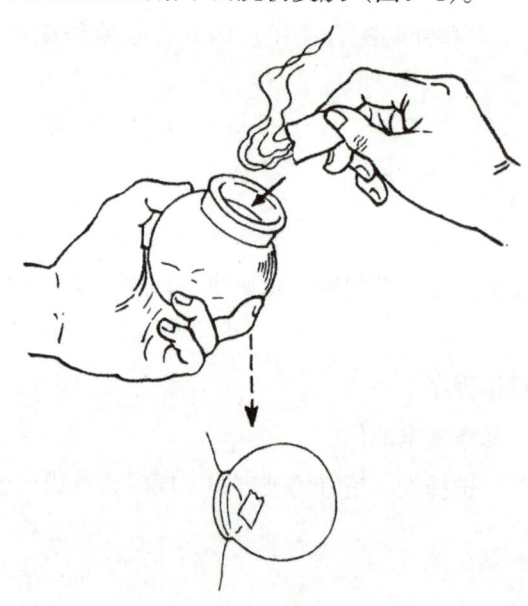

图9-1　投火法

②闪火法。用镊子或止血钳挟住燃烧的酒精棉球，在火罐的内壁中绕1～3圈后，迅速退出，再迅速将罐罩在施术部位。一般留罐时间为10 min，待局部皮肤充血瘀血，呈紫色时即可取罐。取罐时，一手扶住罐身，一手按压罐口的皮肤，使空气进入罐内，火罐即可脱落（图9-2）。

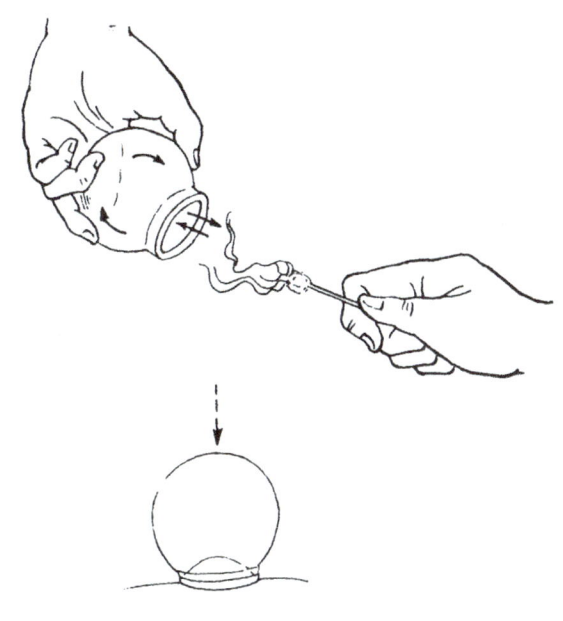

图9-2 内火法

③架火法。用一不宜燃烧或传热的物体,如小瓶盖等,放在施术的部位上,在盖上放置一小块酒精棉球,点燃后迅速将罐子扣上,这种方法吸附力较强。

(2)水罐法。

此法一般适用竹罐。先将竹罐倒置在沸水或药液之中,煮沸1~2 min。然后用镊子挟住罐底,颠倒提出液面,用去水液,乘热按在皮肤上,即能吸住。

(3)抽气罐法。

先将青、链霉素药瓶磨制成抽气罐,将罐紧扣在穴位上,用注射器从橡皮塞刺入瓶内,抽出空气,使其产生负压即能吸住。或用抽气筒套在塑料杯罐活塞上,将空气塞出,使之吸拔在选定的部位(图9-3)。

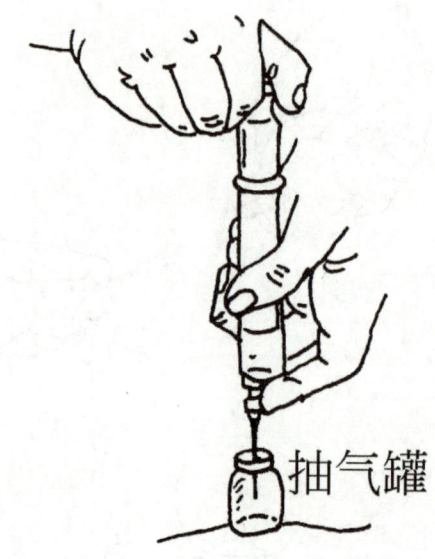

图9-3 抽气罐法

2. 拔罐法的应用

(1) 留罐。

留罐又称坐罐,即拔罐后留置10~15 min,罐大、吸拔力强的应减少留罐时间。单罐、多罐皆可应用。

(2) 走罐。

走罐又称推罐,一般用于肌肉丰厚的部位,须选口径较大的玻璃罐,先在罐口或所拔部位的皮肤上,涂一些凡士林等润滑油脂,再将罐拔住。然后用右手握住罐子,上下反复推移,至所拔皮肤潮红充血甚或瘀血时为止。

(3) 闪罐。

此法是将罐拔住后,又立即取下,再迅速拔住,如此反复多次地拔上取下,取下拔上,直至皮肤潮红为止。

(4) 针罐。

此法是将针刺与拔罐相结合应用的一种方法。既先针刺待得气后留针,再以针为中心点将火罐拔上,留置10~15 min,然后起罐起针。

(宋 祎)

学习任务三　刮痧法

任务目标

1. 了解刮痧法的适用范围、禁忌证。
2. 掌握刮痧法的操作手法。
3. 会针对不同的病症进行刮痧法治疗。

刮痧法是用边缘光滑的器具如铜钱、硬币、瓷器片、小汤匙等物蘸油或清水在患者体表部位刮动，使局部皮下出现细小的出血斑点，状如沙粒，以促使全身气血流畅，邪气外透于表，从而达到治疗目的的一种方法。

本法临床应用范围较广。以往主要用于痧证，现已扩展用于呼吸系统和消化系统等疾病。如痧证、中暑、伤暑、湿温初起、感冒、发热、咳嗽、咽喉肿痛、呕吐、腹痛、疳积、伤食、头痛、头昏、小腿痉挛、汗出不畅、风湿痹痛等症。

一、用物准备

（一）器具

刮痧板或铜钱、硬币、汤匙、小药杯、凡士林、清水。

（二）常用部位

头部：眉心、太阳穴。
颈项部：颈部两侧、后项。
胸部：沿肋间方向、胸骨中线。
肩背部：两肩部、肩胛部、脊柱两侧。
上下肢：肘内侧、腘窝处。

二、禁忌证

（1）凡刮治部位的皮肤有溃烂、损伤、炎症等均不宜采用本法。

（2）掌握好刮痧手法轻重，由上而下顺刮，并同时蘸植物油或清水保持肌肤润滑，不能干刮，以免刮伤皮肤。

（3）刮痧时应注意患者病情变化，如病情不减，反而更加不适应，应立即送医院诊治。

刮完后，应擦净油渍或水渍，让患者休息片刻，刮痧后1 h内不能用冷水。有汗者应及时擦干汗液，切忌受风着凉；保持情绪平静，并嘱忌食生冷、油腻、刺激食品。

三、操作方法

（1）取刮痧板或边缘光滑、没有缺损的铜钱或硬币或瓷汤匙一个。准备小碗或酒盅一只，盛少许植物油或清水。

（2）刮痧法。暴露患者的刮痧部位，施术者用右手持拿刮痧工具，蘸取植物油或清水后，在确定的体表部位，以右手持刮痧板，灵活地运用腕力和臂力，刮痧板与皮肤间的角度呈45°。用力应均匀、平稳，由轻到重，顺着一个方向用力，不要来回都用力。操作时边蘸取介质边刮拭。刮至数分钟后，刮处局部体表会出现痧痕，呈现黑紫色时为病变较重，应多刮；若局部为鲜红色或不易出痧痕，此为病变较轻，应少刮。痧痕一般在3~7天后会消失。一般要求先刮颈项部，再刮脊椎两侧部，然后再刮胸部及四肢部位。

（3）撮痧法。撮痧法是施术者手指屈曲，用食指、中指的第二指关节对准施术的穴位或经络，用两指关节用力挟紧表皮组织，提起至最高处，旋拧并快速放开。以能听到皮肤的弹响为宜。连续操作5~7次，以局部出现紫色痧痕为佳。治疗结束后，应嘱受术者休息，饮用一些温开水。

（4）顺序与时间：选择施术的顺序一般是从上到下，由内到外，从左到右。每个部位刮拭20次左右，时间以20~25 min为宜。第二次刮拭应间隔5~7 d。一般7次为一个疗程。

实践评析

实践内容：

某男，52岁，职业：贴瓷砖。病情：中指，无名指，小拇指过几分钟就发麻，频率特别高。应如何护理？

评析：

肩颈刮痧，手部拍打。颈肩颈椎，腰腿腰椎，一般颈椎控制我们的上肢，腰椎控制着我们的下肢，此位患者手指头麻木，跟颈椎的五、六、七节有直接的关系，因此要多在颈椎上找原因，大椎拍痧，宜多拍。刮痧调理时，给患者大椎刮透，整个肩膀拍痧。在头部，颈部，大椎刮痧刮透，然后，腋前线，腋后线，肩胛骨，拍痧，肘关节往下先拍痧。

人体拐弯的地方，关节的部位容易瘀滞，因此配合拉筋效果更好这样的患者，可以采用立式拉筋效果更佳。立式拉筋姿势：双手向上举，扶着门框，一脚跨步。无名指麻胀属于三焦经问题，因此多拍拍胳膊外侧。

实践模拟：

两人一组，同学们互相演示刮痧的流程。

（卢肖霞）

考评自测

一、名词解释

1. 五味　2. 饮食禁忌　3. 拔罐法　4. 刮痧法

二、选择题

1. 胶质药入汤剂需要（　　）。
   A. 煎煮　　　B. 另炖　　　C. 烊化　　　D. 包煎

2. 首先出现口、舌、四肢麻木，继之肌肉震颤、抽搐甚至强直，以后出现胃肠道等反应者，属于哪种药物中毒（　　）。

  A. 曼陀罗 B. 乌头 C. 白果 D. 苦杏仁

3. 服毒后洗胃最有效的时间应在（　　）。

  A. 6 h B. 7 h 以内 C. 8 h D. 9 h 以内

4. 一般贝壳类矿物质类药物宜（　　）。

  A. 先煎 B. 后下 C. 烊化 D. 冲服

5. 以下不适用拔罐法是（　　）。

  A. 风湿痹证 B. 扭伤有瘀血者

  C. 疮疡、丹毒 D. 阴虚火旺

三、简答题

1. 简述服药后护理。
2. 拔罐注意事项。
3. 拔罐时间。
4. 常用的刮痧部位有哪些？其操作方法如何？
5. 刮痧操作要点。

四、论述题

刮痧的操作方法及注意事项。

参考答案

学习单元一 绪论

一、名词解释

1. 中医学理论体系：是包括理、法、方、药在内的整体，是关于中医学的基本概念、基本原理和基本方法的科学知识体系。它是以整体观念为主导思想，以精气、阴阳、五行学说为哲学基础和思维方法，以脏腑、经络及精气血津液为生理、病理学基础，以辨证论治为诊治特点的独特的医学理论体系。

2. 中医基础理论：是关于中医学的基本理论、基本知识和基本思维方法的学科，也是阐释和介绍中医学的基本理论、基本知识和基本思维方法的课程。

3. 病，即疾病，是致病邪气作用于人体，人体正气与之抗争而引起机体阴阳失调、脏腑组织损伤或生理功能失常的一个完整的生命过程。

4. 论治：是在通过辨证思维得出证候诊断的基础上，确立相应的治疗原则和方法，选择适当的治疗手段和措施来处理疾病的思维和实践过程。

5. 同病异治：是指同一种疾病，由于发病的时间、地域不同，或疾病所处阶段或类型不同，或患者的体质有异，故反映出的证候不同，因而治疗也就各异。

二、选择题

1. B 2. A 3. B 4. A 5. A 6. D 7. A 8. C 9. D 10. C

三、简答题

1. 魏晋隋唐时期中医学理论体系的发展：①晋代王叔和编纂的《脉经》，是我国第一部脉学专著。②晋代皇甫谧编撰的《针灸甲乙经》，是我国现存最早的针灸学专著。③隋代巢元方编纂的《诸病源候论》，是我国第一部病因病机证候学专著。④唐代孙思邈编撰的《千金要方》和《千金翼方》，可称我国第一部医学百科全书。

2. "寒凉派"的学术思想及治疗特点：①以刘完素为代表的"寒凉派"倡导火热论，认为百病皆因火热。其观点有"六气皆从火化"，"五志过极皆为热甚"。②在治疗中主张以寒凉清热为主，后人称其为"寒凉派"。

四、论述题

1. 人体以五脏为中心，通过经络的沟通，把各种不同生理功能的器官和组织结构联系起来，在生理上相互合作，共同完成机能活动，如脏腑与气血津液相互联系、五脏五官相互合作；在病理上相互影响，如各器官病变可相互影响、内脏病变影响皮肉等。故人体是一个不可分割的有机整体。

2. 辨证与论治是诊治疾病过程中相互衔接、不可分割的两个方面：辨证是认识疾病，确立证候的思维和实践过程；论治是依据辨证的结果，确立治法和处方遣药的思维和实践过程。辨证是论治的前提和依据；论治是辨证的延续，也是对辨证正确与否的检验，辨证正确，才能正确治疗，疗效自然显著。

3. 中医护理人员的道德要求包括：①一视同仁、廉洁正直、忠于事业；②谨慎认真、作风正派、不畏艰苦；③虚心学习、刻苦钻研、尊重同行；④中医护理人员要有一定的道德修养。

学习单元二　中医护理哲学理论

一、名词解释

1. 阴阳失调：阴阳"消长"关系超过了一定限度（常阈），出现了阴阳某一方面的偏盛或偏衰，称"阴阳失调"。

2. 比类取象：五行的归类推演方法。按照木、火、土、金、水的不同性质、形态与作用，将自然界事物及人体脏腑组织归属于木、火、土、金、水五行之中。

3. 五味：酸、苦、甘、辛、咸。

4. 阴偏盛：是人体热能不足，导致阴相对地偏盛，出现面色苍白汗、脉微等表现。

5. 热者寒之：阳盛实热证，用寒凉方法以制其阳，治热用寒。

二、选择题

1. D　2. D　3. D　4. B　5. D　6. D　7. C　8. B　9. C　10. D

三、简答题

1. 阴阳学说的基本内容可以概括为阴阳对立、阴阳互根、阴阳消长、阴阳转化四个方面。

（1）阴阳对立：自然界一切事物或现象，都存在着相互对立的两个方面。对立的双方，一是两者属性完全相反，二是阴阳之间的相互制约、相互斗争。

（2）阴阳互根：指阴阳相互依存。阴阳双方中任何一方都不能脱离另一方而单独存在，每一方都必须以其相对的另一方的存在作为自己存在的条件。

（3）阴阳消长：消为减少，长为增加，指阴阳双方量的增减运动变化。事物发展的正常状态下，允许阴阳在一定范围内的波动，以维持阴阳之间相对动态的平衡。如果这种"消长"关系超过一定限度，就会出现阴阳某一方面的偏盛或偏衰，疾病就由此而生。

（4）阴阳转化：指对立的阴阳双方，在一定条件下（极和重），各向其相反面转化。阴阳的转化是由量变到质变的过程。

2. 五行是古人用以说明事物间的相互联系和运动变化规律的一种理论。

（1）五行相生规律：相生即相互滋生，是指一种事物助长、促进另一种事物的生长和发展之意。相生的次序是：木生火、火生土、土生金、金生水、水生木。在相生关系中，任何一行都有"生我""我生"两方面的关系，"生我"者为母，"我生"者为"子"。所以，五行相生关系又称"母子关系"。

（2）五行相克规律：相克即相互制约，是指一种事物克制、抑制另一种事物的生长和发展之意。五行相克的次序是：木克土、土克水、水克火、火克金、金克木。在相克的关系中，任何一行都有"克我""我克"两方面的关系，"克我"者为"所不胜"，"我克"者为"所胜"。所以，五行相克关系又叫"所胜"与"所不胜"的关系。

（3）制化规律：制即制约，化是化生。五行相生中寓有相克，相克中寓有相生。没有生，就没有事物的发生和成长。没有克，就不能维持正常协调关系下的变化与发展。必须生中有克，克中有生，相互维持和促进事物相对的平衡协调和发展变化。

制化规律是木克土、土生金、金克木；火克金、金生水、水克大；土克水、水生木、木克土；金克木、木生火、火完全；水克火、火生土、土克水。以此来维持五行之间的平衡。

四、论述题

1. 疾病的发生、发展过程是邪正斗争的过程。病邪有阴邪和阳邪之分，正气有阳气和阴气之别，邪正斗争导致阴阳失调，可出现阴阳的偏盛或偏衰。①阳偏盛则热，是病理变化中火热阳邪亢盛而表现出来的高热、汗出、口渴、面赤、脉数等热的病变。阳盛可导致阴淡的损伤，因此在高热、出汗的同时，出现阴液耗伤而口渴的现象，属于阳长阴消。②阴偏盛则寒，是病理变化中阴寒之邪亢盛而表现出来的形寒肢冷、舌淡苔白、脉沉等寒的病变。阴盛可以导致阳气的损伤，因此在腹痛、泄泻、舌淡苔白、脉沉的同时，出现阳气耗伤而形寒肢冷的现象，属于阴长阳消。③阳虚是人体热能不足，导致阴相对的偏盛而出现面色苍白、手寒肢冷、神疲蜷卧、自汗、脉微等表现。④阴虚是人体的阴液不足，阴阳相对偏亢而出现潮热、盗汗、五心烦热、口舌干燥、脉细数等表现。综上所述，尽管病理变化错综复杂，都可用阴阳失调加以概括。

2. 治疗方法

（1）根据五行相生规律确定的治疗方法有补母法和泻子法。补母法主要用于虚证，如肾阴不足，导致肝阴不足，称"水不涵木"，其治法为"滋水涵木"法，是通过补肾阴来养肝阴，因为肾为肝母，所以补肾水可以生肝木。泻子法多用于实证，如肝火炽盛，可采用泻心火的方法，以达到泻肝火的目的。因肝木是母，心火是子，用泻心火的方法，可以达到泻肝火的目的。益火补土（补心火以生脾土）、培土生金（补脾土以生肺金）、金水相生（补肺金以生肾水）皆属此类。

（2）根据相克规律确定的治疗方法有抑强法和扶弱法。抑强法用于相克太过，如肝气犯胃克脾，出现肝脾不调，肝胃不和之证，称"木旺克土"，其治法为"抑木扶土"，因为肝为脾所不胜，所以抑制肝强可以防止脾虚，而达到健脾目的。扶弱法用于相克不及，如肝气郁滞，影响脾目健运称为"木不疏土"，治宜补肝为主，兼顾健脾，以加强双方的功能。培土制水（补脾土以制肾水）、佐金平木（补肺金以制肝木）、泻南补北（泻心火以补肾水）皆居此类。

学习单元三 中医护理基础理论

一、名词解释

1. 后天之精是脾胃活动产生的水谷之精微，藏之于肾，输送到五脏六腑，以维持人体的生命活动。

2. 神有广义和狭义之分。广义的神，是指整个人体生命活动的外在表现；狭义的神，是指人精神、意识、思维活动。

3. 心在五行属火，位居于上而属阳；肾在五行属水，位居于下而属阴。心火必须下降于肾，肾水必须上济于心，这样心肾之间的生理功能才能协调，称为"心肾相交"。

4. 藏，是指藏于体内的内脏；象，是指表现于外的生理、病理现象。

5. 气是机体能量的来源，是体内产生热量的物质基础。

二、选择题

1. D 2. D 3. B 4. A 5. D 6. D 7. B 8. D 9. D 10. D

三、简答题

1. 卫气的生理功能有三个方面：①护卫肌表，防御外邪入侵；②温养脏腑、肌肉、皮毛等；③调节控制腠理的开合、汗液的排泄，以维持体温的相对恒定等。

2. 血液的正常运行有赖于脉管系统的完整性及心、肺、肝、脾四脏正常生理功能。

①心主血脉，推动血液在脉管中运行。②肺朝百脉，辅助心脏，推动和调节血液的运行。③脾主统血，脾气健旺，气血充盛，则气的固摄作用就强健，血液在脉中运行，才不会逸出脉外。④肝主藏血，具有贮藏血液和调节血流量的功能。根据人体的不同情况，静则藏血于肝，动则流注于脉，调节脉管中血液流量，使循环中的血液维持在一个稳定水平上。

3. 脾与胃之间的关系，具体表现在纳与运、升与降、燥与湿几个方面。①脾主运化，胃主受纳和腐熟，两者密切合作，才能完成饮食的消化吸收和水谷精微输布。②脾主升清，吸收和输布水谷精微；胃主阵浊，将受纳的食物初步消化后，向下传送到小肠，并通过大肠把糟粕浊秽排出体外。③脾为阴脏，喜燥恶湿；胃为阳腑，喜润恶燥。脾胃之间纳运协调、升降相因、燥湿相济，相反相成，饮食水谷得以消化吸收，水谷精微得以布散。脾胃为后天之本，在食物的受纳、消化、吸收和输布的生理过程中起主要作用。如果脾虚不运，则胃的受纳和通降功能受影响，出现食少、恶心呕吐等症。同样，如果饮食不节，胃失和降，也会影响脾的运化功能，出现腹胀、腹泻等症。

四、论述题

1. 脾在消化吸收过程中的作用是：①助胃、小肠磨谷消食，使之化为水谷精微和糟粕。②脾吸收水谷精微和津液，并将其转输至心肺。③将水谷精微上输心肺而化为气血等重要生命物质。脾运化的水谷精微和津液是生成血液的主要物质基础，经过心肺的气化作用生成气血。脾的运化功能强健，称作"脾气健运"。只有脾气健运，消化吸收功能健全，才能为化生气血等提供足够的养料，给全身脏腑组织提供充分的营养。反之，若脾失健运，则会出现腹胀、便溏、食欲不振以致倦怠、消瘦和头晕眼花，面、唇、音、爪甲淡白等气血不足类病理变化。

2. 心主血脉的生理作用有两方面：一是推动血液在脉内运行，以运载输送营养物质，使整个身体都获得充分的营养。心气是血液循环的动力。二是生血，使血液不断地得到补充。脾胃消化饮食，生成水谷精微，通过脾的吸收，上输给心肺，在肺部进行吐故纳新之后，贯注心脉变化而生成为血液。心血充足，则心脏搏动如常，脉象和缓有力，节律调匀，面色红润光泽。若心脏发生病变，则会通过心脏搏动、脉搏、面色等方面反映出来。如心气不足，血脉空虚，则见面色无华，脉象细弱无力，甚则发生气血瘀滞，而见面色灰暗、唇舌青紫、心前区憋闷和刺痛，脉象结、代、涩等。

学习单元四　中医护理程序

一、名词解释

1. 小儿指纹透过风、气、命三关，一直露到指甲端，叫透关射甲，标志病势凶险。

2. 比喻危重病过程中，由于阴阳格拒，阴不敛阳欲将离决所出现的征象。如原来不欲言语，语声低弱，突然转为言语不休；原来精神疲惫，意识不清，突然精神振奋原来面色晦暗，突然两颊泛红如妆等。

3. 指"寸口诊法"，先分寸、关、尺三部，每部再分浮、中、沉三候，合称三部九候。

二、选择题

1. B　2. D　3. B　4. D　5. D　6. C　7. D　8. B　9. D

三、简答题

1. 正常脉又称"平脉"或"常脉"。其脉象主要有三个特点：一是"有神"，即脉象和缓有力；二是"有胃"，即脉搏来去从容而节律一致；三是"有根"，即在尺部沉取，仍有从容不迫应指有力的气象。归纳而言，其脉象是：不浮不沉，不快不慢，和缓有力，节律均匀。

2. 主要表现在以下几个方面：①肾精不固。主要表现为遗精、滑胎、早泄、女子带下清稀。因精血同源，亦可见尿血久而不愈。②小便不固。主要表现为小便失禁，余沥不尽，遗尿，尿崩，夜尿频多等。③月经不固。主要表现为月经淋漓不断，甚则崩漏不止，年老经水复行等症。④胎气不固。以小产，滑胎为特点。⑤大便不固。主要表现为久泄不止，大便失禁，五更泄泻等。

四、论述题

1. 三焦辨证是吴鞠通在卫气营血辨证的基础上，结合温病传变规律的特点而总结出来的一种辨证方法，并以此作为温病的辨证纲领。其临床意义有两个方面：一是对温热病发展不同阶段中不同证候的概括，二是标明温热病邪所在温热病发展变化的一般规律。三焦病症的传变规律是，始于上焦，次传中焦，终于下焦。

三焦辨证与卫气营血辨证都是温热病辨证方法，但也有不同点。卫气营血辨证多用于温热病的辨证，而三焦辨证侧重于湿热病的辨证。

2. 心脾两虚证，是心血不足，脾气虚弱所表现的证候。临床表现：以心悸失眠，面色萎黄，神疲食少，腹胀便秘和慢性胃出血为主证，可兼见眩晕健忘，食欲不振，月经量少色淡或淋漓不断等，舌淡嫩，脉细弱。

心主血，心血不足无以化气则脾气虚，脾气虚弱，生血不足或脾不统血，亦可导致心血亏虚，二者在病理上可相互影响，而成此证。

学习单元五　中医一般护理

一、名词解释

1. 得神：患者两眼灵活明亮有神，神志清楚，语言清晰，反应灵敏，体态自如，呼吸平稳，肌肤润泽，这是神气充足的表现，即使有病，也是正气充足预后良好。

2. 闻诊：包括利用听觉器官和嗅觉器官辨别患者的声音、语言、呼吸、咳嗽等各种声响和患者体内所发出的各种气味及分泌物、排泄物、病室等的气味，以测知脏腑的生理、病理变化。

3. 秋冬养阴：在秋冬阴盛的季节要注重保养和积蓄阴气，一方面可以适应生长的需要，另一方面可以在春夏阳盛的时候，保存足够的阴气以维持阴阳的平衡。

4. 七情：即喜、怒、忧、思、悲、恐七种情志变化。是人对客观事物的不同反应，是精神活动的外在表现，属于正常的生理范围。

5. 饮食有时：进食不定时，不但会致过饥过饱，而且会使胃肠功能紊乱，影响消化吸收。因此，应管理安排好治疗、检查、护理工作的时间，保证患者按时进食。

6. 烊化：指胶质、黏性大及易溶药物，应单独加温溶化，再加入去渣的药液中趁热搅拌服用，以免因同煎粘锅，煮焦或黏附它药而影响药效，如芒硝、鹿胶、阿胶等药。

二、选择题

1. D　2. C　3. C　4. B　5. D　6. A　7. A　8. A　9. D　10. D　11. A　12. B　13. A

三、简答题

1. 急危重患者；新入院患者；大手术前后患者；未确诊的疑难病患者；年老体弱患者及婴幼儿。

2. 时间因素对疾病的发生发展有一定影响，许多危重患者的险情，常常发生在深夜，故特别要求中夜班护士加强对患者巡视，以便掌握病情变化。

3. 春夏阳盛的季节注意保养和积蓄阳气，一方面可以适应生长的需要，另一方面可以为秋冬阴盛的时候保存足够的阳气来维持阴阳的平衡。

4. 辛味食物具有行气、行血和发散润养作用，适宜治疗表证及气血阻滞类疾病；酸味食物具有收敛和固涩作用，适宜于虚汗、泄泻和遗精诸证；苦味食物具有宣泄和燥湿作用，适宜于热证、心烦、便秘，肺气上逆喘促及暑热燥证；咸味食物具有散结软坚的作用，适宜于瘰疬、痰核痞块及热结便秘等证。

5. 前人有"武火""文火"之分，急火煎之谓"武火"，慢火煎之谓"文火"，一般先武后文，即开始用"武火"煎沸后用"文火"，主要取决于药物的性质和质地。

四、论述题

1. 喜、怒、忧、思、悲、恐、惊是人对客观事物的不同反应，是精神活动的外在表现，属于正常的生理范围，如果超越人体生理活动可调节的范围就能引起人体阴阳失调、气血失和、经络阻塞、脏腑功能失调，如《素问·举痛论》所说："怒则气上，喜则气缓、悲则气消……"导致各种疾病的发生和加重，即使是因外感六淫或饮食劳倦所致之病，亦可因情志之伤而使病情加重。故在护理工作中应做好患者的情志护理，经常注意患者的精神状态，情志变化，设法消除其紧张、恐惧、忧虑、烦恼、愤怒等不良精神刺激，帮助患者树立战胜疾病的信心。

2. 饮食调养的原则有以下几个方面。

（1）饮食有节，若饮食不当，过饥过饱均会导致疾病的发生；若饮食过量、暴饮暴食超过了脾胃的消化能力，则可使食物壅阻于胃，而致食停气滞。

（2）软硬相宜，过硬则不易消化，过软则影响患者食欲，应根据不同病症、不同病情分别施以不同的饮食。

（3）饮食卫生，防止不洁饮食或有毒食品引起胃肠疾病和食物中毒。

（4）不宜偏嗜，防止过食肥甘厚味之品助湿生痰、化热、滋生痈疮；过食生冷则损伤脾胃阳气，引发泄泻、腹痛；偏食辛辣，则导致胃肠积热，引发大便干燥形成肛裂痔疮。

（5）饮食定时有节制，注意食物营养搭配，凡脾胃虚弱患者，以少食多餐为宜。

学习单元六　方药基本护理

一、名词解释

1. 中药的性能是指药物的性味和功能。

2. 归经是指药物对机体某部分的选择作用，是以脏腑经络为基础的药物作用的定位概念。

3. 配伍禁忌主要是指相反药物禁忌应用。

4. 臣药，即辅药，是协助主药更好地发挥作用的药物。

5. 凡是以辛香走窜的药物为主要组成部分，具有苏醒神志的作用，主要用于治疗窍闭神昏之证的方剂，称为开窍剂。

二、选择题

1. B 2. A 3. D 4. D 5. A 6. A 7. D 8. D 9. B 10. C

三、简答题

1. 升降沉浮，是指药物在人体内作用的不同趋向。

2. 一般汤剂宜温服，寒证用热药宜热服；热证用寒药宜凉服；一般理气、活血化瘀、补益、发汗解表药宜热服；凉血、止血、清热解毒、消暑药等宜凉服。

3. 解表类的服法与护理。

①解表类药应温服，服药后应卧床覆被并进热饮，以达发汗祛邪的目的。发汗以微汗为宜，不可太过，以免损伤正气，伤耗津液。②患者应避风寒，禁冷敷。③应慎与解热镇痛类西药同用，以防汗出过多。④饮食宜清淡，忌酸性、生冷类食品。

四、论述题

1. 方剂的组成既有严格的原则性，又有一定的灵活性。临床应用中，只有根据病情的变化及患者的年龄、体质、气候、环境等不同的情况，对药味、药量、剂型等进行加减化裁，才能切中病情，提高疗效。

2. 确定用药量的一般原则：①根据药物的性能确定剂量。一般来说，花叶类质轻的药物用量宜轻，金石贝壳类质重的药物用量宜重；药性平和的药物药量可稍重，药性峻烈的药物药量宜轻，有毒的药物用量应严格控制在安全的范围内。②根据配伍、剂型确定剂量。大方用量宜小，小方用量可大。君药可较其他药用量为重，汤剂比丸、散剂可大。③根据病情、体质、年龄确定剂量。急病、重病用量可大，慢性病、轻病用量宜小。体质壮实者用量可大，年老体弱者用量宜小。小儿5岁以下通常用成人量的1/4；5～6岁以上，可用成人量的1/2；16岁者可用成人量。

学习单元七　针灸、推拿疗法

一、名词解释

1. 经外奇穴又称"奇穴"，指有穴位、穴名，但未列入十四经脉系统的腧穴。这些穴对某些病症有特殊的治疗作用。如定喘穴治疗哮喘，四缝穴治疗小儿疳积等。

2. 阿是穴又称"天应穴""不定穴""压痛点"，无固定的名称，亦无固定的位置，是以压痛点或与病痛有关的反应点作为针灸施术部位的腧穴。

3. 中指同身寸：即以患者中指屈曲时，中节桡侧两端纹头（拇、中指屈曲成环形）之间的距离作为1寸。

4. 针刺法是应用金属制成的针具，根据中医经络学说理论，刺激人体一定的穴位，以达到疏通经络，行气活血，扶正祛邪，调整阴阳的作用。

5. 进针后，针刺部位产生了经气的感应称为"得气"，也称"针感"。得气后，患者在针下出现不同程度的酸、麻、胀、重，甚或沿着一定部位，向一定方向扩散传导的感觉。医者则有针下沉紧的感觉。

二、选择题

1. A 2. B 3. D 4. B 5. B 6. C 7. C 8. D

三、简答题

1. 推拿的注意事项包括以下几点。

①根据患者的年龄、性别、患病部位，为患者安排好舒适的体位。

②经常修剪指甲，治疗前要洗手。

③治疗中要随时遮盖不需要暴露的部位，以保暖免受风寒。仔细观察患者的全身情况，如出现面白肢冷或剧烈疼痛，应停止治疗。

④禁用暴力和相反力，以防组织损伤。

⑤腰腹部进行按摩时，应先嘱患者排尿。

⑥严重心脏病、结核病、出血性疾病、急性炎症、传染病、癌症、年老体弱或久病所致骨质疏松者及皮肤破损部位禁止按摩；孕妇及月经期妇女，禁止按摩腹部及腰骶部。

⑦治疗一般每天一次，每次 10~15 min，10 次为一疗程。

2. 针刺过程中患者出现头晕目眩、胸闷心慌、面白肢冷，甚则晕厥时称晕针。患者一旦发生晕针，应立即停止针刺，将针全部起出，令患者平卧，松开衣带，给饮温开水或糖水，注意保暖，轻者闭目休息片刻，即可很快恢复正常。重者在上述处理后，可刺人中、内关、足三里，灸百会、关元、气海等穴，即可恢复。若仍不省人事，呼吸细微，脉细弱者，应积极配合医师要用的措施。

3. 灸法的护理

（1）施灸前，应安排好患者体位，以免灸时因移动身体而烧伤皮肤或烧毁衣服。艾条用后应彻底熄灭，以防止复燃。

（2）施灸顺序一般先上后下，先灸头颈胸背，后灸腹部四肢。

（3）采用间接灸时，应注意守护，防止烫伤。如发生烫伤，可外敷生肌玉红膏或黄连膏，局部有小水泡者能自行吸收。若水泡较大，可消毒后用针刺破，排除渗液，并且用敷料保护疮面，防止感染。

（4）采用化脓灸者，灸疮化脓期间应适当休息，保持局部清洁，防止感染。

（5）颜面五官及有大血管处不宜施灸；孕妇腹部及腰骶部禁灸；实热证不宜施灸。

四、论述题

（1）推拿前准备：推拿前进一步核对医嘱或了解病情，并向患者说明推拿的目的与注意事项，以取得其配合。

（2）对于风寒头痛者，应指导患者注意头部保暖，谨防风寒之邪的侵袭而加重头痛。

（3）外敷止痛法：对于风寒头痛者可局部热敷，以温络散寒；风热头痛者，局部应冷敷，以散热降温，从而缓解头痛症状。

（4）加强情志调护：对于肝郁气滞的患者，应鼓励患者诉说内心的感受，宣泄情感，以达到疏肝理气，调达气机，缓解头痛；对于忧郁，思虑过度的患者，应与患者进行恰当的交流，了解患者的情感需要，并进行恰当的心理调护。

（5）加强饮食调护：原则上饮食应以清淡、疏散、清热、化湿、易消化之品为宜，忌食肥腻、黏滑酸性食品及烟酒刺激性食物。

（6）密切观察患者体温、血压等生命体征的变化。

学习单元八　常见病症辨证施护

一、名词解释

1. 哮证是一种发作性的痰鸣气喘疾病。发作时喉中哮鸣有声，呼吸气促困难，甚则喘息不能平卧。

2. 喘证是以呼吸困难，甚至张口抬肩，鼻翼翕动，不能平卧为特征。严重者可持续不解，发生喘脱。本证可见于多种急、慢性疾病过程中。当喘成为这些疾病某一阶段的主证时，即称喘证。

3. 中风是以猝然昏仆，不省人事，口舌歪斜，半身不遂，语言塞涩，或不经昏仆而仅见口眼歪斜为主症的一种疾病，因其起病急骤，见证多端，变化迅疾，与风性善行数变的特征相似，故以中风名之。亦称"卒中"。

4. 胸痹是以胸部闷痛，甚则胸痛彻背，短气，喘息不得卧为主症的一种疾病。轻者仅感胸闷如窒，呼吸欠畅；重者则有胸痛，严重者胸痛彻背，背痛彻心，手足青冷。

5. 痈是一种发生于体表皮肉之间的急性化脓性疾病。

6. 痔是直肠下端黏膜和肛管的静脉丛扩大、曲张所形成的柔软的静脉团。依发生部位不同，以齿线为界，分为内痔、外痔和混合痔。

7. 一般的活血祛瘀药、行气破滞药、攻下药及温里药中的部分药物，则为妊娠慎用药。

8. 积滞是小儿内伤乳食，停聚中焦所形成的一种慢性胃肠疾病。

二、选择题

1. A 2. C 3. B 4. D 5. C 6. A 7. A 8. C 9. D 10. A 11. B

三、简答题

1. 中风的紧急处理：对急性期患者，应绝对卧床休息，勿随意变动体位，有昏迷、抽搐等症状者，床边加床档，以防跌倒。中脏腑患者，将头部可稍垫高，翻身时尽量少动头部，头偏向一侧，以利排痰，避免痰涎阻塞气道而窒息。呼吸急促者，给予吸氧。牙关紧闭者，可用冰片、南星、乌梅等擦牙，或用开口器，防止舌被咬破，也便于吸痰、喂食、喂药，及清洁口腔。发热在39℃以上者，可用冰袋物理降温，特别要警惕抽搐、呃逆、呕血等变证发生，凡此重证均应建立特护记录，准确观察和记录病情变化，并作好抢救的准备。

2. 心悸包括惊悸与怔忡，两者的区别在于，惊悸发病，多与情绪有关，如骤遇惊恐、忧思恼怒、悲哀或紧张过极等而诱发，多为阵发性，病来虽速，病情较轻，实证居多，病势轻浅，可自行缓解。怔忡多由久病体虚，心脏受损所致，无精神因素亦可发病，常持续心悸，心中惕惕，不能自控，活动后加重，病情较重，多属实证，或虚中夹实，病来势缓。惊悸日久不愈，亦可形成怔忡。

3. 预防措施如下。

（1）保持大便通畅，积极防治便秘和腹泻。

（2）饮食要有节制，切忌暴饮暴食。多进食清淡、纤维多的食物，少食海腥发物、肥甘厚味及油煎炸食物。多饮白开水或吃些清凉润肠的食品，以防止大便干燥。

（3）锻炼身体，增强体质，提高机体的抗病能力。久坐、久立的工作人员，要适当变换工作体位或散步、运动，促进血液循环和肠蠕动，减少盆腔充血和痔静脉瘀血。

（4）肛肠疾病患者，可以在排便熏洗坐浴后或临睡前进行提肛运动。

4. 月经期护理原则如下。

（1）调畅情志：经期要保持心情舒畅，注意调整自我心态，减少烦恼和忧虑。护理人员要热情关怀，耐心护理，减少对患者精神方面的刺激。

（2）寒温适宜：经期必须注意保暖，保持寒温适宜，避免冒雨涉水、受寒及坐卧湿地等，以预防痛经、闭经的发生。

（3）讲究卫生：月经期间，要注意外阴清洁，使用的内裤要勤洗勤换，并在日光下晒干，切不可放置阴暗处；卫生纸巾要柔软干净，有条件者使用消毒处理后的卫生护垫；禁止游泳、坐浴。若病情需要做阴道检查时，必须在严密消毒情况下进行。

（4）合理饮食：饮食以易消化而清淡为佳，不宜过食辛热、香燥食物，也不宜过食生冷瓜果和冷饮之类。

（5）禁止房事：月经期间，子宫颈口松弛有利于经血排出，但此时应严禁房事，以防外邪入侵。

5. 腹泻的变证和表现如下。

（1）伤阴证：泻下黄水无度，小便短少，目眶及前囟凹陷，啼哭无泪，皮肤干燥，精神萎靡或烦躁，口渴唇红，舌绛无津或起芒刺，脉微而数。

（2）伤阳证：水泻不止，面色苍白，汗出不温，四肢厥冷，神疲气弱，舌淡苔白，脉沉微弱。

四、论述题

小儿急惊风中外感惊风的辨证施护，止惊是第一位，应立即采取各种措施，如针刺或指掐人中、合谷、十宣、太冲等穴，尽快使惊风停止，避免持续或是较长时间的发作给身体造成严重的伤害，同时也对于防止各种并发症的发生非常有利，缺氧是急惊风发作造成的最直接的损害，所以对于惊风病儿应立即给氧，以利脑与心肌的氧气供给，保护最重要脏器的功能。为了防止高热引起惊风，应该努力降低体温，对于高热不退者，宜移放阴凉通风处所，以利降温。汗出者，应以干毛巾及时擦拭，以防复感。

五、案例分析

诊断：眩晕，痰浊中阻。

护治原则：燥湿祛痰，健脾和胃。

方药：半夏白术天麻汤加减。

护理：

1. 应卧床休息，避免头部的突然或剧烈的动作，做好安全保护措施，防止摔倒。
2. 注意观察病情，加强巡视，定时测量血压。
3. 伴有呕吐而药物难进时，可少量频服，可针刺或指压内关穴止吐。
4. 饮食宜清淡，以健脾化痰食品为宜，如山药、薏米、扁豆、莲子等。
5. 可针刺内关、中脘、丰隆、风池等穴、中强刺激手法，有祛痰和胃的作用。

学习单元九　其他常用的中医护理技术

一、名词解释

1. 五味是指辛、甘、酸、苦、咸，是药物中最基本的味。
2. 饮食禁忌也称食忌，忌口。指因病或因用药而忌食某些食物。如外感高热忌油腻食物。

3. 拔罐法是以罐为工具，利用燃烧排空罐内空气，造成负压，使之吸附手施术部位的体表产生温热刺激，造成局部瘀血现象的一种方法。

4. 刮痧法是用边缘钝滑的器具如铜钱、瓷匙等物，在人体表面的一定部位反复刮动，直到皮肤下出现红紫斑，从而达到治疗疾病的一种方法。

二、选择题

1. C 2. B 4. A 5. D

三、简答题

1. 服药后的护理

（1）助药力：服药后可以热饮、冷饮等以助药力，如外感风寒时，服用桂枝汤后，再让患者饮粥或热水，然后盖被休息，使患者稍稍出汗，以助药发挥作用。

（2）严密观察：服药后要观察病情变化及药效，以便采取护理措施，如解表发汗不可大汗淋漓，出汗不止，并避免直吹风；通里攻下可有轻度腹痛，要注意大便形状、气味、色泽和次数，并观察其神态、腹痛程度、舌苔变化等。若药力较强，要注意患者个体差异，一般以得汗、泻下为度，适可而止，不必尽剂。服驱虫药，注意寄生虫排出时间，虫的种类、数量，是否虫体完整二胆结石服排石汤要注意每天筛洗粪便；尿路结石则留尿观察，以查明有无结石排出。

（3）注意饮食禁忌，节制进食以防食复。服药后宜静卧以防呕吐。注意劳逸结合以防劳复。

2. 拔罐注意事项

（1）根据所拔部位选择适当的体位，使之舒适并能持久。冬季要注意保暖，留罐时盖好衣被。

（2）拔罐时要选择肌肉丰满的部位，凡骨骼凹凸不平的部位不适宜拔罐。皮肤过敏有水肿、溃疡、肿瘤、大血管处、孕妇腰骶部及乳头部不宜拔罐。

（3）拔罐时应根据所拔面积的大小而选择大小适宜的罐，并应注意罐口是否平滑、无裂纹。

（4）用火罐或水罐时应注意避免烧伤或烫伤皮肤。若烫伤或留罐后皮肤出现小的水泡可敷以消毒纱布保护，防止擦破感染；水泡大时应经消毒后用无菌注射器将液体吸出，再用消毒纱布外敷预防感染。高热抽搐及凝血机制障碍患者不宜应用拔罐法。

3. 拔罐时间

（1）留罐拔罐后留罐10～15 min。

（2）走罐适用于脊背、腰臀、大腿等肌肉丰厚、面积较大部位的麻木、风湿痹痛等症。

（3）闪罐适用于局部疼痛、麻木等症。

（4）留针拔罐：留罐与针 5～10 min。

4. 常用刮痧部位及操作方法

（1）常用刮痧部位：主要在背部及颈部、前胸、四肢等。

（2）刮痧操作方法：先暴露患者的刮痧部位，施术者手持刮具，蘸水或药液，在选定的体表部位，由上向下或由内向外顺刮，刮时要向单一方向，不得来回刮，力量要柔和均匀，一般每一部位刮 10～20 次，以出现紫红色斑点或斑块为度。

5. 刮痧操作要点

（1）刮痧板与皮肤呈 45°，从上至下、由内向外，朝单一方向刮动。

（2）皮下呈现红色或紫红色为度，一般每一个部位刮 20 次左右。

（3）刮背部时，应向脊柱左右两侧沿肋间呈弧线状对称地刮。

四、论述题

（1）刮痧时用力应均匀，力度适中；对不出痧或出痧少的部位不可强求出痧，禁用暴力。

（2）刮痧间隔时间一般为 3～6 d，或以痧痕消退为准，3～5 次为 1 个疗程。

（3）刮痧过程中应观察患者面色、局部皮肤颜色的变化，如见胸闷不适、面色苍白、冷汗不止，脉沉浮等，应停刮并报告医生。

（4）刮痧后应保持情绪稳定，避免发怒、烦躁、焦虑情绪等不良刺激；饮食上应禁食生冷、油腻之品。

（5）使用过的刮具，应清洁消毒处理后备用（注：牛角刮痧板禁用水泡）。

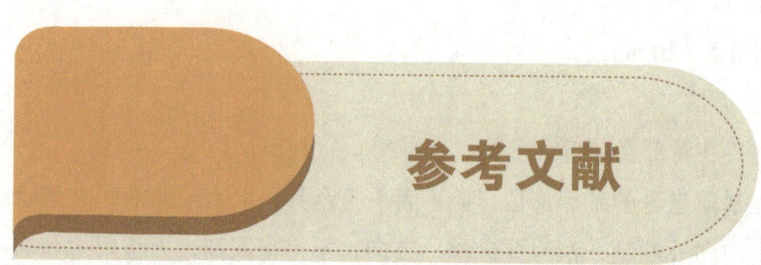

参考文献

[1] 山东中医学院附属医院. 中医护理 [M]. 山东：山东科学技术出版社，1982.

[2] 贾春华. 中医护理 [M]. 北京：人民卫生出版社，2000.

[3] 王新华. 中医基础理论 [M]. 北京：人民卫生出版社，2001.

[4] 孙广仁. 中医基础理论 [M]. 北京：中国中医药出版社，2002.

[5] 高学敏. 中药学 [M]. 北京：中国中医药出版社，2002.

[6] 陈建章，陈文松. 中医护理基础 [M]. 北京：人民卫生出版社，2005.

[7] 徐国华. 中医护理 [M]. 南昌：江西科学技术出版社，2008.

[8] 张官印. 中医护理 [M]. 郑州：河南科学技术出版社，2008.

[9] 聂莉. 中医护理 [M]. 南昌：江西科学技术出版社，2010.

[10] 张波，刘冰. 中医护理 [M]. 郑州：河南科学技术出版社，2014.